长寿密码
来自科学前沿的健康长寿秘诀

The Longevity Code
Secrets to Living Well for Longer from the Front Lines of Science

〔比〕克里斯·韦伯 著

王 钊 范 丽 译

科学出版社

北 京

图字：01-2018-8370 号

内 容 简 介

　　无论从生物学还是进化的角度来看人类的衰老都有些不可思议。我们甚至对什么是衰老、为什么会衰老，以及衰老是如何发生的等一些基本原理并不清楚。衰老似乎就是一个单向的过程，因此如何能在健康的状态下尽可能长寿，成为当下衰老与寿命研究者思考的问题和追求的目标。本书在分析了我们为什么会衰老，以及从营养科学的角度阐述了是什么导致了衰老的基础上，提出了长寿密码三阶梯，即避免缺陷、刺激兴奋效应和减少生长刺激，而这些都是通过个人的饮食习惯和生活方式的改变所能调控与实现的，也就是说真正的长寿密码就掌握在我们自己的手中。加上利用现代生命科学和医疗技术进步带来的新成果、新方法，如干细胞、交联破碎剂、基因编辑和细胞重编程等，不仅可以健康长寿，逆转衰老也将指日可待。

　　本书内容基于科学研究的前沿进展，同时通俗易懂、可行性强，任何对自身健康和寿命关注的人都将从中获益。

图书在版编目（CIP）数据

　　长寿密码：来自科学前沿的健康长寿秘诀/（比）克里斯·韦伯（Kris Ver-burgh）著；王钊，范丽译. —北京：科学出版社，2019.3
　　书名原名：The Longevity Code：Secrets to Living Well for Longer from the Front Lines of Science
　　ISBN 978-7-03-060694-5

　　Ⅰ.①长… 　Ⅱ.①克… ②王… ③范… 　Ⅲ.①长寿–保健–基本知识
　　Ⅳ.①R161.7

　　中国版本图书馆 CIP 数据核字（2019）第 040513 号

责任编辑：罗　静　刘　晶 / 责任校对：郑金红
责任印制：赵　博 / 封面设计：无极书装

科学出版社 出版
北京东黄城根北街 16 号
邮政编码：100717
http://www.sciencep.com
北京中科印刷有限公司印刷
科学出版社发行　　各地新华书店经销
*

2019 年 3 月第　一　版　　开本：720×1000　1/16
2025 年 1 月第三次印刷　　印张：16 1/4
字数：328 000
定价：98.00 元
（如有印装质量问题，我社负责调换）

与美好的爱情一样，衰老与长寿，也一直是我们人类永恒的话题。爱情面对着衰老，于是有了对长寿的追求，并且两者往往有意无意地关联在了一起，比如"白头偕老"，比如"我能想到最浪漫的事，就是和你一起慢慢变老"，又比如"爱到什么时候？要爱到天长地久！两个相爱的人，一直到迟暮时候。我牵着你的手，我牵着你到白头；牵到地老天荒，看手心里的温柔"。

然而，衰老并不像爱情那么美好甜蜜，也不会那么令人向往，但却比爱情更加让人不可回避。就像人们对爱情的憧憬大大超过对婚姻的期待，人们对衰老的恐惧也远远超过对死亡的无奈。很多人不惧死亡的光临，但却非常害怕衰老的到来。细想一下，其实人们惧怕的不是"老"而是"衰"！就像上面我们说到的爱情与衰老，大家也都只是说偕老、变老、老去，而绝口不提"衰"。如果只是老而不伴有衰，那么我想大多数人都会释然的。我们通常把英文的"aging"翻译成衰老是不太准确的，"aging"只是增龄或者老化的意思，字面上并没有衰弱、衰退的含义；但从另一方面来看，无论把"aging"说成增龄还是老化，对人类来说也都无可辩驳地伴随着各种身体机能的减退。

衰老是无情而又不可避免的。这真的很不可思议，因为无论从生物学还是进化的观点来看，衰老都不是必需的（从某种意义上来说，死亡倒是更新和进化所必需的）。自然界几十亿年演化出的生命体，为何会以衰老和死亡作为终结？是生命进化对自然界的妥协，还是自然界对生命进化的约束？就自然界来说，对于一个既有生命的维持比对一个新生生命的培育应该更加容易、更加合理、更加高效、更加经济吧？或者退一步说，为什么我们就不能健康地活到120岁或150岁然后安静地与今世悄然说再见，而不会衰老或患上与衰老有关的疾病呢？这个问题确实已经困扰了我们几个世纪，直至现在。随着人类平均寿命的延长，衰老和衰老相关疾病已然成为严重的全球健康问题。

虽然对衰老的科学研究从 100 年前就开始了（其实对长寿的追求比这个要长得多），但我们对这一领域的一些基本原理并不清楚。例如，什么是衰老（WHAT）？为什么我们会衰老（WHY）？衰老是如何发生的（HOW）？我们甚至一直在讨论衰老是否是一种疾病。尽管衰老的变化从分子水平到个体水平、从内部到外部都表现出来，但是没有关于衰老的生物标志物、诊断标准或治疗药物被明确发现或建立。为了回答这些问题，以及许多其他相关问题，科学家们一直在不断追寻与探索。虽然生命科学领域的严肃研究可以追溯到 400 年前，但是对衰老生物学的严肃研究却仅存在于过去的近 100 年。因为在此之前，衰老对生物学家而言并不重要。那时，人类的寿命相对较短，许多人在出生时即死亡，很多妇女在分娩时死亡，而邪恶的疾病更是导致大多数人还没有机会衰老就已经死亡了（这也是为什么我说我们应该享受衰老。至少从目前的科学水平、进化发展和社会文明来看，我们已经有了更长的生存机会）。当时的生物学家专注于研究和治疗这些疾病，而关于衰老本身的思考则留给了哲学家和神学家。

衰老是令人难以理解的。在过去的几个世纪里，社会的发展和医学的进步使得人类寿命延长了一倍以上，但这大部分都是通过对老龄相关疾病（如心脏病和癌症）的预防和治疗而实现的寿命延长，并不是真正的生物学意义上的延缓衰老。如此来看，衰老似乎就是一个单向的过程，我们可以通过种种社会的和自然的方法来调节其速率，却很难逆转其勇往直前的方向。现代生命科学的研究似乎也说明了这一点。获得 2009 年诺贝尔生理学或医学奖的端粒学说就是一个例子。一开始，科学研究发现端粒变短与衰老和老年疾病相关，通过人为地活化端粒酶可以使端粒增长而在一定程度上改善衰老的表型。然而，随着研究的深入又发现了新的问题：端粒太长容易使细胞永生化，而永生化的结果就是发生癌变！细胞如此，生命个体又何尝不是？如果人类获得了永生，也将会发生"癌变"，成为社会和自然的"肿瘤"。因此，就像我们对待端粒，使其变短得慢一些而不是使其变得更长那样，抗衰老的目标也应该是避免疾病的困扰，使人类拥有更长的健康时间，而不单单是寿命的延长，这才是长寿的本质和研究的意义所在。就像幼年、少年、青年和中年一样，老年也是我们生命历程的一部分，是我们一生中最有收获和成就的一段时光。从这个角度来讲，没有衰老的人生是不完整的人生，是夭折的人生。我们享受幼年、少年，有父母的关爱和老师的教育；享受青年和中年，有家庭的温馨和事业的成功。那么对于奋斗了前半生、积累了一定的精神和物质财富而迎来的老年，我们有什么理由不去享受而空留衰叹呢？

我们生活在一个新奇的、生老病死往复循环（而不是简单的生死轮回）的世界里。年复一年四季更迭，似乎没有什么不同，但对于我们每一个个体来说，今年的秋天已迥异往年。虽然现在我们还不可能完全预防衰老，也不可能彻底逆转衰老，但通过饮食习惯和生活方式的优化及调整，我们确实已经可以干预衰老程度、延缓衰老进程，并减少与衰老相关疾病的发生。我们坚信，虽然死亡是不可避免的，但衰老可以被推迟、减缓甚至逆转。或许有一天，我们都可以平静而无憾地寿终正寝，没有因老而衰，没有（与衰老相关的）疾病和苦痛。衰老，作为生命过程中一个不可或缺的环节，衔接着生与死，就像黄昏左手拉着白昼、右手紧握黑夜那样。对衰老和长寿的研究，本质上是对健康的追求。我们不求永生不老，但求健康长寿。

如何能长寿，或者说如何能在健康的状态下尽可能长寿，这一直是衰老与寿命研究者思考的问题和追求的目标。《长寿密码：来自科学前沿的健康长寿秘诀》一书也正是基于这样的思想和生命科学的前沿进展，给我们指出了一些可行的方法和措施。本书作者克里斯·韦伯（Kris Verburgh）是比利时布鲁塞尔自由大学的一名研究员，他建立了一门新的学科——营养生物学，旨在研究延缓衰老和减少衰老相关疾病风险的饮食及指导方针，以期通过营养科学和最先进的生物技术来延长健康寿命及干预衰老相关疾病。本书首先介绍了我们为什么会衰老，又从营养科学的角度阐述了是什么导致了衰老。在此基础上，作者提出了长寿密码三阶梯，即避免缺陷、刺激兴奋效应和减少生长刺激，而这些都是通过个人的饮食习惯和生活方式的改变所能调控与实现的，也就是说，真正的长寿密码就掌握在我们自己的手中。加上利用现代生命科学和医疗技术进步带来的新成果、新方法，如干细胞、交联破碎剂、基因编辑和细胞重编程等，不仅可以健康长寿，逆转衰老也不是不可能的了。

此书能与各位读者见面，我们首先要感谢国家重点研发计划"现代食品加工及粮食收储运技术与装备"重点专项"食用菌资源开发和高效加工关键技术研究"项目（2018YFD0400204）、国家科技部国际合作重点项目（2016YFE113700）、国家自然科学基金（81871095）和清华大学蛋白质科学教育部重点实验室的大力支持，感谢石咏先生、北京安生生物技术有限公司的慷慨资助，感谢家人的理解和奉献，以及张荣光先生、李忠持博士对译稿认真细致的审阅。特别要感谢本译著的责任编辑罗静老师，从一开始的选题选书、联系国外的出版社和作者，到译著的译校编印，以及协调沟通国内与国外、译者与出版社之间的各种事务等，为本书的出版付出了巨大的辛劳和心血。《长寿密码：来自科学前沿的健康长寿秘诀》主要是从营养生物学的角度阐述了饮食习惯和生活方式对人体健康和寿命的影响。如果你想了解更多有关衰老的专业知识，可以参考我们之前的学术译著《衰老生物学》（*Biology of Aging*，科学出版社，2016）；如果你对衰老的具体研究方法和实验方案有需求，可以参考我们的另外一部学术译著《生物衰老：研究方法与实验方案》（*Biological Aging: Methods and Protocols*，科学出版社，2012）；如果你对衰老和衰老相关疾病研究感兴趣，可以参考我们的英文新著 *Aging and Aging-Related Diseases: Mechanisms and Interventions*（施普林格出版社，2018）。

最后，我们要衷心地感谢你们，你们每一位读者，是你们的支持和挚爱才为本书赋予了作用和价值，是你们的热情和慷慨才使本书及编译者的健康思想能够推广和传递，同时期待你们的批评和指教以使本书内容及其理念得以更加充实与完善。衰老不应该是爱情的试金石，而爱情肯定是长寿的激活剂。"执子之手，与子偕老"，这才是爱与生命的真谛。真心地祝愿大家青春常驻、健康长寿！

王 钊

2019 年元月

于北京清华园

我们生活的世界是一个陌生的世界，一个凡人有终的世界，一个绝大多数生命形式都会衰老和死亡的世界。当然也有为数不多的一些例外——不会衰老的生物，也就是说它们永生不死，甚至还有可能变得更年轻的生物。但是，对于大多数在世界上漫步、爬行、游嬉或飞翔的生物来说，死亡正是其存在的一部分。这真的非常奇怪，因为从生物学的角度来看，没有任何理由认可机体的衰老与死亡的存在。几个世纪以来，生物学家似乎已经解决了一些类似于为什么像衰老这样奇怪的东西还能存在等问题。正如我们将会看到的，衰老不仅仅像通常被认为的那样是"不可避免的磨损与消耗"的结果，衰老也不意味着是为了对抗"人口过多"或"老年动物必须为年轻动物腾出空间（而死）"。

在这本书第一部分，我们将讨论为什么一些生物体会非常快速地衰亡，而其他一些生物则可以生活数百年、数千年之久，甚或根本就不会衰老。在本书的第二部分，我们将讨论在我们的身体中到底发生了什么，使得我们逐渐衰老。一旦我们更好地了解了我们为什么会变老，我们也将能更好地了解如何减缓衰老的过程，这就是本书的第三部分。我们会看到，某些食物、干预措施和某些物质能够减缓我们衰老的速率。现在西方国家的问题是，我们正在消费越来越多的食物，这导致肥胖并加速了衰老，因而超重人群罹患心脏病、老年痴呆或糖尿病等所有老龄相关疾病的风险增加就是理所当然的了。我们也将会看到肥胖症的流行并不仅仅是人们普遍认为的"热量过剩"和"运动太少"的问题。

接下来，我们将重点关注目前正在开发的一些减缓衰老的疗法，或某些实际上已经在使用的治疗某些与衰老相关罕见疾病的疗法。这些疗法不仅可以大幅减缓衰老进程，甚至可能逆转衰老。逆转衰老意味着让人们更年轻，如消除皱纹、使血管更有弹性，并治愈与衰老相关的一些疾病（如心力衰竭和阿尔茨海默病）。我们将会看到这并不是不可能的，相反，许多科学家也很惊讶于把身体重新编程到一个更年轻的状态竟然并不是那么困难。在本书的最后部分，我们将讨论一场扑面而至的伟大的社会变革，就是我们将活得越来越长久而引发的革命。目前人类的预期寿命每天都会增加 6 个小时，而在不远的未来，当技术可以大幅度延缓衰老过程甚至逆转衰老的时候，我们必将面临一个人们可以保持更长久的健康与青春的世界。即使没有这些新技术，我们也知道第一个将活到 135 岁的人已经诞生了。一些科学家甚至认为，第一个达到 1000 岁寿命的人已经诞生了。

不管上述的说法是否真实，有一点是肯定的：越来越多的知识积累和技术创新将使我们能够干预和改变疾病、生命和死亡。这个未来比我们想象得更近，所以我们需要一个计划，一个将使我们能够尽可能多地从未来的革命中受益、让我们有更大的机会享受这些新的发展成果的计划。本书就是旨在作为该计划的指南。那么，就让我们首先从了解为什么会发生像衰老那样不可思议的事情开始吧。

简要说明：这本书包含了一些参考资料可以用于科学研究。这些参考资料是为了给那些想深入研究相关问题的读者做个引领。我在这本书中所做的每一个陈述都不仅仅基于本书所提到的参考资料，而且基于我作为临床医生的培训，我个人的研究，数以千计的其他科学研究、书籍、论文、讲座，以及与各领域专家的交流。

我们为什么会死亡？这是我们面临的最重要的问题之一。毕竟，这个问题涉及我们生存的局限性。虽然答案非常有趣，但围绕它的误解却也很多。这个问题可以有至少两种回答方式："为什么"我们会衰老，以及"是什么"导致了衰老。首先，"为什么"是阐明为什么有衰老这样的事情；为什么衰老会自然发生？其次，"是什么"就是要探究我们的身体之内到底发生了什么并最终导致了机体的衰老。

首先我们来讨论为什么会有衰老的存在。乍一看，衰老是一件很奇怪的事情。自然首先让你存在——你的出生从受精卵细胞开始，经过多次细胞分裂直到生成 40 万亿个细胞，集聚在一起并最终形成了你的身体。身体的复杂性是惊人的：它由 250 多种不同类型的细胞（肝细胞、肌肉细胞、眼细胞、胃细胞等）组成，它们紧密结合在一起共同工作从而形成了一个身体，其中包含有像 400 个星系中的恒星一样多的细胞（一个星系平均包含有 1000 亿颗恒星）。

然而那还不是全部。出生后，身体还会积累数十年的经验和记忆，学会走路、将一勺麦片放进嘴里而不洒漏、说话、踢足球、解决数学问题、跳舞、开车、玩宾果游戏等。身体将存储一大堆的记忆和知识，大到足以填满一整个图书馆的声音、图像和气味。然后，上天却遗弃了这样一具完美的身体，这样一具由所有那些细胞，以及知识、经验和记忆好不容易建立起的身体，并使之枯萎而死亡。

在每天死亡的 15 万人中，有 10 万人死于年老。逝去的每个人都是数十亿个细胞、无数的经历和记忆的缩影，这些曾经的存在将瓦解并永远消失。为什么会这样呢？难道大自然不应该尽量地阻止人类的衰老，并且持续不断地修复和维护他们，从而使他们保持永远年轻与健康吗？这是非常有可能的。正如我们将要看到的，并没有某个单一的自然法则禁止长生不老。但是大自然母亲恰恰完全相反：她允许身体衰老并死亡，而且只能用新生体来替代它们。这样做的效率要低很多，而且要花费更多的时间和精力。毕竟，她每次都要从头开始：宝宝必须历经多年学习并长大成人，却最终只能走向衰老和死亡。其实比起每次都需要更替为一个新生儿来说，维持一个既有机体数个世纪的年轻与健康所需要的时间和能量都要少得多。这么看来，大自然母亲其实是一位最大的挥霍者：在建立一个那么复杂的身体后，随着时间的流逝，她却遗弃了这具身体，任其衰老、死去，可以说它最终被大自然扔在了垃圾桶里。实际上她已经抛弃了不少身体——差不多是超过 1500 亿具，也就是所有那些曾经活过而现在已经死亡的人。

换句话说，从表面来看，衰老和死亡根本就不符合逻辑。衰老的存在实在是一件很奇怪的事情。几个世纪以来，生物学家一直惊愕于这一点，直到 20 世纪他们才终于找到了答案。这个答案不是不言而喻的，我们因损耗衰竭而变老当然并非真相。此外，答案很好地解释了为什么一些动物物种几乎根本不会衰老，而其他的一些动物物种则会非常快速地衰老与死亡。

简而言之，一方面，衰老的"为什么"就是要探究为什么衰老在自然界无处不在，或者说几乎是无处不在；另一方面，衰老的"是什么"则试图阐释是什么导致了我们衰老，我们身体中的哪些工作机制缓慢但却义无反顾地导致了我们身体的衰老，最终使我们屈服于这些衰老过程，并最常以心脏病、中风、癌症、肺炎或痴呆的形式出现？如果我们能够了解是什么导致了我们衰老，我们才能够更好地明确对这样一个衰老过程我们能够做些什么。

让我们就从为什么会衰老开始。这是关于大象、蝙蝠、癌症、千奇百怪的大脑疾病和性的一个非常有趣的故事。实际上，因为繁殖和生命周期，很多的性也是错综复杂、相互交错的。

小结

衰老的"为什么"解释衰老为什么会自然发生。

衰老的"是什么"阐述发生在身体内的引起衰老的过程。

目 录

1

为什么我们会衰老？

很多人认为我们是因为磨损耗竭而衰老的。毕竟，我们的身体必须持续不断地工作，日复一日数十年，这样肯定会造成磨损和耗竭。当我们翻阅普通的医疗手册，我们确实可以看到许多看起来像是磨损和耗竭所导致的疾病。以骨关节炎为例，我们也可以称其为关节磨损。几十年的行走和负重可以看成是关节磨损不可避免的原因。另一种似乎也是由于长期磨损引起的疾病，是由于各种黏稠的垃圾碎片通行不畅而导致的血管阻塞（动脉粥样硬化），尤其是在去了一趟快餐店之后。虽然你可以通过健康饮食来减缓这种积累，但这也是随时间流逝的必然结果。再看看痴呆，我们的大脑由大约 860 亿个脑细胞组成，其每天传递大量的信号而最终也会受到损害。简而言之，我们身体持续不断地工作使其磨损，而衰老则被认为是日渐积累的磨损导致的不可避免的结果。

有趣的是，上述这些并不是真的！衰老并不能简单认为是不可避免的磨损消耗的结果。例如，小鼠和蝙蝠这两种动物都有非常快的新陈代谢。代谢是一个概述性的术语，表示体内所有发挥功能的过程，如心脏的跳动、肌肉的收缩、呼吸，以及神经信号的发射。由于小鼠和蝙蝠具有相当活跃的新陈代谢，人们可以预期它们也会以相同的速率磨损和衰老。然而，小鼠的平均寿命是 2 年，而蝙蝠可以活到 30 岁以上，我们其至可以发现一些蝙蝠至少有 40 岁！简而言之，虽然小鼠和蝙蝠都具有非常快的新陈代谢，但这两种物种却并不会以相同的速率磨损和耗竭。这意味着蝙蝠的关节、心脏和脑的磨损比小鼠相同组织、器官的磨损要慢 15 倍。显然，大自然已经找到了一种大幅减缓蝙蝠的关节磨损、血管淤塞和脑衰老的途径。看来，磨损和耗竭并不是简单的、不可避免的事情，而是在很大程度上可以由自然调控的过程。

我们再以蜂鸟为例。这些小鸟生活在昆虫、蜘蛛和花蜜之中。一只蜂鸟可以每秒扇动翅膀 100 次并持续很多年，而不会引起骨关节炎或关节磨损。如果人们每秒钟挥舞 100 次臂膀，数小时内他们的关节就会磨损得露出骨头了。因此，蜂鸟比人类能够更好地避开关节的磨损。通过每秒扇动100 次翅膀，一只蜂鸟能够以超过每小时 30 英里①的速度在花丛中飞来飞去以汲取更多的花蜜。因此，蜂鸟需要有超快的新陈代谢：蜂鸟的心脏每分钟可以跳动高达 1200 次，相比之下，人类的心脏通常每分钟跳动只有约70 次。蜂鸟的代谢速率比大象快 100 倍，而大象的平均寿命为 55 年。那么假定衰老只是一种磨损耗竭的结果的话，我们就会预测蜂鸟的衰老也应该比大象快 100 倍，在这种情况下，蜂鸟将只能生存 6 个月（55 年除以 100）。然而一只蜂鸟可以活到 12 岁，至少是我们根据其新陈代谢或磨损速率所预期的 20 倍。

简而言之，衰老绝不仅仅是不可避免的磨损。自然之母决定了动物种类的磨损耗竭速率以及它们能活多久。如果她愿意的话，她其至可以使生物或细胞根本不磨损或不衰老！关于这一点我们稍后还会再讨论。

1.1 腾 出 空 间?

由此，对于"为什么"衰老的最初的误解现在已经不了了之，而关于衰老的另一个"神话"也是非常经典的。这个"神话"起源于 19 世纪德国生物学家奥古斯特·魏斯曼（August Weismann）。根据他的观点，衰老之

---

① 1 英里=1609.344 米。

所以存在是因为这个过程可以使老年动物为年轻动物腾出更多的空间。毕竟，自然界可利用的食物供应和其他资源都是有限的。最好让那些年衰体弱的动物尽快衰老和死去，比如那些肢体残疾者、创伤久治不愈者、身体不健全者（如在战斗中失去了一只眼睛）、各种疾病患者或意外事故受伤者等，以便为仍然壮硕和健康的年轻动物腾出更多生存空间。

这种论点直观地想似乎是合乎逻辑的，但却也不是真实的。首先，为什么大自然会喜欢用全新的动物来替代病伤受损的动物呢？从能量的角度来说，比如从营养和体内过程的形式来说，简单地修复现有动物的疾病损伤不是更有效率吗？让破损的骨骼完全愈合，或者让被咬掉的手臂或尾巴重新生长回来（如蜥蜴尾部可以再生，还有已经被切成两半的蠕虫可以形成新的蠕虫），相比使一个新的年轻动物从微小的受精卵细胞生长壮大，这样做不是耗费的能量更少吗？自然母亲非常聪明，是一个非常好的簿记员，简而言之，她可以设计出更好的机制来修复对老年动物的伤害，而不是每次都创造一个全新的动物。

魏斯曼的观点错误的另一个原因是，这种衰老理论并不能解释为什么我们从一开始会长大成人并逐渐衰老！这是一个循环论证，因为魏斯曼认为动物衰老是因为需要给年轻动物腾出更多空间。但是如果动物根本就不衰老呢？那么它们就都会保持年轻、健康，它们就不必为后代腾出空间。

最后，还有另外一个重要的原因说明魏斯曼的理论是没有意义的：大自然中大多数动物都在它们还没有活到衰老之前就死亡了；也就是说，大多数老鼠、老虎和野鸡在它们还没有达到身衰体弱的年龄之前就已经因疾病、暴力或失能而消失了。在大自然中几乎没有什么动物能活到那么大的年龄的情况下，为什么老年动物还需要为年轻者腾出空间呢？

简而言之，这一流行的理论与事实并不相符。在魏斯曼的理论之后的几十年里，许多科学家们殚精竭虑地探究了衰老的原因。在 20 世纪中期，终于有了一些不错的学说脱颖而出。

1.2　未老先逝

我们衰老的原因是我们生活在史前时代的祖先通常在他们还没有机会

长大成人之前就死亡了。通过一个例子我们可以说得更清楚，就让我们来看一只小鼠吧。正如我们所看到的，在最适宜的情况下（如在笼养时），小鼠的平均寿命为 2 年。假设这只小鼠出生时有异常的基因突变能让它活到 20 岁。突变就是小鼠的遗传物质（DNA）发生了自发性的改变，使其身体产生了不同功能并因此获得了新的特征。由于这些变化都是随机的，大多数突变都会产生负面的后果，但也可能会意外地产生某个积极的后果。自发性产生的突变是具有遗传性的（有关更多信息，请查看本书后附的词汇表）。假设由于这种突变或由其产生的新的特征能使我们的幸运鼠可以生活 20 年而不是 2 年。然而，在自然界中，这种突变并没有什么益处，因为老鼠在它们远远不到衰老的时候就可能被捕食者杀死，或者由于饥荒或寒冷而死亡。通常野外生存的老鼠 90%以上在其 1 岁以前就已经死亡了。事实上，大多数动物都是在其最壮硕和最健康的时候死亡的。除非把它们圈养起来，或者它们非常幸运，不然它们是没有机会长大变老的。

其实在 2 年的最适寿命到来之前，大多数的野生鼠都会被吃掉或灭亡。它们死于一些外部原因，如疾病、失能或被捕食，而不是由于内部原因（如衰老）。由于它们是因外部原因而早逝的，那么它们即使能够活得比 2 年更长也就没有什么意义了，更不用说活 20 年了。这就是为什么大自然使得老鼠的平均寿命一般都不超过 2 年。现在我们已经达到了一个关键点：一个动物物种的平均寿命或者说其衰老的速率是由这种动物在野外生存的平均时间决定的。如果一个动物物种，如老鼠，经常死于外部原因，它也会衰老得更快而寿命更短。如果一种动物可以在野外生存更长时间，它就会以较慢的速率衰老，并具有更长的寿命，比如海龟就是个例子。这就解释了为什么蝙蝠可以活到 30 岁。与老鼠相比，蝙蝠可以飞，这使得它们能够更快地逃避危险；它们不必像老鼠那样只能生活在地上，而很有可能成为猫和捕鼠器的猎物；由于生有翅膀，蝙蝠的活动半径更广阔，从而可以更容易地找到食物。以往任何使蝙蝠生存更长时间的突变都是有用的，因为蝙蝠比老鼠能够更好地避险、觅食，因而能够更好地生存。

当然，你也可以质疑，一个使老鼠生存时间更长的突变真的没有用吗？假设一只老鼠能够很幸运地在猫、教堂猫头鹰、疾病和事故的魔爪下逃避 20 年，那么在这种情况下，这只幸运老鼠就能够有超长的繁殖期和生育机会，它就会有更多的后代继承这种突变，从而使它们都能活得更长。

如果突变只有优点而没有缺点，比如更长的寿命，这种幸运鼠就一定会梦想成真吗？其实自然界总是此消彼长并有它自己的利弊权衡方式的。使老鼠更长寿的突变也会消耗更多的能量。老鼠很可能得花费更多的精力来维持身体健康，才能够以较慢的速率变老。但是如果在头一年就会有90%的概率被消灭，那么老鼠为什么还要这么做呢？把这种能量用于尽快地找到伴侣并繁殖后代，而不是浪费这些精力去维持一个缥缈无望的活到20岁的机会不是更好吗？

在这一点上人类与老鼠并无不同。我们的寿命也是由我们的祖先在野外生存中克服危险而生存的时间长短来决定的。在史前时代，人类多在30岁左右就死于疾病、饥饿、意外事件或暴力事件。能够使他们以较慢的速率衰老并获得更长寿命（如200岁）的突变也是没有用的，因为在30岁之前他们通常就会被剑齿虎吃掉，或者死于牙齿脓肿导致的血液中毒（败血症）。这就解释了为什么30岁之前我们看起来健康而壮硕，随后我们的身体就会头一次出现衰老的明确迹象：长出了第一根灰色头发，眼角出现了鱼尾纹，肾脏功能下降，肌肉力量减弱。因为大自然预期那个时候我们应该已经被吃掉了或者在事故中死亡了。然而，人体是强大的，从衰老到逝世之前它还可以再持续至少五十年。就像一只优秀的腕表，即使不再维护保养，它仍然可以在它彻底停摆之前工作很多年！

我们可以把衰老看成是大自然母亲的一种忽略或无视。上古时代人们通常在30岁之前就会由于各种外部原因（如疾病、饥饿或事故）而死亡，正是他们身体还没有走下坡路的最强健的顶峰时期，大自然没有理由让人类活上几百年，或者干脆是长命不朽。我们现在正在衰老，因为在史前时代长期保持青春年少就是浪费精力。

关于衰老原因的这些见解也解释了各种动物物种之间生命周期的巨大差异。海龟就是最著名的例子——它们可以活到150岁以上。据官方记载，2006年在印度一家动物园去世的海龟阿达瓦塔（Adwaita）当时已经有150岁高龄，但也有迹象表明它至少已经250岁！一些消息来源称，阿达瓦塔是1750年左右向英国总理罗伯特·克莱夫（Robert Clive）赠送的礼物中的三只海龟之一，罗伯特曾以英国王室的名义征服了印度的大部分地区。还有一只非常著名的海龟叫图·玛利拉（Tu'i Malila），据记录是有史以来最长寿的，这只海龟据说是在1777年出生，于1965年去世，活了令人景仰的 188 岁。

很难确定一只海龟到底多少岁了，因为它们活得比它们的守护者长久得多，以至于它们的有关信息随着时间的流逝而遗失了。不过，250 岁的年龄似乎并不言过其实，因为就如阿达瓦塔那样，阿尔达布拉海龟需要 30 多年的时间才能性成熟。生物学家估算动物寿命的一个指导原则是将动物性成熟的年龄乘以 6 倍。人类平均在 13 岁左右性成熟，预期寿命就是 78 岁（13×6）左右。如果我们将阿尔达布拉海龟性成熟的年龄乘以 6 岁，我们就会得到一个大概 200 的数字。这是一个相当可敬的年龄，但实际上它们可能会活得更长。一些研究人员甚至认为，有些种类的海龟根本就不会衰老，或者极少发生衰老，因为它们的生育率和死亡率（死亡风险）是保持不变的。他们认为这是"可忽略的衰老"[1]。正常情况下，当机体衰老时，其死亡率逐年增加。这是衰老的定义之一：年龄越大，身体越虚弱，死亡的风险也就越大。因此，那些死亡率保持不变的动物们，年复一年，十年再十年，它们似乎从不衰老，或者只是"可忽略的衰老"。一些海龟，像布兰丁（Blanding）海龟，似乎甚至可以逆生长，这意味着它们随着时间的流逝而变得越来越年轻。年复一年，它们的死亡率下降而生育率上升，生物学家称之为"负性衰老"（逆生长）。到目前为止，只有少数动物物种拥有"可忽略的衰老"，包括海龟、某些龙虾，以及某些鱼类（如可以活 200 多年的胭脂鱼）。

阿达瓦塔海龟并没有死于衰老，而是因为感染而死亡的。要不是这种感染，这只海龟可能还可以继续在其动物园里漫步好几十年。为什么海龟能够生存如此之久？一个重要的原因是它们生有盾甲——它们能够非常好地保护自己并对抗捕食者都有赖于这身盔甲。在遥远的过去，任何使它们获得更长寿命的突变也都是有用的，它们的甲壳使它们能够更好地生存下来。因此，在自然界中许多有甲动物如海龟和其他甲壳类动物都衰老得更慢、寿命更长，就不仅仅是巧合了。已知最古老的动物就是甲壳类动物。这个荣誉来自一只叫"明"的圆蛤，它可能是世界上最著名的动物了。明是在冰岛的海岸被钓上来的，当时估算年龄大概是 507 岁。科学家是通过碳定年法（一种用于确定物体年龄的化学方法）和计数甲壳上的生长环来确定这一点的。明出生于 1499 年，是中国的明朝时代，它因此而得名。长达 5 个世纪以来，这个软体动物安全地蜷居在它的甲壳之中，为防止大自然的变化莫测和危险伤害提供了良好的保护。一些贻贝也可以生存很久很久，如浅白珍珠贻贝至少可以活 210 岁[2]。

还有一种哺乳动物与海龟一样也拥有这个类似的重要特征，也就是说，它可以依靠布满周身的豪针（尽管不是甲壳）很好地保护自己来抵抗掠食者，这就是豪猪。你无法触及豪猪，这一事实在它们的寿命中发挥了重要作用。它们是世界上最长寿的哺乳动物之一：豪猪可以活到至少 20 岁，这对于一个生活在地面上的啮齿动物来说是非常长久的。大多数的掠食者都会明智地放弃捕食豪猪而任其大摇大摆地离去。在互联网上，你可以找到各种各样的豪猪智斗群狮的视频片段。大部分的啮齿类动物（还有人类）遇到群狮只有死路一条，而狮子们尝试各种各样的方法把豪猪翻转过来，但是每当狮子就要咬到豪猪的时候，它们都避不开豪猪竖满全身的剃刀般锋利的尖刺。最后，狮子只能忍饥挨饿地离去，而豪猪则安闲地曳脚而行。

像豪刺和盾甲一样，动物体型的大小也与其保护作用密切相关。大型动物使捕食者的攻击更加困难和不可接近。这就是为什么大型动物物种，如大象或长颈鹿，通常比小型动物物种活得更长。非洲大象可以生存 55 岁以上，而一些印度大象甚至可能超过 80 岁。世界上最大的哺乳动物——鲸鱼，同时也是寿命最长的哺乳动物，这就不仅仅是一种巧合了。科学家估计北极露脊鲸可以活到至少 200 岁。2007 年，一尾北极露脊鲸被发现在脖子上有一只鱼叉，这只来自美国制造商新贝福德的鱼叉大约是在 1880 年左右生产的，表明这个鱼叉可能在鲸鱼脖子上待了至少 127 年。

另一个值得关注的现象是鲸鱼很少罹患癌症，对于它们这么大个头的动物来说这是极不寻常的。一般我们认为动物体型越大，罹患癌症的风险也会越高。大型动物比小型动物拥有更多的组成细胞，而拥有的细胞越多，罹患癌症的风险就越大。因为当分裂细胞中的 DNA 不能正确复制时，细胞分裂就可能发生突变（缺陷）。当突变赋予细胞新的特性如不受控制的生长时，这就可能导致癌症的发生。蓝鳍金枪鱼比人类有多得多的细胞，因为它身长可以超过 30 码①，体重可达 200 吨以上。因此，理论上，蓝鳍金枪鱼比人类患癌症的风险要高出数千倍，因为只要一个突变的细胞就足以诱发癌症。然而，这并没有真的发生。科学家把这种现象称为皮托氏悖论

---

① 1 码=0.9144 米。

（Peto's paradox），是以第一次报道该现象的科学家的名字命名的。鲸鱼保护自己避免罹患癌症的能力也比人类好很多倍。这只是众多例子之一，表明大自然可以预防许多所谓的不可避免的疾病。目前，科学家们正在研究鲸鱼的 DNA，以了解为什么它们对癌症防护得如此之好。

除了护甲（如盾壳）、豪刺和体型大小外，飞翔的能力也使得动物能够更好地躲避危险，从而致使该物种的衰老变慢。有翅膀的动物可以快速逃离危险，它们可以迁移更长的距离，因此也能够更容易找到食物。鸽子可以活到至少 35 岁，对于这样小型的动物而言这是很长寿的。迄今发现的最长寿的海鸥是 49 岁，由于难以跟踪海鸥的实际年龄，实际上它很可能生活得比这更长久。鹦鹉甚至可以活到 80 岁，有相当可靠的报道称鹦鹉有活到 100 多岁的。有些鸟类能活这么久是很不寻常的，因为鸟类的新陈代谢速率是人类的 5 倍，它们的体温比人类高 7 华氏度。如果衰老只是磨损或代谢速率的问题，鹦鹉这种鸟的衰老速率应该会比人类快数倍的。

相反，不再能飞翔，或者不能飞得很好而只能生活在地上的鸟类如鸡、野鸡、火鸡等衰老得就会更快些。一只鸡的寿命通常只有 7 年。如果一只鸟在几年之内就极可能被捕食者吃掉的话，那么它是否能一直飞翔到 100 岁也就没有什么意义了。

翅膀是一个如此有用的伟大创造！以至于大自然对其重塑了几次，其中包括鸟类、昆虫（从精巧优雅的蜻蜓到浑圆憨萌的大黄蜂）、鱼类（飞鱼）和哺乳动物（蝙蝠）。蝙蝠非常有意思，它们可以活很久，人类发现的最长寿的蝙蝠至少有 40 岁。但由于是可遇不可求的事情，可能还有更多、更长寿的蝙蝠未被发现。蝙蝠不仅进化出了翅膀，还发育出了回声定位的能力，使得它们能够在黑暗中也不会迷失方向。大多数鸟类都无法做到这一点，这给了蝙蝠一个额外的"王牌"。这就解释了相对于其体重来说，为什么蝙蝠在所有哺乳动物的寿命方面得分是最高的，这也解释了为什么蝙蝠会有那么多的种类——超过 1200 种，占所有 5400 种哺乳动物物种的几乎 1/4。

蝙蝠只是哺乳动物中的成功案例之一。但即使只有一点点飞翔的能力，也可能影响动物衰老的速度。飞鼠是在其腋下具有巨大皮褶的啮齿动物，这使得它们可以从一个树枝滑翔到另一个枝丫。一只普通松鼠可以活到 7 岁，但是飞鼠却可以活到至少 17 岁。

除了飞翔能力之外，隐藏掩躲能力也可以是一种很好的生存策略，这使每一种让动物更长寿的突变更有意义。正如我们所看到的，生活在地上的小型啮齿动物，如小鼠和大鼠，其寿命短得可怜，通常只有数年。但生活在地下的动物并非如此。以裸鼹鼠为例，这是一种生活在地下洞穴的小型啮齿动物，却能很好地保护自己免受掠食者的伤害。裸鼹鼠已经很好地适应了地下生活：它们没有毛皮，只有裸露的、皱巴巴的、粉红色的皮肤；它们是半盲的；它们有突出的大门牙和强有力的爪子用于挖掘，使得它们看起来像一个没有皮毛的大鼠和鼹鼠的杂交体；它们对疼痛也是相当不敏感的，这使它们能够在没有皮毛保护的情况下生活在洞穴之中。在东非地区，裸鼹鼠生活在一个具有密切关联的社区中，有一个女王作为部落中唯一的雌性，在一些选定的雄性的帮助下繁殖后代。

裸鼹鼠可以活得很长寿：与具有相似大小体型的啮齿动物不一样，它们的寿命可不仅仅是 3 岁，而是 30 岁。这是任何其他啮齿类动物寿命的 10 倍！此外，它们对癌症有极高的抵抗力——到目前为止还没有发现过有罹患癌症的鼹鼠。它们的健康长寿和抗癌特性吸引了科学家们的好奇心，多年来他们一直致力于绘制裸鼹鼠的 DNA 图谱。这项工作目前已经完成，现在科学家们正试图找到证据来说明为什么这些动物衰老得更慢，为什么它们对癌症有如此强悍的抵抗防御能力。我们稍后会讨论这些发现。

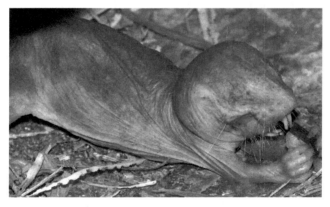

裸鼹鼠看起来很丑，但是它们可以活得很长寿。

就像裸鼹鼠一样，其他动物也喜欢栖息在某个地方以便使它们可以生存得更长久。它们不是栖息于地下，而是在皮肤下面，这就是寄生虫。从单细胞寄生虫到六足绦虫，有些寄生虫的寿命可能是其自由生活于自然之中的堂表兄弟姐妹的寿命的数千倍。它们已经进化至此，因为它们可以安全地隐匿于温暖而舒适的宿主的肠道、肌肉或肺部等地方。

除了盾甲、豪刺、体型大小、翅膀和隐匿能力，智力和社交能力也都可以使生物在自然界中生存得更好，所以能使它们活得更长的突变是非常有益的。这解释了与其他哺乳动物相比，为什么人类的寿命要长得多的一个原因。年满 122 岁的珍妮·卡门（Jeanne Calment）是已知最长寿的知名人物。卡门太太生于 1875 年 2 月，1997 年去世。她曾在亚历山大·格雷厄姆·贝尔发明电话一年之前的那一天看过乔治·比才的歌剧"卡门"的首演式；她说她还是个 13 岁的小女孩的时候就卖给过文森特·梵高油画颜料，梵高是在 1888 年走进她父亲的商店的；当她 90 岁的时候，她与一名 47 岁的律师签了合约，约定律师每月要支付一小笔钱给她并直到她去世，条件是律师会在她死后得到她的公寓，但卡门太太健康且长寿，使得在 77 岁时死于癌症的律师的遗孀不得不继续支付卡门太太费用，最终，卡门太太赚了一笔钱，至少是她的公寓价格的两倍。当然，这位女士是个例外——人类的平均寿命是 80 岁，与体型相似大小的哺乳动物相比还算是很长寿的。

最后，逃避掠食者的最好办法不是拥有翅膀、甲壳、庞大的身躯或大大的脑袋，而仅仅只是逃避掠食者。这就是负鼠所擅长的。负鼠是在地表上生活的小型有袋动物，因此常常成为各种食肉动物的午餐。然而，在大约 4000 年前的某个时候，几只负鼠从大陆格鲁吉亚经水面漂浮到了没有食肉动物的萨博洛岛，使得负鼠寿命更长的任何突变（以及自动遗传了这种突变的负鼠后代）都显现出了它们的有用之处。它们在任何时候都不会被掠食者吃掉，结果在仅仅 4000 年中，岛上负鼠的最大寿命增加了 45%。因此，这些负鼠比留在大陆的亲戚的寿命延长了 45%。这个例子和其他自然性实验表明，只要境况变得可行时，大自然能够快速并简单地增加动物的寿命。

我们已经看到，不同动物物种的寿命变化很大。由于生物学家们喜欢对事物进行排序和分类，所以他们将这些寿命变化都绘制出来，并创造了一个新词——寿商（longevity quotient，LQ）。LQ 是一种与体型大小相关的动物寿命的量度。体型大小是我们需要考虑的一个重要因素，因为正如我们所看到的，较大体格的动物物种通常要比较小体格的动物物种寿命更长，如一只大象和一只老鼠进行比较。

LQ 越大，动物的寿命就越长。LQ=2 意味着该动物的寿命是基于其体格大小所预期的寿命的 2 倍。大象的 LQ 是 1，确实，你会预期这样一个庞然大物竟然能够达到平均约 60 岁的年龄。白耳负鼠的 LQ 是 0.3，这是一种小型的地面生存的啮齿类动物，不是太聪明，容易成为各种掠食者的猎物。鸡、小鼠和大鼠也具有较低的 LQ。蝙蝠、裸鼹鼠和人类由于分别拥有飞翔的翅膀、善于挖掘的前爪和高超的智力而具有较高的 LQ。人类的 LQ 是 4.2，这意味着我们的寿命是基于我们的体型大小计算出来的预期寿命的 4 倍多。具有最高 LQ 的动物是布兰特平鼻蝙蝠（Brandt's bat），其 LQ 为 9。我们现在知道为什么能飞的翅膀和回声定位使得这种蝙蝠进化到了这样一个衰老进程极慢的程度。

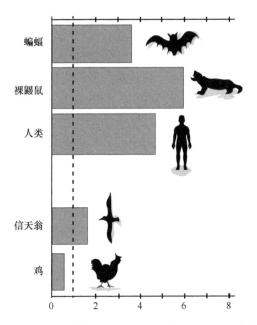

各种动物物种的 LQ。LQ=1 意味着动物的生存寿命与基于其衰老预期的寿命一致。人类、裸鼹鼠和蝙蝠的 LQ 要高好几倍，因此他们的寿命比基于其体型大小所预期的要更长。

1.3 年轻与健康、年老与疾病

直到 20 世纪中叶，我们在这里讨论的几个观点才第一次较好地解释了为什么会有"衰老"这种现象的存在。大约在 1957 年，美国生物学家乔治·威廉姆斯（George Williams）的研究更进了一步。其实我们刚刚说的可以让我们更长寿的好的突变或新的特征可能是没有什么用的，因为在野外我们活不了足够长，威廉姆斯表示，加速衰老过程的不良突变可能在年轻的时候是有用的。假设一个男孩出生时具有某种突变或新特征使他能够从食物中吸收更多的钙，通过吸收更多的钙，他发育出粗大而强壮的富含钙的骨骼。这个突变使他成为一个强壮的年轻人，骨骼坚韧耐久。比如，这使他能够更好地应对来自剑齿虎的攻击，或者在堕入山沟深壑时也可以生存下来。乍一看，这是一个很好的突变。但这种突变同时也导致更多的钙循环流过血管，然后它可能沉积在血管壁中并引起那些血管的硬化。几十年后，这可能使该男子罹患心脏病的风险更大。年轻时期的一件好事（譬如强壮的骨骼）可能会在年龄大的时候诱发衰老加速（譬如血管硬化和心脏病发作）。

这表明，年轻时期的健康、强壮和坚固的骨骼也可能会导致你在年龄较大的时候过早死亡。研究人员指出，一些看上去体格硕大、强壮和结实的人可能衰老得更快，50 岁时已经有一个很大的啤酒肚、皮肤下垂、血管变窄等。当然，我们并不能一概而论，许多人年轻时很健康强壮，同时也有很长的寿命。此外，还有许多其他因素在衰老中发挥作用，如饮食习惯、运动锻炼（也可以使我们更强壮）、吸烟和压力。

然而，在医学实践中，有许多支持威廉姆斯理论的例子。以亨廷顿舞蹈症（Huntingdon's disease）为例，这种致命的神经系统疾病的发生是因为大脑的某些区域开始死亡（是某些蛋白质积累引起的，我们将在本书稍后进行讨论）。起初主要影响到大脑负责执行和调整我们运动的一些领域。结果，亨廷顿舞蹈症患者的手臂、双腿，有时甚至整个身体都开始出现非自主的、不受控制的摇动。他们扭动脖子、龇牙咧嘴，有时候上半身像跳舞一样运动，而且是持续不断地、完全不由自主地。当蛋白质的集聚或团簇扩展到脑的其他区域时，疾病就会进一步恶化，导致患者痴呆。这些患者通常会因肺炎而死亡，因为他们忘记了如何吞咽食物导致食物进入肺部。这种疾病通常在 40 岁或 50 岁左右开始。更糟糕的是，它具有遗传性。当一个家长患有亨廷顿舞蹈症的时候，其每个孩子都有 50% 的发病风险。通过研究导致疾病的突变类型，医生甚至可以相当准确地预测该疾病症状开始的年龄。这是家庭不得不面临的可怕的"判决"。

　　通常这种可怕的突变会通过自然选择立即被清除。在这种情况下就不会发生这样的事情了，因为这种疾病在年轻的时候不会出现，而是在大多数人已经有了自己的后代之后才发病的。因此，自然选择没有压力来清除这种突变。如果一个孩子会发展成亨廷顿舞蹈症，且他/她会在其生育后代之前就死亡，那么这个突变就不会被遗传下去并且会自动消失。然而通常在疾病显现之前，患有亨廷顿舞蹈症的成年人就都已经结婚并有了自己的孩子，从而将突变遗传给后代的。这就解释了为什么这种疾病会继续存在着。因为大自然并不关心什么人会患上这种可怕的疾病，只要它发生在生命的后期，在他们生儿育女之后。衰老也是如此——大自然并不关心生儿育女后你会衰老、会走下坡路。此外，自然界甚至可能有很好的理由来维护亨廷顿舞蹈症的存在。因为不管是这种或是那种方式，这一在老年期引发可怕疾病的突变可能在年轻时具有一定的优势。例如，一些研究就表明，亨廷顿舞蹈症患者的生育能力较强，或者是免疫力较好。

　　因此，人们可能携带有一些加速衰老或引起严重疾病如亨廷顿舞蹈症的基因，而这些基因在年轻的时候又可能有一定的优势，如较高的生育能力、更强壮的骨骼、更完善的免疫系统和更好的体力等。另一个例子是阿尔茨海默病（Alzheimer's disease）和传染病易感性。研究人员发现某些突变可以增加或减少阿尔茨海默病的风险，如某种突变可以使人发生阿尔茨海默病的风险增加一倍，并将其寿命平均缩短了 6 年。坏消息是 25%的人口有这种突变。更糟糕的是，3%的人口具有一种将阿尔茨海默病风险增加 9 倍的突变。然而研究人员发现，拥有这种突变的人往往很少生病，他们的免疫系统功能更好。这种突变在百年前的非洲大草原上是有用的，当时牙龈感染或脚受伤都可能意味着你生命的终结。而强大的免疫系统能够快速、有效地抵抗细菌，阻止细菌生长成大脓肿或进入血液循环从而使你死于败血症。在中世纪，这样的突变也是非常有用的，因为当时的人们生活在没有卫生设施的拥挤的城市里，感染的风险大大增加。研究人员还发现，即使在今天，具有这种突变的孩子即便生活在贫民窟里也是很少生病的。在史前时代，这种突变可能非常有用，因为它大大降低了传染病的风险。当然现在情况不一样了，现在我们有肥皂、"清洁先生（Mr. Clean）"（美国著名的清洁用品品牌）和各类抗生素，死于传染病的风险已经非常低。你肯定会变老，但只是在这种突变显现的时候，你才可能有更大的阿尔茨海默病和心脏病发作的风险。这是因为体内更强的免疫系统也会释放更多的物质引发炎症，并可能攻击你自己的身体细胞，包括形成血管和大脑的细胞。这种常见并持续的炎症就像星星之火，点燃了衰老的过程。

这些反向力量的其他例子还有癌症和阿尔茨海默病。很显然，这两种疾病之间存在着相反的关系：癌症风险较高的人往往罹患阿尔茨海默病的风险较低，反之亦然。这怎么可能呢？首先我们需要知道，虽然阿尔茨海默病是一个典型的、与衰老密切相关的疾病，但癌症并不是真正的衰老疾病。癌症的风险确实随着年龄的增长而增加，这使许多人认为它是一种与老年相关的疾病，就像阿尔茨海默病或心脏和血管疾病一样。但是在某个年龄期，如当你大约 75 岁的时候，癌症的风险就不再增加，而典型的衰老相关疾病的风险则持续不断地增加。这确实有些奇怪，看起来好像从某个时候开始，身体开启了保护自己免受癌症侵害的开关。这确实是真的。我们所有的细胞都有一种内置的安全系统，在细胞受到损坏时就会被激活。如果累积了太多的损伤（突变），细胞就会遭受变成癌细胞的风险。当这个安全系统在一个单细胞中被激活时，这个细胞就不能再分裂，或者可以这么说，这个细胞就会处于一种非活动状态，就不会不受控制地分化成癌细胞了。

因此，如果该安全系统运行良好，它就能及时地防止这些细胞分化，你就可以更好地抵御癌症的发生。但是这些非分化的细胞本身确实存在一些短处：它们更容易溶胀并释放出可引起炎症的各种物质，这反过来又会使细胞周围的其他细胞变得不健康并使其衰老得更快。简而言之，在癌症风险较低的人群中，这一安全系统运行良好，防止突变的细胞进一步分化，但同时会增加与衰老相关疾病如阿尔茨海默病发生的风险，因为这些非分化细胞可能会毒化污染其周边环境并诱发炎症。这是人体的典型特征：很难做得比它更聪明。当然有些平衡可能会受到干扰。幸运的是，研究人员正在努力寻找解决方案，因为癌细胞和衰老有其共同点：增长和过度刺激。此外，激素也可以降低癌症的风险并减缓衰老。我们稍后会再讨论这一点。

1.4 性 与 衰 老

现在我们已经知道一些衰老的原因了。我们知道衰老是存在的，因为在遥远的过去我们在长大成人之前就可能已经死去了。我们也知道，一些在我们年轻时期能够使我们更健康或生育能力更强的突变或特征，可能会在我们生育期过后的岁月中使我们衰老得更快。关于后一点，有一个关于性的有趣的事实。其实在我们谈论那些年轻时给我们带来优势而年老时又给我们带来损害的突变或特征之前，尤其应该先弄明白这些突变在我们年轻时代的生育优势，以及这些突变在我们年老时又是如何产生损害的。这就意味着，年轻时能够刺激生育的各种机制在年老以后可能会是有害的，并且还会加速衰老过程。你也可以这样认为：生育与寿命之间有一个反比关系。

　　一个很能说明问题的例子是太平洋鲑鱼（生存于太平洋的三文鱼）。这些三文鱼出生在加拿大或美国的某个河流的上游，当生长到一定时期，它们就顺流而下游到太平洋，在那里住上几年，直到它们大量返回到它们出生的河流。这个过程说起来容易做起来难。三文鱼必须从现住地溯流而上游数百英里，并在那里交配和产卵，然后在接下来没几天的日子里它们就死了。为了能够完成这神圣一刻的繁殖之旅，三文鱼努力使其体内充满激素（主要是皮质醇）。这赋予了三文鱼很大的体力和能量来完成这个疲惫的旅程，以及更加精疲力尽的交配仪式。然而，大剂量的皮质醇是有害的，这也使它们不得不付出巨大的代价。在这个过程中，三文鱼对它们自身身体造成如此大的伤害，以至于在它们排卵的河流中就死去了。它们为创造新生命而失去了自己的生命，生殖与死亡之间的联系没有比这个物种更为明显的了——对于它们来说，性就意味着死亡。因此，与性相关的繁殖和一些激素都可能会缩短生命的周期。

　　关于这一点，不同的哺乳动物之间也是有差异的。例如，宽足的有袋动物麦克利小袋鼠（Macleay's marsupial mouse, *Antechinus stuartii*），这种小型啮齿动物居住在澳大利亚。当交配季节来临时，雄性体内会产生大量的睾酮和皮质醇，这使得它们变得强壮、健硕、易怒，更加野性和富有攻击性。它们需要在接下来的几个星期内与其他雄性对手抗争以便能够与一只雌性袋鼠交配。在所有这些战斗和狂欢之后的日子里，雄性或者由于迅速衰老而死亡，或者因战伤、溃疡（由压力和皮质醇过多引起）及感染寄生虫而亡，因为皮质醇已经使其免疫系统完全瘫痪。生物学家称这种形式的性行为为"大爆炸式繁殖"，因为三文鱼和这种宽足的有袋小鼠都是采取的这样一种单次、激烈交配的方式，并在此过程中完全耗竭了自己。由于这些动物经常为此而大量集聚，所以你也可以称之为"大帮派繁殖"，差不多就概括了其全部意思。

幸运的是，大多数人都是以不那么激进的方式进行繁育的。我们不会在我们的生活中因为一次性行为就死去。想象一下，如果新郎在新婚之夜后就会死去并且每个人还都认为这是完全正常的！人类在一生中会多次发生性行为。然而，似乎即使在那些定期交配的动物中，太多地受刺激于某些性激素也是可能会缩短生命周期的。

一个非常著名的果蝇实验说明了这一点。这是首次可以跨代延长动物寿命的科学实验。具体如下所述：每次研究人员都拿最后排出的那只卵来繁育下一代果蝇。首先，研究人员选择老年果蝇（45天）产的卵，只有这些卵才被用于下一代果蝇的繁殖。之后研究人员再选择47天的果蝇卵，逐步地向后延迟。通过这种干预，果蝇被迫放慢衰老，使得它们可以在较高的年龄仍然可以繁殖，因为每次都会选择最后排出的卵作为繁殖下一代的卵胚。因此，研究人员经过数代果蝇的实验终于将果蝇的寿命延长了一倍。果蝇如何设法延长寿命？当果蝇年轻的时候它们减少了繁殖，以这种方式，生殖所需的能量消耗较少，因此可以花费更多的精力用来维持身体的健康（在后来的实验中我们观察到，长寿果蝇的繁殖能力也增加了，这可能是因为总是用最长寿的果蝇的卵做繁育，因此不仅选择了寿命，还提高了生育能力）。

性激素也表现出性与衰老之间的关联。睾酮处理的实验动物会死得更快，而减少睾酮则会活得更久。有一种有效的方式来减少体内性激素的数量——阉割。阉割就是去除性腺，如男性的睾丸和女性的卵巢。鉴于我们对衰老和性的了解，我们不应该惊诧于阉割的动物寿命更长。如果你阉割了我们前面提到的热血、雄性、棕色的阔足小袋鼠，那么它可以多活长达6个月的时间。对于寿命只有一年的老鼠来说这已经是不错的了。兽医们早就知道阉割的猫、狗的寿命更长，人类也是一样的。这些证据也可以在关于太监的老旧文件中找到，太监就是在朝廷里被阉割的男子，使他们不能对皇帝的妻妾妃嫔们构成威胁。在这个过程中，往往不仅睾丸而且包括阴茎也全部被切除，使这些男性不得不通过一个小孔排尿。这些文件显示，朝廷里的太监通常比正常的、没有被阉割的人寿命更长。有一项研究调查了过去几个世纪以来 81 位朝鲜太监的人生历史。结果表明，在青春期之前被阉割的太监比同一社会阶层的同龄人平均长寿 17 年。据说有一名太监活了 109 岁[3]。还有一些研究是 20 世纪在精神障碍的人群中完成的，他们依据政府的法令而被阉割。这项研究表明，被阉割的男性平均寿命增加长达 14 岁[4]。当然，在本书中我们将主要讨论那些具有更少侵害性的延年益寿的方法。

性在衰老中的作用也可能有助于我们回答以下问题：我们实际上在什么年龄就开始衰老的？许多人认为我们在 30 岁左右就开始衰老了。第一缕灰白头发可能会出现，皮肤弹性变差，而且去城里度过一个狂欢之夜后，第二天早上起床变得更加困难。但是，这似乎并不是我们真正开始衰老的年龄。我们确实是在 30 岁左右开始显现出衰老迹象的，但是衰老过程肯定提前就开始了，这才使得这些迹象能够显现，如灰白头发的出现。有些人认为我们在出生后立即就开始衰老了，这也是不正确的。其实人们大概是在 11 岁左右开始衰老的。研究人员是如何得出这个结论的呢？因为当我们 11 岁时，我们的死亡风险是最低的，从 11 岁开始，死亡风险开始增加。在西方，婴儿出生时死亡的风险大概是 1/1000。到 11 岁之前这种风险一直都在下降，11 岁时大概只有 1/40 000。如果按这个时期的年轻活力和健康身体来推算的话，我们平均可以活到 1200 岁，只要我们的死亡风险保持不变的话，1000 人中甚至有一人可以活到 10 000 岁。今天，如果这个人是你的祖父，他可以告诉你他是如何去追捕猛犸象的。但是，这么老的祖父并不存在，因为从 11 岁开始，死亡风险就会逐渐增加。

这也正是衰老真正地意思：你死亡的风险或者说死亡率会逐年增加，因为你的身体正在变弱。每过 8 年，你的死亡风险就会翻倍。因此，38 岁的人比 30 岁的人的死亡风险高出一倍，88 岁的人比 80 岁的人的死亡风险也是高出一倍。这个风险倍增的速率既适用于男性也适用于女性，这意味着女性的衰老与男性一样快。然而，女性平均寿命比男性长 6 年，百岁以上的女性比男性至少多 4 倍。这怎么可能？因为女性比男性天生地更完美。尽管她们的衰老速率与男性一样快，但她们的身体更坚韧，所以她们更能经受时间的考验。

另一件能够表明男性是弱势的事情是，男性的死亡风险是女性的 2 倍。男性的死亡风险始终比较高，尽管男性和女性的风险递增速率是一样的，即每 8 年翻一番。死亡风险的这种差异是由于男性身体构造较弱，同时又要承担更多的风险。因此，男性死亡风险在 11～23 岁的年龄组别中是最高的也就并不是什么巧合的了。在那个年龄段，男性的死亡风险是女性的 3 倍。研究人员有时将这段时间描述为"睾酮痴呆症"。这种可逆性痴呆症的性别特异性形式的特征是危险驾驶、酒吧争斗、嗑药或酒精滥用及其他过激行为，这些都大大增加了死亡的风险。

通过研究死亡风险，研究人员们得出的结论是，我们从大约 11 岁开始变老。这是有道理的，因为你在大约 20 岁的时候身体内部肯定已经先衰老了，这样才会使得衰老最初的迹象如灰白头发或眼角的鱼尾纹在 30 岁左右开始出现。我们从 11 岁左右开始变老并不是巧合的，因为那正是青春期开始的时间，我们的身体充满了性激素，它刺激我们的肌肉生长、声音发生变化、体毛萌发、胸部发育，以及性器官成熟。作为与我们繁育能力的交换，我们就开始明显地衰老了。这有点儿像太平洋三文鱼，虽然我们的繁育期不只是几天而是几十年。然而作为交换，我们只得将我们的寿命从悠长的 1200 岁缩减到了短短的 80 岁。我们为了性而交换了我们几近不朽的寿命。

因此，繁殖与寿命之间存在明显的关联。投资于繁殖的能量越多，你衰老得就越快。这是否意味着减少性行为会使你活得更久？不，不是这样的。无论你是否做爱，你的身体都会持续产生性激素和其他影响你生命周期的物质。你必须手术切除你的生殖器官，就像阉割那样，才能够阻止它。但鉴于其确定无疑的副作用〔如不孕不育、性欲降低、潮热、不停地哭泣（即使是在男性中）〕，我并不以为人们会热衷于这一点。而且，所有的性激素并不是等量分泌的。我们可以看到，尤其是一些男性性激素如睾酮，过多的时候可能会缩短寿命，而一些女性性激素甚至可以预防某些与衰老相关的疾病，雌激素就是一个典型的例子。重要的是，要注意，我们在谈论的是生物同质的雌性激素，而不是有时用于绝经后激素治疗中处方的合成激素。

此外，性对寿命的影响不仅是性激素涌动的作用，主要还是数千年演变的结果。在你的生命中，减少性行为对决定你寿命长短的基因没有什么影响，因为这些基因是伴你而生的。

然而，在一个女性的生命历程中有一个特殊时期，不一定性行为减少但肯定生育减少，这就是更年期。这是一个女性从可生育走向永久不育的过渡期。更年期实际上是一个非常特殊的现象。首先它很罕见，没有几种动物是有更年期的。某些动物，如黑猩猩，有一些类似绝经的现象，但通常直到它们生命的晚期才会发生。最明显的是，妇女由于绝经而变得不育，而她们仍然有超过一半的寿命在等着她们。大自然不是在平衡着性和生殖的吗？那么发生在人类中的这种长期不育现象不是很不可思议的吗？

一个流行的理论认为绝经后的不育妇女在自然生活中仍然是可以发挥作用的，因为她们可以继续照顾她们的子女和孙辈。因此，既然女性如此有价值，那么大自然就决定拯救她们，确保在一段时间后她们不能再怀孕，因为生命后期怀孕的风险太高了。在史前时期，妇女在分娩期间和之后都处于感染及其他并发症的死亡高风险之中。这种情况尤其适用于人类。由于人类直立行走，骨盆的形状较窄，婴儿不能轻易挪动。好像只是一个太窄的骨盆还不算，人类的宝宝还有一个硕大的脑袋。生育对人类女性来说风险如此之高，所以大自然可能会认为，如果老年妇女不能再怀孕，而是用自己的知识和经验来帮助养育子孙后代，岂不是更好吗？

这也许就是为什么人们可以较长久地活下去直到成为祖父母。由于人类是一个非常聪明的社会性动物，因而与其他动物不同，人类可以交谈从而可以传递知识。老年人因此变得非常有价值，他们富有生活经验并且能够通过语言、文字进行传递。当研究人员研究了数百个古老骨骼的牙齿并确定了其年龄时，他们发现大约 4 万年前开始祖父母的数量突然增加了（老年人与年轻人的比例呈指数增长）。这不可能是巧合，因为在同一时期，人类取得了巨大的文化进步——更复杂的工具突然之间被开发出来，更精巧的身体装饰品和艺术品喷涌出现。一些科学家怀疑这是因为有更多的祖父母在知识传递中发挥了重要作用的结果，而且在某个时候，这就导致了文化的革命。

因此，老年人成为重要的财富。正是通过他们，人类以及我们的文明才能发展得更快、更远。然而现在呈现出了明显的差异：在我们当今的社会中，老年人的作用已经不再是关于气候、风土、草药、工具、人际关系方面的知识和经验象征的部落的圣人长老，而是扮演着越来越微弱的角色。他们必须退休，并被送往周边的老年公寓或银发度假村。这非常令人遗憾，因为大约 4 万年前，他们为人类曾经经历过的最重要的文化跨越式发展做出了巨大的贡献，从而使人类变成了真正的人。他们应该得到比免费巴士通行证更多的东西。

经历更年期、变成太监或女人，这些都是延长生命的方法，其实你甚至可以通过不同的生殖方式而获得永生。在自然界中，有一些从不衰老的生物，就是永生不朽的。其中一个例子是淡水水螅。这些小动物从不随着时间的流逝而衰老，而这又与性有关。这些生物之所以不死是因为它们以不同于哺乳动物（如寿命有限的人类）的方式进行繁育生长，科学家称之为"无性繁殖"。它们并不是一个雌性卵细胞和一个雄性精子细胞通过交配相遇并融合来创造一个新生后代的，淡水水螅不必做任何事情，它只是释放自身中的一个细胞，然后细胞就飘浮出去并在其他地方形成另一只水螅。不需要体贴温存，不需要无趣冷淡的女伴，或者充满侵略性的高睾酮水平的男友，也不需要疲惫不堪、精尽力竭的交配仪式——只是简单地释放出一个细胞，它的繁殖作业就完成了。

由于淡水水螅体内的每个细胞都有潜力产生一个全新的水螅，所以这些体细胞可能不会变老。想象一下，如果它们会长大变老，例如，一个10岁的水螅释放出了一个10岁的细胞。在这种情况下，释放细胞的水螅已经10岁了，那么它所有的细胞也应该都是10岁。这就说明了为什么淡水水螅的（干）细胞可能不会变老——它们的细胞必须保持年轻和新鲜，这样它们才可以转而形成生殖细胞。所以淡水水螅永远都（必须）保持着年轻。一些水母也是如此。灯塔水母（*Turritopsis dohrnii*）是一种尺寸约1/6英寸①（约4毫米）的小水母，漂浮在大多数大洋上，也从不变老。它甚至可以逆转衰老的迹象。当灯塔水母感觉自己老了并且磨损时，它可以神奇地将其身体转化为年轻的水母。当生物学家们发现这种能力时，他们感到十分惊讶：它可以将整个生命周期的历程（从出生、长大到衰老、死亡）转换到它的头上，就仿佛一只蝴蝶再次蜕变成一只毛毛虫，或者一只鸡重新爬回进一只鸡蛋里，然后在周围环境适宜的时候又再生出现。灯塔水母有时也被称为"本杰明·巴顿水母"，这与一个传奇故事有关：一个男人出生时满脸皱纹、已然老年，但随着时间的流逝他变得越来越年轻，并最终像个婴儿般地逝去。

---

① 1英寸=2.54厘米。

淡水水螅和水母这些长生不老的生物似乎离我们很遥远，而其实我们的身体中也含有从不衰老而长生不朽的细胞。我们每个人体内都拥有已经生活了数千代但不曾衰老一日的细胞，这些就是我们的生殖细胞——女性体内的卵细胞和男性体内的精子细胞。这些细胞一直都处于年轻状态。生殖细胞不能变老，因为如果那样的话宝宝生出来就已经变老了。想象一下如果生殖细胞可以变老的话，一个 30 岁的母亲和父亲的生殖细胞也将会是 30 岁。如果他们有了一个宝宝，这些生殖细胞产生的形成婴儿的细胞从一开始就已经 30 岁。这些 30 岁的细胞形成的婴儿一旦长大为一个成年人（他的生殖细胞也是 30 岁）并且又有了一个孩子，那么这个刚出生的后代的细胞将是 60 岁，如此等等。如果生殖细胞可以衰老，孩子出生时就会出现皱纹或患有阿尔茨海默病，或者在 2 岁时心脏病发作。但这些不会发生，婴儿看起来充满活力、年轻而健康。大自然不会允许卵细胞和精子细胞衰老，或者更具体地说，自然界必须确保生殖细胞只能非常缓慢地衰老并能够使自己恢复活力。当然，并不是一个生殖细胞可以单独地存活数千年。生殖细胞也不断地分裂，正如皮肤细胞、肠细胞和肝细胞那样。但与这些身体细胞相反，尽管生殖细胞也分裂，但它们却不会衰老。相比皮肤、肠道和肝细胞等这类寿命有限的体细胞，生物学家把这种生殖细胞称为"不朽的生殖细胞系"（有些人会注意到卵细胞和精子细胞也会衰老，比如增加出生缺陷的风险，尤其是当母亲年龄较大时，但这里的重点是生殖细胞自身可以维持年轻并恢复活力，因此健康的婴儿出生时的年龄都是零，就这样一代又一代，延绵几十万年）。

因此，在我们自己的身体里，一直都携带有这种瞒过衰老、永葆青春的细胞。数百万年来，它们从一代传递到另一代，永葆青春。我们的肉体会衰老、会死亡，而长生不老的生殖细胞则代代相传，永垂不朽。如果你想到了这一点，你就会意识到，构成我们身体的所有细胞实际上已经接近 40 亿岁，因为地球上的第一个生命体是在大约 38 亿年前以单细胞生物形式出现的。这些细胞一次又一次地不断分裂，进化并结合在一起形成了无数生物，从水母到鱼到蘑菇到人类。每个生物体都是由不断分裂了数十亿年的细胞组成。你来自于母亲的一个受精卵细胞，它不断分裂从而形成了你，而你母亲是由你外祖母的一个卵细胞产生的，这个卵细胞又是从你曾外祖母的卵细胞分裂出来形成的，如此传承不息。身体中的每一个细胞都来自经过近 40 亿年无数次分裂的细胞，这些细胞跨越了单细胞生物、鱼类、爬行动物、猿类等祖先，最终造就了你。当你死亡时，这条链将在近 40 亿年中首次断裂，形成你身体的细胞会永远消失。由于每个细胞只能从先前既存的细胞开始，因此持续了数十亿年的接力赛戛然而止，除非你已经生儿育女。然后，你的生殖细胞中至少有一个可以有机会继续参加接力赛。

一旦你明白了这一点，你就可以看到大自然是何等的聪明——通过无数的细胞分裂，它设法使生命（以细胞的形式）生存了数十亿年，形成了大量的生物遍布于大地、水域和天空。因为细胞可以通过不断自我更新而持续存在，所以没有任何理由认为一个生物体（正是由细胞集合组成的）不能永生不朽。

除生殖细胞外，我们体内可能还包藏有其他一些不朽的细胞，除非你不想拥有这些细胞，因为这些就是所谓的癌细胞。癌细胞的集聚也就是肿瘤，是由一些不死的癌细胞组成的。首先，它们形成一个小团块，如在某个烟民肺部的某个地方或者某位日光浴过度者皮肤的某个地方。癌细胞持续生长直到它们遇到血管，然后它们又通过血液的流动扩散到全身，定居于骨骼、肝脏或大脑中以产生更多的肿瘤。日积月累，这些肿瘤变得如此之大，以至于它们会压迫或阻碍血管、神经或大脑的某些区域，并最终导致患者死亡。癌细胞被发现是百炼成精的不朽的细胞。然而，其不朽的追求最终还是受到了惩罚，这显示了进化是如何聪明但又缄默不言。要成为癌细胞，需要经过几个非常聪明的步骤。细胞必须经历数百次的突变，每次突变都发生在与调节细胞的生长、代谢或蛋白质生成相关的特定基因（DNA 片段）中。癌细胞具有所有这些突变，这方面它们完胜我们的身体。另一方面，通过不断分裂和从自身立场考虑，癌细胞最终通过杀死它们的宿主来杀死它们自己。

但是，永远不要低估自然或进化过程的智慧和巧妙。在一些动物物种中，癌细胞本身已经给出了解决这个两难困境的答案：它们可以从一种动物转移到另一种动物。这些癌症是传染性的，它们的细胞可以从患病的动物传染到健康的动物，后者也会发展成癌症。例如，有一种名为塔斯马尼亚恶魔的袋獾（一种在澳大利亚南部的塔斯马尼亚岛发现的像狗一样的有袋类动物）的口腔内及周边的癌症是致命性的，它们从口腔周边的小肿瘤开始，然后蔓延到整个身体。一个塔斯马尼亚恶魔可以通过咬噬或分享食物将肿瘤传播给另一个。这种寄生性癌症导致了塔斯马尼亚恶魔的真正浩劫——这些动物中有 70%以上已经死于该病。各种保护方案都在推进中以防止塔斯马尼亚恶魔的灭绝。

已知狗也会罹患一种性传播的寄生性癌症。想象一下如果人类的癌细胞发生突变并变得具有传染性，如通过皮肤（皮肤癌）、打喷嚏（肺癌）或性接触（子宫颈癌）传染的话，那么你很可能会感染癌症，甚至可能会暴发真正的癌症流行。幸运的是，这种情况发生的概率非常低。

癌细胞的不朽导致了至少一个人的不朽——海瑞塔·拉克斯（Henrietta Lacks），尽管是一种不同寻常的方式。这个女人在 1951 年因宫颈癌而死亡，但你也可以说她的一部分还活着，因为在她去世之前，医学研究人员从她身上的肿瘤中取出了一些细胞，并使其在细胞培养皿中生长。这些细胞能够持续增殖而不衰老。不朽的癌细胞以更大的数量生长并分布到世界各地的实验室。今天，更多的 Lacks 的细胞（HeLa 细胞）已经传播到世界各地，远远超过了原来组成其身体的细胞数量。我们可以说，尽管是一种分散的形式，海瑞塔·拉克斯已经通过现在在世界各地活着的来源于她的细胞而得到了永生。她的故事表明，即使正常的身体细胞也可以变成永生不朽的。

癌细胞、淡水水螅、能够自我再生的水母，还有我们自身的生殖细胞，这些例子表明，没有哪个自然法则禁止长生不老，或指令某些生物体必须损耗和衰老。人们普遍认为衰老是一种无法修复的损害，这源于所谓的机器神话。人们倾向于将人体或任何其他生物体视为可被磨损并可能崩解坍塌的机器。但生物体不是机器。与机器相反，生物可以不断地返老还童和修复自己，并通过从环境中摄取能量（以营养、光照和氧的形式）来实现。

这也解释了为什么长生不老与著名的热力学第二定律并不矛盾，后者认为无序总是在增加的。这个定律经常被引用来证明衰老是不可避免的。该定律认为，不可能减少宇宙中的无序。例如，如果你碰翻了垃圾桶，你房间的混乱就会增加。当然，你可以把垃圾桶扶起，把垃圾再放回去，你以为已经智胜了热力学第二定律，但这是不可能的，因为整理你的房间需要消耗你的能量（肌肉力量、心脏跳动、用肺部进行呼吸等），而所有这些能量（当你呼吸时也释放出体温和二氧化碳气体）会增加房间里和宇宙里的无序，即便你已经把垃圾桶扶起了。

根据热力学第二定律，无序只会不断增加，一切都变得更加紊乱，一切都会消磨殆尽：垃圾桶被撞翻了，铁皮生锈并撒落在地上，墨水滴不可逆转地散布在一杯水中，血管堵塞，还有我们的细胞变得越来越无序和损伤。然而，在衰老方面你还是不能套用热力学第二定律。毕竟，第二定律只适用于封闭系统，在这种封闭系统中无序的确总是在增加的。封闭系统是一个完全封闭的空间，不与外界接触，绝对不允许物体、热量或气体进出。宇宙可以被视为一个封闭系统（如果我们忽略与其他宇宙接触的假想黑洞的话）。事实上，这个宇宙中的无序是在不断增加的，从被打翻的垃圾桶到在超新星爆炸中蒸发掉的行星。但身体不是一个封闭系统，它是一个与外界保持不间断联系的开放系统。我们呼吸氧气，我们吃饭喝水，我们小解大便，简而言之，能量流以蔬菜、肉类、巧克力、氧气、水、尿液、汗水和粪便的形式流过我们的身体。该能量流使我们能够不断地更新和修复我们自己。因此，我们能够在我们这个小型开放系统内减少身体的紊乱，但我们仍然在不断增加宇宙的无序，因为这是一个封闭的系统，热力学第二定律在这里能够很好地维持。

生命形式不仅能够以恢复活力、自我修复来防止衰退，甚至还可以取得进步。许多生物在生命最初的那些年不仅不衰老，反而会不断变得更年轻或更良好。看看孩子们，在他们生命的头十年变得更强大、更聪明、更健康。他们的协调能力得以改善，言语变得更加精巧，免疫系统变得更强大，而大脑在处理信息方面变得更优秀。机器做不到这些，至少在可预见的未来做不到。机器从制造伊始就开始磨损、老化，但是正如在自然界中所展示的那样，生物体并非不可避免地非要磨损下去，一些生物或细胞实际上是永生不朽的。因此，衰老和死亡不是自然的必然规律，而是各种生物体可以绕过的生物过程。

人类可以绕过这个过程吗？在回答这个问题之前，我们首先要了解是什么导致了衰老？发生在体内的哪些过程正在慢慢地但确定无疑地诱发衰老？这正是我们将在下一章要讨论的。

概　　要

衰老之所以存在是因为：

1. 使生物活得更长的突变（新特征）是无用的，因为生物体通常由于诸如暴力、事故和饥饿等外部原因而早亡。

例如，超过90%的小鼠在1岁之前死亡，因此使老鼠生活20岁的突变将无济于事，而且消耗能量。

2. 年轻时提供优势的突变或特征可能在年老之后是不利因素。

例如，当你年轻时，更好的钙摄取可以给你更强的骨骼，但却会在年老时引起动脉硬化，使你更容易发生心脏病。

3. 通常年轻时生育力较高，在晚年生活中可能会成为缺陷。

例如，三文鱼繁殖后即死，而太监通常能比普通人多活17年，因为他们被阉割了。

一些动物比其他动物活得更长或衰老得更慢，通常是因为这些动物得到更好的保护可以抵御外部死亡因素，这使得任何导致它们寿命延长的突变都变得有价值并且得以保留。举例：

- 盔甲和护具：海龟、贝壳和豪猪；
- 体型大小：大象和鲸鱼；
- 飞行能力：鸟、蝙蝠和飞鼠；
- 避开掠食者：生活在地下，如裸鼹鼠；漂游到一个没有掠食者的岛上的袋鼠；
- 更高的智力：人、灵长类动物和鸟类。

更年期和祖父母的出现，是因为老年人逐渐变得更加有价值——他们可以照顾他们的后代，并且传授知识。

没有自然规律禁止永生不朽。不朽生物的例子有：

- 淡水水螅；
- 灯塔水母，可以使自己恢复活力；
- 精子和卵细胞，它们必须保持年轻才能形成年轻的婴儿；
- 癌细胞，可以无限分裂。

我们自己的身体包含有已经分裂了近40亿年的细胞。

2

是什么导致了衰老？

衰老一直令人着迷。毕竟，这是我们生命终结的因由。几千年来，我们的祖先一直惊异于为什么他们的强壮和活力会在成人之后一年不如一年。各种文化都以它们自己的方式试图解释衰老。古希腊人认为，衰老是过热的结果：心脏产生了一种热——一种内部的火，温热了整个身体并使其持续工作。肺的作用是降温的。发热的心脏和冷却的肺彼此保持平衡，但平衡并不是始终都很完美，因此身体会慢慢地衰老。它被太多的心脏的燥热烘干，而肺的冷却作用太不给力。因此古希腊人觉得最好不要生活在温热的气候中，因为炎热和干涸会更严重。他们认为性和手淫是不良的，因为包含水分的精液的释放也会加速干燥过程，这也解释了为什么经常排放精液的男人的寿命会比女人短——古希腊人准确地观察到了这一点。

在接下来的几个世纪，在基督教欧洲，衰老被认为是上帝的惩罚，因为永生不朽的亚当和夏娃竟然从善与恶的知识之树上摘下了苹果，这使上帝非常气愤，而他的愤怒产生了深远的后果——亚当、夏娃以及他们所有的后代都将失去他们不朽的生命。从那个时候起，人类被天谴神责，自此有了衰老和死亡。在 16 世纪和 17 世纪，不同的神学家和一些科学家更添了一层忧虑：我们不但失去了生命的不朽，我们还会衰老得更快。《圣经》中的一个古老祖先麦修彻拉（Methuselah），可以活到令人景仰的 969 岁的高龄，而 17 世纪的人的平均寿命相当短——只有 40 岁左右，或者如果足够幸运并且有一个良好的身体的话也可能再多活一点。由于大水洪灾对地球造成了毁灭性的破坏，导致人们衰老速度更快。大水洪灾摧毁了地壳，释放出有毒气体，形成了漫水的沼泽和肮脏的河流。人们不得不生活在这种不健康的、遭受不可挽回的破坏的环境之中，与上古那些可以活到近千岁的祖先们相比，这种恶劣的环境削弱了他们的健康，缩短了他们的寿命。

随着知识的发展和进步，我们有了不同的理解。最初试图解释衰老的真正的科学理论之一是 20 世纪 20 年代由医师科学家邓汉·哈曼（Denham Harman）提出的自由基衰老理论。即使在今天，这个众所周知的理论往往仍被认为是对老龄化的真实阐释，特别是在大众周刊、电视节目，以及美容产品和膳食补充剂的广告中。根据哈曼所述，线粒体（是我们细胞中的能量发生器——后有详述）能够产生称为自由基的有毒物质，这些自由基损伤我们的细胞，细胞损伤又进而引发了我们的衰老。但是，正如我们将要看到的，这个理论存在一些问题。例如，研究表明，一些自由基生成较多的实验动物实际上寿命更长，而能够减少自由基的抗氧化剂等物质通常也不会延长寿命。简而言之，我们衰老的原因有许多，而不仅仅是一个自由基理论。哈曼关于衰老的大众化理论是非常有必要修改的。

那么到底为什么我们会衰老呢？在本章中，我们将讨论几个重要的原因：蛋白质集聚、糖分、线粒体功能低下，以及端粒短缩。有趣的是，蛋白质和碳水化合物（糖）在衰老中起着非常显著的作用，因为这些营养物质是我们饮食中的重要组成部分，这意味着我们的饮食在减缓衰老过程中也可以发挥重要作用。那么我们首先来关注一下这两种营养物质。

蛋白质和碳水化合物也被称为宏量营养素。宏量营养素是我们获取能量的源泉。最著名的宏量营养素是蛋白质、碳水化合物和脂肪。在这种意义上，酒精可以称为第四种宏量营养素，它也可以转化为能量，因此过多的酒精也会使你肥胖。这些宏量营养素，特别是其消耗的数量和形式在衰老中起着至关重要的作用。我们将从蛋白质及其在衰老过程中的作用开始讨论。

2.1 蛋 白 质

阿尔茨海默病、肠梗阻、超级人瑞和一些罕见的神经系统疾病有什么共同之处？蛋白质！蛋白质是衰老过程中的重要因素。当我们了解了蛋白质在衰老过程中的作用时，我们还可以知道如何通过我们的饮食来减缓衰老。

蛋白质是由数千个原子组成的，具有不同的、特定的形状，这些特定形状决定了蛋白质的类型。我们身体之中含有超过 2 万种不同种类的蛋白质。由于蛋白质是原子簇，而原子本身就非常小，所以蛋白质也很微小，其平均直径约为 10 纳米，也就是十万分之一毫米。

下图显示了一些蛋白质的细节。每个小球都是一个原子。

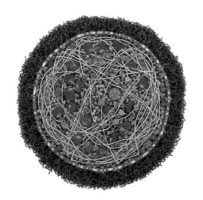

一个细胞，尽管非常小，其内部充满了各种各样的蛋白质。所有这些圆的、长的等不同结构都是不同类型的蛋白质（资料来源：斯科里普斯研究所的 **David S. Goodsell**）。

蛋白质有两个功能：首先，它们是细胞的构成部分。每个细胞都包含有数百万种蛋白质，来维持我们细胞的形状和结构。正如木梁构成房屋的框架一样，长杆状蛋白质形成细胞的特定形状。白细胞可以用顾长而突出的手臂捕获细菌，因为手臂中包含有能将白细胞的手臂移向细菌的蛋白质的枢转骨架。形成我们支气管的细胞具有长长的隆起，可以来回移动以从支气管中清除灰尘和黏液。这些长突起的框架也是由蛋白质构成的。

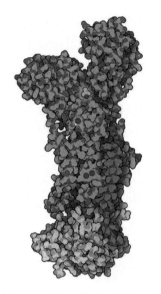

该蛋白垂直定位于细胞壁，它从细胞中泵出钠（原子）
（资料来源：斯科里普斯研究所的 David S. Goodsell）。

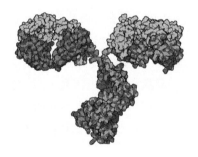

这种蛋白被称为抗体。抗体可以将自身附着于不请自来的入侵者如细菌和病毒的外壁上，并将它们破坏掉。抗体是由白细胞产生并释放到血液中的（资料来源：斯科里普斯研究所的 David S. Goodsell）。

其次，蛋白质也是我们细胞发挥功能的主力军，它们执行几乎所有的细胞内外的工作任务：它们分解如药物、酒精或食物等物质；它们会集聚构成某些脂肪或激素等物质；它们调控诸如葡萄糖或钠等物质进出细胞；它们还可以储存或包装某些物质如铁或维生素 B_{12}。在我们的细胞里几乎没有什么蛋白质不参与的活动。胃细胞中的一些特定蛋白质能产生胃酸；位于臀部和背部神经细胞壁上的一些蛋白质能够记录压力，可以让你感受到现在正坐在椅子上；眼睛细胞中的某些蛋白质可以感受和记录光亮，这使你可以阅读本书；肌肉中长的蛋白质链可以变短并收缩，以便使你可以跳舞、大笑或者散步。我们细胞中的 DNA 含有构建蛋白质的指令。蛋白质就是生命的引擎，没有蛋白质就没有生命。

还有一件你需要知道的事情，即蛋白质是由氨基酸组成的链。人体中有 20 种氨基酸。氨基酸是更加细小的原子簇，始终按照既定的方案构建而成。氨基酸像珍珠项链那样串连起来就形成了蛋白质。然后氨基酸长链进行自身折叠形成特定的形状，如球状、棒状或中空圆筒状。这种折叠是完全可行的，因为构成长链的原子带有正电荷或负电荷，它们可以彼此吸引或排斥从而形成立体结构。

正如各种类型的、具有不同颜色和大小的乐高模块一样，原子也有不同种类，如氢、氧、碳等。又如，像乐高模块可以搭建成小的基础结构（如墙壁、窗户或屋顶）那样，原子也可以构造成 20 种不同的氨基酸。再如，像这些小型基础乐高结构可以建造房屋一样，氨基酸也可以构建成各种不同的蛋白质。蛋白质可以由几十个氨基酸（一个小房子）或多达数千个氨基酸（一个巨大的宫殿）组成。想要了解更多关于蛋白质和氨基酸的读者，可以在本书末尾的"扩展阅读"部分找到更多详细内容。

蛋白质，也就是氨基酸，主要存在于肉类中。肉类主要是由充满蛋白质的肌肉细胞组成的。鱼、鸡蛋和奶酪也含有大量蛋白质；我们吃的蛋白质不仅来自动物，植物也含有蛋白质。富含植物蛋白的来源主要是坚果、豆类、豆腐和某些蔬菜如西兰花。我们稍后将讨论植物蛋白比动物蛋白更健康的问题。

概　要

蛋白质是我们细胞的组成成分，也是细胞活动的"主力军"，它们存在于细胞内外，如在血液中或细胞周围。

动物蛋白的主要来源有：肉、鱼、奶酪和鸡蛋。

植物蛋白的主要来源是：坚果、种子、豆类（豌豆、蚕豆和扁豆等）、藜麦（与菠菜相关的伪谷类）和豆腐。

植物蛋白比动物蛋白对人体更健康。

2.1.1 蛋白质在衰老中的作用

为什么要解释这一切呢？因为蛋白质在衰老过程中起着非常重要的作用。细胞中含有数百万种蛋白质，这些蛋白质在细胞中不断地合成和分解。它们持续回收再利用，但这种再生过程并不总是能顺利进行的。说不定什么时候某个蛋白质就逃避了这个过程——它不被降解而是留在细胞中。起初也许只有少量几种蛋白质，但几十年过去，越来越多的蛋白质可能就会被遗留在细胞中。它们逐渐集聚在一起，使得不可分解的蛋白质簇最终填满细胞。随着时间的推移，我们的细胞逐渐充满了这种不能正常发挥作用的集聚成团的蛋白质，这可能会导致它们衰老——心脏细胞不再正常工作，神经细胞不能有效地传递信号，消化细胞不能像以前那样消化吸收食物。最后，许多细胞就这么在一堆废弃的蛋白质中被扼杀而亡。

你可以将此与一家衰败没落的工厂进行比较。一个运作良好的工厂（细胞）拥有正确数量的工作人员（蛋白质），不会太多也不会太少。可想而知，如果突然间增加了越来越多的员工，那么随着时间的推移，作业场所、办公室和过道就会挤满了人，不仅有游手好闲的人，还有扎堆儿抱团儿的人，彼此胳膊腿儿纠缠在一起混乱不堪。这样的工厂不再能正常工作，随着更多人的加入，也就不再能生产货品了。最终它会在薄弱的地方爆裂而亡。这正是在我们的细胞中真实发生着的事情，随着几十年过去，它们塞满了太多的蛋白质簇，使得它们不再能够正常工作——它们开始衰老并最终死亡。

以心脏为例。心脏是由心肌细胞组成的，那些细胞慢慢地被无用的蛋白质逐渐填满，这些蛋白质阻碍并降低了心脏推动血液循环的效率，因此心脏已经不再能全力工作了，随着年龄的增长，心脏推动血液运行全身的能力就会受到严重损害。

大脑中也会发生类似的过程。最可怕的衰老相关疾病之一是阿尔茨海默病。阿尔茨海默病是一种痴呆。痴呆有几种类型，而最常见的就是阿尔茨海默病，占所有痴呆病例中的 65%。阿尔茨海默病是由脑细胞内和脑细胞周围积聚的蛋白质引起的，长此以往，脑细胞逐渐被这种蛋白质的集聚所淹没并终至死亡。860 亿脑细胞中一旦有大约 1/4 的细胞以这种方式消失了，人们就会发现阿尔茨海默病的第一个迹象——忘事儿、忘词儿和迷路。

从第一次症状出现至死亡为止，阿尔茨海默病的平均持续时间为 8～10 年。患者的认知能力恶化到了一个非常严重的程度，使他们逐渐卧床不起，并且不能做任何事情。即使吃饭也很困难，因为患者可能会因食物进入呼吸道而导致肺炎进而死亡；或者由于缺乏运动而可能在腿部发生血栓，然后血栓可能迁移到肺部；或者因膀胱感染而死亡，因为他们不再能自主排尿。

虽然我们把阿尔茨海默病称为是一种疾病，但是由于蛋白质的集聚是典型的衰老现象，类似的情况也会发生在正常衰老的健康人群中，只是进展得更慢。统计资料显示，从 65 岁开始，阿尔茨海默病的风险每 5 年翻一番，结果是在 85～90 岁的人群当中约 1/3 患有阿尔茨海默病。换句话说，如果我们生存得足够长，每个人都可能会患上老年痴呆，因为衰老过程是一定会发生的。从第一个症状出现直到死亡的大约 10 年间，当过程进展过快，或如果开始时间过早如 60 岁就发病，我们通常就会将其称之为疾病。这可能是因为有些人其特定的大脑蛋白中发生了某些突变，使他们的大脑蛋白与其他人不同，更容易也更快地形成多聚体。

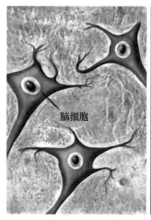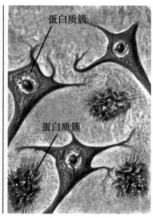

健康的脑细胞（左）和阿尔茨海默病患者脑细胞（右）。蛋白质在细胞内部和外部形成斑块及链状。脑细胞最终被过剩的蛋白质所扼杀（资料来源：美国国立衰老研究所）。

由蛋白质异常集聚所引起的另一种脑部疾病是帕金森病。在这种疾病中，主要是由另一种蛋白质——α 突触核蛋白，在大脑区域形成了称之为路易体的蛋白斑块。我们知道该大脑区域是负责进行轻松和精巧运动能力的，因此帕金森病患者会四肢震颤，身体运动变得僵硬迟钝。此外，起始运动变得非常困难。通常，抬起我们的腿脚开始行走是没有问题的，但对于帕金森病患者来说，这是非常困难的。我们画一条线在地板上，并要求帕金森病患者沿着线行走，但他完全不能这样做，至少做得很艰难。这是因为涉及起始运动的大脑区域受损失能，不能再良好运作。而一旦他迈出了第一步，他就能继续下去。由于说话也需要运动（是肌肉驱使声带振动的），患者的语言表达也逐渐恶化，可能是结结巴巴也可能是根本说不了话。在疾病的最后阶段，也可能发生认知功能障碍和痴呆。

简而言之，蛋白质的集聚在各种与衰老相关的脑部疾病中都起着重要作用。由于所有这些脑部疾病具有相同或类似的潜在机制——蛋白质集聚，医生有时很难将一种脑疾病与另一种脑疾病区分开来，尤其当某些脑疾病同时具有类似于帕金森病的运动缺陷和阿尔茨海默病的痴呆症状的时候。这一类疾病也被称为"帕金森+综合征"，其中一种疾病主要是从大脑运动区域的损伤开始，另一种疾病从视觉障碍开始，还有一种疾病则是首先出现记忆障碍。

当我还是一个医科学生的时候，我记得有一个患者突然变得非常地虔诚，她甚至卖掉了她的房子，把所有钱都捐给了宗教慈善机构。最终才搞明白，她患有额颞叶痴呆，这是痴呆的一种形式，在其早期阶段因为抑制失效，尤其会影响患者的人格个性。大脑的额叶皮层（主要是指前额后面大脑部分的区域）在个性和道德行为中起着重要的作用。这个地方就像刹车器一样能够作用于你的一些冲动的想法和计划，以保证你可以作为社会一员能够适当行事。它可能阻止你在一场争斗中把椅子从房间这边扔到那边，阻止你在超市结账时情绪失控而变得挑衅、好斗，或者遏制你用愤怒的拳头击穿墙壁。患有额颞叶痴呆的患者通常不再有任何的社会性控制作用，因此可能会在公共场合随地小便、恶言辱骂或纵欲好色，或开始偷窃抢劫。

大脑中蛋白质的集聚在与增龄和衰老相关的各种疾病中发挥着重要作用。然而，正如我们已经看到的那样，蛋白质可以在身体各处集聚，包括心脏。正是由于这个原因，研究人员认为某些类型的心力衰竭也可以看成是心脏阿尔茨海默病的一种形式[5]。蛋白质不仅可以集聚在心脏和大脑中，而且可以集聚在体内任何地方的血管壁中。

仅次于阿尔茨海默病，血管性痴呆是痴呆症的第二大常见形式，大约占整个痴呆病例的 15%～25%。血管性痴呆症是由于脑中的小血管阻塞或破裂引起的。当这种情况发生时，大脑的某一部分就会因为得不到血液供应而死亡。这些小型的微梗死可以发生在大脑的任何地方，并最终导致扩散性的认知衰退、健忘、神经紊乱、注意力不能集中，以及活动受限或排尿困难。脑中血管壁内的蛋白质集聚是这些微梗死发生的主要原因之一。蛋白质集聚导致这些血管脆弱易损，变得更容易破裂，从而导致脑内出血。当然，蛋白质也可能集聚在如肠内的血管壁中，使得肠梗死（肠壁血管的破裂或阻塞）的风险增加，一部分肠道可能会坏死，那么肠内容物就会泄漏到腹部，最终导致广泛感染，这种情况通常会迅速导致死亡。

蛋白质也可以集聚在脊髓的神经细胞中，降低神经细胞传递电信号的能力，使我们的反射变得迟钝，这也是衰老的典型症状之一。这就是为什么一个20 岁的人可以轻松地单腿独立整整 1 分钟，对 50 岁的人来说这可能很困难，而 70 岁的人就不应该在没有辅助支撑的情况下尝试这种锻炼了。神经反射的这种退化也使得老年人难以精确调节体温，因为神经细胞也参与了体温调节过程：当我们感冒时，它可以使我们浑身发抖和手臂上的汗毛倒立，也可以使我们在炎热的夏日通过排汗保持体温不致过高。然而，随着我们年龄的增长，我们调节体温的能力越来越差，终有一天我们就会想要去南部越冬了。

蛋白质簇也可以在肺部发现，使其失去柔韧性和伸缩性。如果呼吸的时候，缺乏弹性的肺不能扩张，就可能使细菌滞留在肺部并引起感染。因此，老年人更容易感染肺炎，这是 75 岁以上年龄组最常见的死因之一（当然，衰老过程的其他因素也增加了肺炎的风险，如逐渐退化的免疫系统及交联等，我们在后面会论述到）。

蛋白质集聚还可以逐渐削弱那些最坚韧的人。这些都是超级人瑞，都是一些寿命长达 110 岁以上的人（一般说的人瑞是年龄介于 100～109 岁的长寿者）。超级人瑞拥有如此健康的身体使得他们可以活到 110 岁以上。因此，我们一点也不奇怪他们吸引了那么多的医生和科学家的关注，想要了解他们如何可以生活这么长时间，以及最终导致他们逝世的因由。研究表明，这些超级人瑞常常死于一种称为蛋白淀粉样变性的疾病，一些研究人员甚至认为 70%的超级人瑞是死亡于蛋白淀粉样变性疾病的[6]，实际上这是身体各处的蛋白质广泛集聚、丧失功能的结果。其中，体内有一种异常集聚的蛋白质能够引发广泛的损害，叫做甲状腺素运载蛋白。

我们每个人都有甲状腺素运载蛋白在我们的血液中循环，它主要负责运送血液中的某些物质，如甲状腺激素和维生素 A。然而，问题是，甲状腺素运载蛋白可以很容易地在身体的任何地方聚集，它一般不会形成集簇，而是形成丝缕并附着在各种地方，包括附着在血管壁上。这可能会导致血管堵塞、失去弹性并变脆，进而引发心肌梗死、脑梗死或肠梗死，这取决于大血管破裂发生在什么器官。甲状腺素运载蛋白也可以通过血管壁渗漏进入组织中，在那里形成更多的簇集和束集。如果这种情况发生在肺部，那么肺就会失去弹性而变得僵硬，导致肺纤维化，这就是为什么超级人瑞更容易罹患肺部感染的原因之一。蛋白质也可以集聚在心脏并引起心力衰竭，或集聚在神经细胞周围引起胳膊和腿部的神经疼痛。当这些老年人去世时，人们常常会说他们死于衰老。但这并不是真的，人们总是死于具体的事情。对超级人瑞来说，蛋白淀粉样变性可能是比衰老更合理的解释。经过一百多年的蛋白质集聚，他们的肺、心脏或大脑终于要休息了。

还有一种遗传性疾病，是由于甲状腺素运载蛋白的一个突变，其凝聚速度加快，称为 Corino de Andrade 病，也叫做家族性淀粉样多发性神经病（FAP）。该病的症状出现在较年轻的时候，有时甚至出现在儿童期，这些症状看上去通常与衰老表型相关，如神经痛、反射迟钝、心力衰竭、高血压、勃起障碍、肺纤维化、肌肉无力和肾脏问题。患者通常在首次出现症状 10 年后死亡。

我们已经看到蛋白质集聚是我们衰老的一个重要原因，但又是什么导致蛋白质集聚起始的呢？大自然没有找到防止它的方法吗？是的，大自然找到了。防止集聚的一种方法是使蛋白质尽可能完美。不完美的蛋白质，比如仅仅是形状稍有不同，可能更容易集聚。一些动物物种能够更好地合成具有较少缺陷的蛋白质，这增加了它们的寿命。其中一个是我们的老朋友裸鼹鼠。这种啮齿动物可以生活 30 年以上，而大多数啮齿动物（如小鼠或大鼠）只能存活几年。研究人员业已发现，裸鼹鼠的身体能够合成更精确的、具有更少缺陷的蛋白质，使得它们不会集聚得太多[7]。这也是裸鼹鼠能够存活更长时间的原因之一。

另一种防止蛋白质集聚的方法是通过我们细胞中的焚化炉。这些胞内焚化炉称为溶酶体，是我们细胞内的一种小囊。这些小囊内充满了被称为消化酶的消化性蛋白。酶是能够将诸如脂肪、糖和其他蛋白质等物质分解成更小的片段进行消化的蛋白质。消化实际上是将某些物质分解成更小的物质便于吸收的过程。溶酶体蛋白的作用是消化进入溶酶体的所有碎片，如损伤或集聚的蛋白质。实际上，任何废物都在这里被"烧毁"。

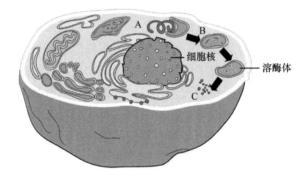

溶酶体是细胞中的小囊，其能够消化蛋白质和其他碎片并将其分解成小块（消化）。

随着我们年龄的增加，溶酶体的工作效率越来越低，它们就不再能"焚毁"所有的废物了。当它们不再能胜任它们的工作时，四周的细胞内都充满了碎片垃圾。你可以将衰老细胞与某个垃圾焚烧炉（溶酶体）失效的城市进行比较：在建筑物内、街道和广场上到处都堆满了垃圾，堵塞道路、堵塞排污沟，没有人能够摆脱垃圾的围攻，因为整个城市都已经不再有序、不再发挥作用了。

我们身体内还有其他类型的微型焚烧炉，也有破坏蛋白质的功能，这就是泛素-蛋白酶体系统。但是，随着我们年龄越来越老，这些垃圾焚烧炉在防止蛋白质集聚方面变得越来越失效。结果，我们的细胞被垃圾蛋白质填充至满，而正是蛋白质聚集引发了阿尔茨海默病、心力衰竭、内脏梗死和神经痛等疾病。不仅正常寿命的人，即使是那些生命力最强的超级百岁老人（110岁以上），也必然会被蛋白质集聚所击败。幸运的是，世界各地的科学家正在努力寻找解决方案。此外，我们饮食中的某些物质及我们的饮食本身也可以减缓我们细胞中蛋白质的集聚。

概　　要

蛋白质在细胞周围的集聚在衰老和衰老相关疾病中起着重要的作用。其中的蛋白质簇可以出现在：

- 大脑（可引起老年痴呆症、亨廷顿病和帕金森病，其特征为健忘、言语障碍或运动失调）；

- 神经（减缓反射，损害体温调节）；

- 心脏（心脏泵血失效，心力衰竭）；

- 血管（脑内出血，肠梗死）；

- 肺部（降低肺弹性，增加肺炎风险）。

广泛的蛋白质集聚通常是超级人瑞死亡的最终原因。

溶酶体是细胞中的一种小囊，可以消化（即破碎成小块）细胞中的碎屑垃圾，如异常的蛋白质。

2.1.2　蛋白质、营养和衰老

我们已经看到蛋白质集聚是我们衰老的原因之一。很重要的一点是，它还可以告诉我们关于饮食的一些事情。我们的饮食除了碳水化合物（糖）和脂肪之外，还包括大量的蛋白质。蛋白质主要存在于动物产品中，如肉类、鱼类、蛋类或奶酪。由于蛋白质在衰老中的重要作用，是不是意味着蛋白质吃多了就会加速衰老？毕竟如果我们吃更多的蛋白质，就可能会有更多的蛋白质集聚在我们的细胞中，从而使身体更快地衰老，这也正是体内所发生的事情。消费过多的蛋白质也会间接地使我们的身体衰老得更快。

首先，摄入大量的蛋白质可以作为身体生长的信号。蛋白质是我们细胞的组成部分，如果我们通过饮食吸收更多的细胞所需成分，就可以合成和生产更多的蛋白质，而蛋白质生产得越多，激素的生产也就会越多，也就可以组成更多的细胞其他成分。然而，更多的增长也意味着所有一切都可能会更快地成簇和集聚，从而导致衰老过程的加速。因此，当我们给线虫和果蝇喂食氨基酸时，它们就会衰老得更快，这也就不奇怪了[8]。对于大鼠和小鼠也是如此。自20世纪60年代以来，人们已经知道，啮齿类动物摄入的蛋白质越多，其寿命就会越短；反过来也是如此，如果它们吃的蛋白质越少，它们的寿命就会延长[9~11]。即使是去除单一必需氨基酸的饮食也可以延长寿命。人体必需氨基酸不能由身体合成，它们只能通过不断进食摄入。其中，众所周知的必需氨基酸是甲硫氨酸。这个氨基酸非常重要，因为甲硫氨酸总是氨基酸成链的第一个氨基酸，氨基酸链又最终形成了蛋白质。没有甲硫氨酸，蛋白质的合成就无法起始。各种研究表明，甲硫氨酸限制性饮食可以延长啮齿动物的寿命[12,13]。同样，反过来也是如此，当你给大鼠喂食大量甲硫氨酸（占总热量的2%）的时候，它们的血管会衰老得更快，并且它们更短寿[14]。另外一个有数百只老鼠的大型研究表明，并不需要减少很多的卡路里而只是特异性地减少蛋白质数量就可以延长小鼠的寿命[15]。阿尔茨海默病可以通过蛋白质限制周期在小鼠中得到缓解。每隔一周，给小鼠喂食不含必需氨基酸的饮食。结果是，小鼠的阿尔茨海默病进展得以减缓，并且在认知测试中它们比常规饮食饲养的对照同龄小鼠得分要高，因为大脑中导致疾病发生的蛋白质集聚减少了[16]。当然，我并不建议读者们尝试控制必需氨基酸的摄入，因为必需氨基酸的缺乏也会对你的健康造成不良影响。找出那些对我们人类更理想的剂量和持续时间的饮食模式还需要更长时间的研究。

大量研究表明，过量的蛋白质加速了衰老过程。当然，你也可以指出，这些都只是一些适用于动物而不是人类的研究，因此其结果并不一定适用于我们人类。另一个观点则认为，大鼠通常不会吃大量的蛋白质，所以当你喂食高蛋白饮食导致它们短寿也就并不奇怪了。然而，这些研究仍然是具有意义的，因为这些结论适用于从简单的酵母细胞和线虫到小鼠和大鼠等各种动物。因此，这些研究结果有极大的可能也适用于人类。这些饮食模式影响了许多不同动物物种在数亿年的进化过程中保守的衰老机制。人类为什么会有所不同呢？一些研究人员表示，如果某种物质或干预措施使得各种实验动物寿命延长，影响已知的衰老机制，并降低人类各种衰老相关疾病的风险（我们将在后面讨论），我们就可以相当确定这些物质或干预措施也可以减缓人类衰老并延长我们的寿命。

让我们来看看有关人类的研究能告诉我们些什么。我们从辛辛那提大学研究人员的引文开始，他们研究了肥胖症和包括 2 型糖尿病在内的衰老相关疾病：

> 越来越多的证据表明，膳食蛋白质消耗增加也加剧了这种（由于过度营养导致的代谢异常的）综合征。这一观察结果与下列数据是一致的，过去 50 年加工肉类的消费量大约上涨了 33%，这与高蛋白饮食与葡萄糖不耐受、胰岛素抵抗和 2 型糖尿病发病率增加密切相关。

> —— "营养过载、胰岛素抵抗和核糖体蛋白 S6 激酶 1S6K1"
> 《细胞代谢》（2006）

对于大多数的西方人来说，肉类是蛋白质的主要来源。难道我们不是经常被告知必须吃肉才能长得高大强壮吗？确实，肉类的摄入可以使你高大而强壮，但也有素食主义者参加铁人三项赛，而且硕大强壮的动物如大象，也是从不吃肉的。然而，我们都明白吃太多的肉食肯定是不健康的。一项有 12万名志愿者参与的研究表明，每天摄取肉类使他们的心脏病发病风险增加了20%。肉类消费与糖尿病、癌症风险增加及死亡率总体上升之间也存在明显的联系 [17]。另外一项前后涉及几乎 25 万欧洲人的大规模研究显示，每天摄入超过 160 克的肉类食品（约是一片培根和两根小香肠的重量）的参与者在研究期间的死亡风险比只吃少量肉食的参与者高出 18%～44%[18]。

肉类也会增加各种与衰老有关的疾病如（老年性）黄斑变性（AMD）的风险。这种眼睛疾病是由视网膜黄斑区域的蛋白质碎片累积集聚所引起的，可能导致视网膜细胞死亡、中央视力丧失，有时还可能会完全失明。每周摄食红肉至少 10 次的人比每周摄食红肉 5 次或以下的人，其黄斑变性发生的风险高出 47%[19]。还有一些研究提示了肉类摄入与癌症之间的关系。这是合乎逻辑的，因为癌症是不受控制的细胞分裂，而癌细胞分裂和生长需要什么？是氨基酸（和快糖，我们将在后面讨论）。如果你经常吃肉，你就会激活细胞中的各种生长机制，就可能使正常细胞更快地变成癌细胞。为研究蛋白质对癌症生长的影响，研究人员将肿瘤细胞植入小鼠，然后将一组小鼠给予低蛋白饮食，而另一组小鼠则给予可作为肿瘤细胞能量的高蛋白饮食。结果显示，相比低蛋白饮食的小鼠，给予高蛋白饮食的小鼠中，肿瘤细胞的生长速度和肿瘤大小都提高了好几倍[20]。

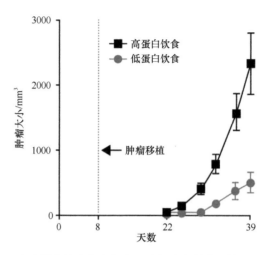

在高蛋白饮食的小鼠中，癌细胞生长得更快。

人类的情况又是怎么样呢？2006 年进行的一项研究表明，对于一种叫霍奇金淋巴瘤的血液癌症来说，摄入肉食较多的人群的发病风险是摄入肉食较少的人群的 2 倍[21]；每天吃肉的妇女比每周吃肉少于 3 次的妇女其乳腺癌的发病风险高 2 倍[22]。摄入肉食过多，特别是红肉摄入过多，也增加了肠癌的风险。这就是为什么在许多国家，政府卫生机构制定的饮食指南都建议要少吃红肉。

但也并不是所有类型的肉食对健康的影响都是一样的。我们刚刚说的是红肉和加工肉类。有关肉食与疾病关系的许多研究表明，红肉才是罪魁祸首。红肉来自牛、羊、猪，而白肉来自家禽（家鸡和火鸡）。白肉比红肉更健康，如果用白肉替代等量的红肉的话，将会使你的死亡风险降低 14%[17]。为什么白肉比红肉更健康，即使这两种肉类都含有几乎相同的蛋白质呢？与白肉相反，红肉通常含有许多不健康的物质，如某些可以刺激炎症发生的脂肪、盐、防腐剂和着色剂。加工肉类如热狗、培根或萨拉米香肠则是最糟糕的一类肉食。因此，如果你真的想吃动物蛋白质，最好用白肉来代替红肉。

有些人是丰富膳食的支持者，如经典原始膳食或阿特金斯膳食。由于越来越多的公开研究结果显示摄入过多的肉，特别是红肉，是非常不健康的，这些富含肉类的膳食的支持者们认为，并不是所有的肉食都不好，比

　　如他们认为来自放养动物或野生动物的肉类（如史前时期的情况）比在大型饲养场中生长并且喂食玉米等作物饲料的动物的肉类更健康。

　　至少有一点他们是正确的：饲养场里的牛通过谷物饲料的喂养尽可能快地催肥，而自由放养的牛通常吃的都是新鲜的绿草。研究表明，实际上谷物饲料喂养的牛，其健康状况并不那么好，其不健康的、刺激炎症发生的 ω-6 脂肪酸与有益健康的 ω-3 脂肪酸之间的比率是以青草为饲料的牛的 5 倍，说明其含有更多不健康的 ω-6 脂肪酸。与来自养鸡场的喂养鸡的鸡蛋相比，来自放养的草饲鸡鸡蛋的 ω-3 脂肪酸与 ω-6 脂肪酸的比率相差 20 倍。我个人建议购买鸡蛋时最好是选择草饲鸡鸡蛋，而并不是完全自由放养的鸡的鸡蛋，因为后者通常还是会吃到那些不健康的饲料 [23,24]。研究表明，不同海拔高度的牧场，其所产牛肉的成分也是有差异的，例如，瑞士的阿尔卑斯山，其牧草中含有更多的 ω-3 脂肪酸，并且植物的种类也很丰富。一个牧场与另一个牧场似乎并不都是一样的 [25]。

　　在工业化国家，我们不仅自己吃那些并不健康的食物，而且也拿这些不健康的食物去喂养我们的动物，致使它们所产的肉、蛋和奶也都不健康。因此，原始饮食的支持者确实有一点是对的，就是牧场里吃草的动物，其肉类比在饲养场里吃饲料的动物的肉更加健康。然而，不可改变的事实是，无论肉食来自什么动物，只要摄入过多的蛋白质就会加速衰老。肉类就是肉类，就会含有动物蛋白，无论是来自饲养场的牛还是牧场的草饲牛。无论红肉、白肉、鸡蛋还是鱼都没有什么区别，它们都是动物蛋白。许多研究指出动物蛋白（不仅仅是红肉）与增加各种衰老相关疾病风险之间存在有明确的关系 [26~29]。一项大型研究对 6000 多人平均历时 18 年进行了长期跟踪调查，结果表明，与只吃少量动物蛋白的人群相比，大量摄入动物蛋白的人群罹患癌症的风险要高出 4 倍，发生糖尿病的风险高出 5 倍，死亡风险也几乎高出 2 倍 [20]。在 65 岁以上的人群中，更多的蛋白质似乎没有增加癌症的风险，但是发生糖尿病的风险仍然很高。所以，许多研究人员告诫要限制高蛋白饮食，包括原始饮食，还是有其道理的 [28]（然而，原始食谱也有一些优点，比如尽量避开谷物类和牛奶，我们会在后面谈到这些内容）。

　　一些读者可能会质疑，这些研究只是显示了某些关联，而这些关联并不一定就是一个原因。例如，冰淇淋的年销量和被鲨鱼袭击的人数之间有一种关联关系，但这并不意味着冰淇淋本身会引起鲨鱼的袭击，只是碰巧形成了这么一种关系，因为在夏季，人们涌向海滩、购食冰淇淋来消暑，而当他们浸泡在海水中嬉戏时，就增加了被鲨鱼袭击的可能性。

然而，过量的蛋白质可不仅仅是这样一个关联，而是会导致衰老这一实实在在的重要原因。这不仅来自于我们对衰老过程（蛋白质集聚）的认识和大量的动物实验研究，而且还包括来自人体实验研究的数据。例如，当你血液中的氨基酸浓度（通过摄取富含蛋白质的食物或静脉输注氨基酸）增加时，胰岛素敏感性就会立即降低——这种关联的因果关系确凿无疑[30,31]。你身体的胰岛素敏感性越低，表示你的身体越不能有效处理糖类，说明你的健康状况就越差。当我们年龄增长时，胰岛素敏感性就会降低，这就解释了为什么许多人中年以后腰围开始越来越粗，并且罹患 2 型糖尿病及其他衰老相关疾病的风险也越来越高，如阿尔茨海默病和动脉粥样硬化（就是动脉血管被阻塞了）。

过多的动物蛋白可以加速衰老。但事实证明，对于植物蛋白（如来自坚果、豆类、豆腐或蘑菇等）来说却不是这样的。植物蛋白不会增加衰老相关疾病的发病风险。这是为什么呢？蛋白质不就是蛋白质，而不管它是来自植物还是动物吗？不，不是这样的。植物蛋白通常与动物蛋白具有不同的组成。它们含有较少的含硫氨基酸，以及较少的生长刺激性的甲硫氨酸，并且它们不像动物蛋白那样刺激衰老通路如 mTOR 活化，或者刺激加速衰老的生长激素（如 IGF）的释放[32]。因此，素食主义者通常更长寿也就不足为奇了。一些研究显示，素食者的寿命比肉食者要长 4～7 年，而且衰老相关疾病的发病率也较低[33,34]。少吃肉食在这其中起着重要的作用。

很久以前医生就已经注意到，长寿的老人通常不吃很多的肉食。此外，科学家已经绘制了长寿人群居住的所有地区（所谓的蓝色地带），这些地区里没有一个是通过摄取大量肉类来保证人们成长的地区。意大利有一些区域是许多百岁老人的家园，那些地区基本上没有什么肉类消费，当然也并不仅仅是因为第二次世界大战前后，在这些地区肉食价格通常太贵了的缘故[35]。在这些地区，你会发现像萨尔瓦多·卡鲁索（Salvatore Caruso）这样的人，他 108 岁，是意大利第二长寿的人。他一生一直遵循植物性饮食，就像他居住的意大利小村庄里的大多数人一样，这里也是世界上人均人瑞最多的村庄之一。

　　另外一位更著名的意大利人是路易吉·科纳罗（Luigi Cornaro），这位来自威尼斯的意大利贵族生活在 16 世纪，他采取不同的饮食方式并且活得更长久。科纳罗是第一批撰写有关营养、健康老龄化和长寿类著作的作者之一。他通过著作 *Discorsi della Vita Sobria*（《清醒生活之演讲》）而成名。在这本书里，他描述了作为一个年轻的贵族，他多年来享受了怎样丰盛的宴会，大托盘里堆满了烤肉、香肠、猪头等美味佳肴。结果，35 岁左右，他开始遭受各种各样的疾病和痛苦。科纳罗于是决定转向完全不同的生活方式。他开始摄食极少量的肉类、蛋类和其他动物蛋白，以及较少的淀粉和糖。他于 1566 年 98 岁时才去世（尽管有些记载称他是 85 岁去世的）。他的新生活方式是对传统奢侈宴会的一剂猛药，那种奢宴通常有丰富的食物特别是肉类，并且是一种炫耀财富的标志（他仍会摄食肉、蛋、面包和其他食物，但比以前要少很多！事实上，远远少于一个成年人平均每天的所需量，他的饮食习惯非常类似于热量限制——之后我们还会更多讨论这个问题）。科纳罗有时被称为老年学界的达·芬奇，因为他是第一个为尽可能长久并且尽可能健康地生活的人们提供了明确指导方针的人。他还认为，只要你以健康的生活方式生活，老年才是生命历程中最好的时期。

　　现在我们更好地了解了蛋白质在衰老中的作用，我们可能想要知道为什么富含蛋白质的饮食仍然经常被强烈推荐用于减肥呢（这也包括从牛乳蛋白中提炼的乳清蛋白）。在超市和药店，你可以看到货架上摆满了富含蛋白质的、用以减肥的食物。这有几个方面的原因。首先也是最主要的，这是因为人们通过摄入较多的蛋白质和较少的碳水化合物确实可以减少体重，并且有时减肥效果惊人得好。不仅如此，他们血液中的脂肪也会减少，血糖水平得以改善，而且感觉身体更加爽快和健康，使他们认为自己正在享受更健康的生活。然而，这些都是短期效应。如果长期来看，富含动物蛋白的饮食还是不健康的，可能会增加心脏病、2 型糖尿病、癌症、黄斑变性等的发病风险。

　　因此，我们必须要判别和批评那些说吃更多的动物蛋白是有益健康的之类的研究。这些研究通常只是持续了数周或者数月，或者最多也就是几年。但是如果你这样吃了很多年呢？而且其减肥效果可能也只是暂时的。研究表明，如果摄入高蛋白饮食 6 年后，90%的试验受试者体重与摄入高蛋白质饮食之前是一样的。此外，过量的蛋白质可能会增加肝和肾的负担，它们的任务本来是要降解掉所有这些蛋白质。自身免疫性疾病的风险也可能增加，因为肠道免疫系统可能会将消化不够彻底的蛋白质识别为外来异物，并可能因此变得过度活跃，反过来攻击你自己的身体[36]。

高蛋白饮食仍然如此受欢迎，另一个重要原因是它们是一种赚钱系统。超量的蛋白质在精制的蛋白质饮料、蛋白质棒、蛋白质粉末等产品中出售。在某种特定的蛋白质饮食中，如果要严格按照他们的饮食要求进食的话，人们每个月必须花费 600 美元或以上来购买蛋白质类食物。

高蛋白饮食之所以受欢迎，最终原因是它们常常被原始饮食法的支持者们极力推广和宣传，这种饮食法是基于史前的饮食习惯的，假设史前人类摄食大量富含蛋白质的食物如肉类。原始饮食法的追随者认为，这才是有史以来最健康的饮食，我们的身体生来就是适合吃这种食物的，因为我们的祖先已经吃了几十万年了。他们声称，我们的身体最适合这种食物。

关于这一点，有两个需要关注的问题。第一，我们不能肯定史前的祖先们就一定吃了那么多的肉食。一些研究人员认为，史前人类主要摄食蔬菜、水果、种子和坚果，间或吃一些野生动物的肉或鱼类等，因此主要食物并不是肉类。第二，即使在史前时代，人们摄入了很多肉食，但这并不意味着它是健康的。自然与人类各有不同的议事议程，我们人类希望尽可能活得又长久又健康，但这并不一定是大自然所想要的。大自然希望你繁殖生育，并且最好是在你被外部原因（如捕食者、仇敌或意外事故等）消灭之前。因此，有可能富含肉类的饮食能够使史前人类尽可能多地生儿育女。毕竟，所有这些动物蛋白都给了他们一个高大、强壮、肌肉发达的身体，提高了生长激素和性激素的生产，如睾丸激素，所有这些又都改善了他们的性欲、精力和耐力，从而可以打动异性，打击对手，并不时带回家一些食肉动物之类的战利品。然而，所有这些动物蛋白、雄性激素和生长因子长期来看都可能加速衰老。大自然并不关心你是否会在 65 岁时心脏病发作，因为根本到不了那个年龄，你就会被掠食动物吃掉、在事故中遇害、被谋杀或者死于感染性疾病。简而言之，因为人们已经吃了这么几十万年，原始饮食习惯就是最好的饮食习惯，这种说法是根本站不住脚的，因为大自然和人类有着不同的长期目标。

那么原始饮食法就是不健康的吗？也是，也不是。原始饮食法确实还是有几点好处的。毕竟，它还提倡多吃蔬菜、水果和坚果，这些都是健康食品。而牛奶和粮食类食品如面包、米饭、意大利面等都是不容易摄食的，因为这些都是最近一万年发展农业所取得的最新发明。只要你吃更少的谷物产品和更多的蔬菜、坚果、种子、水果及鱼，你的确会开始感觉更健康，并且通常还会伴有体重减轻。肉食也不是就不能吃了，但应该用那些来自草食动物或野生动物的未加工肉类替代那些饲料喂养的、从大型养殖场出来的加工过的动物红肉，因为前者是相对健康的。换句话说，不含有太多动物蛋白的适度原始饮食确实是健康的，但如果含有大量肉类，原始饮食法就不那么健康了。一些古代或史前饮食的支持者、高蛋白饮食的追随者，早餐会吃四个鸡蛋和培根，午餐吃三文鱼和蔬菜，晚餐吃一大堆的牛肉和西兰花。这种古老的饮食一点儿也不健康，因为它含有太多的动物蛋白，因此加速了衰老。

那么，我们是不是应该吃更少的动物蛋白呢？有两件事情你可以做。首先，你可以尝试用更健康的动物蛋白来源如白肉（如鸡肉或火鸡）和富含脂肪的鱼类来替换红肉及加工肉类（如培根、热狗、汉堡、香肠）。这样做会降低你死亡的风险，但你可以做得更好，毕竟鸡和鱼还是含有动物蛋白的。其次，你可以更多地用植物来源的蛋白质（如坚果、豆腐、豆类或富含蛋白质的蔬菜如西兰花等）来替代动物来源的蛋白质（如肉、鱼、奶酪和鸡蛋等）。你甚至可以成为一个素食者，只摄食植物蛋白质。重要的是，你总体上要摄入足够的蛋白质（无论来源于动物还是植物），因为如果你不摄入足够的蛋白质，你可能开始感到虚弱或疲劳，或出现肌肉酸痛。你还应该摄入额外的维生素 B_{12}，这是最重要的（关于 B 族维生素，后面还有论述）。

本章的目的并不是要将读者都改造成素食主义者。首先，它警告我们不要吃太多的红肉，特别是加工肉食如培根、汉堡和香肠。多年以来，肉食一直是财富和繁荣的象征，它在我们的餐盘上仍然占有突出地位。但少即是多，例如，你可以两天吃一次肉，或者每周吃两次。如果你想吃红肉，就要控制自己只吃一小部分，如一盒扑克牌那样大小的一块儿。

高蛋白饮食也不推荐，因为它们不健康。在短期内，它们可能会改善一些健康指标，但从长远来看，它们会加速衰老。因此，不要购买蛋白质粉、棒或饮料来减肥，也不要因为高蛋白饮食的支持者或健身狂热者这样说，就摄入大量的肉、鱼和蛋。也许一开始你会觉得体重减轻了或肌肉变得更加健硕发达，但从长远看，这些饮食会加速你的衰老。对于老年人来说，摄入足够的蛋白质很重要。一些研究人员认为足够的蛋白质摄入可以降低肌肉萎缩和肌肉无力的发病风险。然而，没有足够的研究结论表明蛋白质摄入量较高会降低死亡率[37]。

食品业当然认为没有什么比增加老年人的（应该说所有人的）蛋白质摄入量更好的事情了，因为他们必须想方设法把他们生产的肉山（全球每年生产肉食约 2.85 亿吨）和乳海（全球每年生产牛奶约 1500 亿加仑[①]）全部都销售出去。然而这是不可持续的，总会有一天人们开始只吃少量的肉食，不仅是为了个人健康的缘故，同时也是为了我们所置身的环境。对于最终放到我们餐盘中的肉食来说，每 2 磅[②]的肉类需要大约 4000 加仑的水来生产它，包括动物的饲养饮水和种植谷物饲料的浇灌用水。相比之下，2 磅的番茄只需要约 53 加仑的水。少吃 1 磅肉，你就可以节省比洗 3 个月的澡还要多的水。所有的家畜加在一起消耗了地球上 1/3 的可饮用水。实际上，我们不是生活在一个星球上，而是生活在一个巨大的农场中。地球上无冰地表总面积的 40%用于哺育人类，而这其中 30%的土地是用来生产肉类食物的。对于每个美国人，每年平均消耗约 270 磅肉食；而对于孟加拉国的居民来说，每人每年大约只有 4 磅。如果每个人都按照西方标准那样摄入肉食的话，那么我们就需要生产很多很多的肉食，多得我们的地球不能支撑它，肉食加工业也非常清楚这一点。因此，少吃肉不仅对自己的健康有利，而且对我们所居住的星球而言也是健康的。其实我们甚至都没有述及那些不得不拥挤在大型饲养场里长大的肉食动物的福祉，它们最终只能被宰杀。

概　　要

摄入大量的动物蛋白会加速衰老，增加癌症和其他衰老相关疾病(包括 2 型糖尿病、心脏病和黄斑变性等）的发病风险。

---

① 1 加仑≈3.785 4 升。
② 1 磅≈0.453 59 千克。

富含蛋白质的饮食导致:

- 在短期内,可以减肥,有时还会改善身体的某些指标,包括降低血压、更好的血糖水平等;

- 从长远来看,会加速衰老。

从最不健康到最健康的蛋白质来源的顺序是:

- 加工红肉(牛、猪、羊):腊肠、培根、火腿、香肠、热狗等;

- 来自大型饲养场、饲料喂养的动物的红肉;

- 来自自由放养的、草食动物的红肉;

- 白肉(鸡肉和火鸡),最好是自由放养的和草食的;

- 鱼,特别是富含ω-3脂肪酸的多脂鱼,如三文鱼、鲱鱼、凤尾鱼或沙丁鱼;

- 植物蛋白,包括:坚果,豆类(如豌豆、蚕豆和扁豆等),蔬菜(西兰花、菠菜、卷心菜、布鲁塞尔芽菜等),豆腐,蘑菇,来源于真菌的素肉。

更多地用白肉、鱼、豆腐替换掉红肉。

更多地以植物来源的蛋白质替换掉动物来源的蛋白质。

2.2 碳水化合物

像蛋白质一样,碳水化合物也在衰老过程中发挥着作用。一直以来,碳水化合物对我们的文明和健康既是一种祝福也是一种祸因,同时还是文明的诅咒。实际上,西方目前遵循的是高碳水化合物饮食,而这对糖尿病、肥胖症和衰老相关疾病的大规模流行起到了很大的推波助澜的作用。这里先给诸位一个关于碳水化合物的简短介绍,因为对此问题一直存在很多的混淆和争议,而这种混乱状况也经常会导致我们摄入更多的碳水化合物。

碳水化合物也称为糖,有许多不同的类型。有短链(或简单)的碳水化合物,如葡萄糖、果糖和蔗糖(比如我们加进茶里面的白糖),它们形成短链；也有长链（或复杂）的碳水化合物，如由葡萄糖长链组成的淀粉。土豆、面包、米饭和面食都是由淀粉组成的，因此这些产品的主要成分就是糖。许多人对于他们吃的土豆或面包是由糖组成的感到非常诧异，我们稍后会再回到这一重要问题上来。

其实，基本上你只要知道了这些内容，你就可以理解以下关于碳水化合物和糖的讨论了。如果你想了解更多、更深入，或想查看碳水化合物的图片，你可以在本书末尾的"扩展阅读"中找到这些内容。

你还需要知道的一件事就是身体如何消化和吸收糖。肠道只能吸收短链的糖，如葡萄糖和果糖。由两种或多种糖组成的长糖链如淀粉（由数千个葡萄糖单元组成）不那么容易被肠道吸收。这就是肠细胞产生酶（本质是蛋白质）的原因。这些消化酶被释放到肠道内，分解较长的糖链，最后只剩下分离的葡萄糖和果糖。随后这些糖可以被肠道吸收，并最终进入到血液中。当医生测量你的血糖时，那就意味着是检测血液中葡萄糖单位的水平。

这就解释了为什么会有快速（吸收）的碳水化合物（快糖）和缓慢（吸收）的碳水化合物（慢糖）之说。快糖是短链的碳水化合物，如可以快速吸收进入血液的葡萄糖。纯糖的方糖就是由这样的松散葡萄糖单元组成的。这就是为什么糖对于低血糖的人来说是一个立竿见影的恢复性补品。慢糖，如淀粉，是由长链的葡萄糖组成的。要将这些链条切断使其变成葡萄糖单元是需要时间的，然后才可以被肠道细胞所吸收。这就是为什么长链碳水化合物不能像短链碳水化合物那样快速地引起血液中糖的高峰。但是，它们确实可以诱发长期血糖升高，这是非常不利于健康的。

还有一种类型的碳水化合物我们还没有讨论，这就是纤维。纤维是不能被肠道分解的长链碳水化合物（由葡萄糖或果糖组成）。我们的身体不能生产分解这些糖链所必需的消化蛋白（酶），因此我们就不能吸收这些纤维。它们不能进入肠细胞，当然也就不能进入血液。一些动物如马和牛，确实有蛋白酶能分解这些纤维，所以它们可以吃草。草里面充满了不能被人类消化的强韧的糖链（纤维）。这非常可惜，因为如果要是一边修剪你的草坪同时还能给你弄点儿吃的东西，那多实在呀。然而，纤维对我们的健康非常重要。它们不能喂养我们，但它们可以喂养居住在我们肠道里的细菌。这些细菌特别喜欢水溶性纤维，如蔬菜、水果或蘑菇中的那些纤维。这些

纤维越多，细菌越丰富，它们能产生各种有益健康的物质，包括维生素 K
和短链脂肪酸等，并能将其送入血液循环中。

概　　要

碳水化合物也称为糖。

短链（或叫简单）或者说快（吸收）的碳水化合物包括葡萄糖、果
糖和蔗糖。这些糖能被肠道细胞迅速吸收并释放到血液中，能够引起非
常高的糖峰值。

长链（或叫复杂）或者说慢（吸收）的碳水化合物主要是淀粉。淀
粉由连接在一起的数千个葡萄糖单元组成。不要在意这个"慢"字，这
些糖照样常常引起隆起而宽泛的糖峰，也就是使血糖水平长期处于升高
的状态。

纤维是难消化的长链碳水化合物。它们不能被吸收并进入血液中，
而是作为我们肠道益生细菌的食物。

2.2.1　碳水化合物在衰老中的作用

糖对身体的影响在衰老过程中起着重要的作用。首先，摄入碳水化合
物，特别是快糖，会引起各种加速衰老的激素的产生。

事情是这样发生的：比如你吃了一块蛋糕，蛋糕中的糖如葡萄糖被肠细
胞吸收并释放到血液中。现在，这些糖在血液中流通，但它们不能无限期地
一直循环下去，最终都得被我们身体的细胞吸收，并在那里转变成能量。为
了将糖从血液中移出并进入细胞，它们需要一种非常重要的激素——胰岛
素。胰岛素是由胰腺产生的一种小蛋白。当胰腺细胞意识到血液中的糖水平
升高时，它就会释放胰岛素到血液中，然后胰岛素循环穿过整个身体，并鼓
励细胞打开闸门以便让胰岛素进入。特别是那些专门储存和加工糖的细胞如
肝细胞、脂肪细胞和肌肉细胞，它们容许糖进入细胞内。

除胰岛素外，另外一种重要的激素会在摄入富含碳水化合物的膳食后释放，这个激素就是胰岛素样生长因子，或简称为 IGF，是一种类似于胰岛素的非常小的蛋白，正像它的命名那样。IGF 通过一些专门为此设计的蛋白质把自己固定在细胞表面上，这些突出于细胞表面的专一目的蛋白被称为 IGF 受体。IGF 指令细胞生长或加速其活动。摄入富含糖类的膳食后，IGF 释放是合乎逻辑的。然后，许多的糖就会在血液中循环，并为细胞生长和增强其活动能力提供足够的能量。IGF 将信息传递到细胞使其尽可能地努力工作。然而，工作和成长越是努力，衰老也就会越快。

具体步骤是这样的：

（来自蛋糕的）葡萄糖导致血液中的葡萄糖升至峰值，这导致胰岛素和 IGF 的释放：

- 胰岛素确保细胞能吸收葡萄糖并提高细胞的活性；
- IGF 促使细胞生长并刺激细胞的活性。

胰岛素和 IGF 共同提高了细胞的代谢，但这也使得它们衰老得更快。例如，细胞开始产生更多的蛋白质，而这些蛋白质又形成更多的蛋白质簇并最终导致衰老相关疾病的发生。细胞不再能及时清理内部的垃圾，因此通过细胞焚化炉的燃烧来清理蛋白质碎屑就越来越少。可不管怎么说，可利用的能量和构建材料越来越多了，为什么细胞的功能反而越来越不好了呢？因为能保护和维持细胞的物质产生得更少了，而生长和繁殖才是唯一有意义的事情。随着周边胰岛素和 IGF 越来越多，这些细胞逐渐变成了失控的生产工厂，它们希望生产得越来越多、越来越快，而用于工厂和机械维护的投入越来越少，从而使得工厂快速衰老恶化。

有趣的是，除了糖之外，氨基酸也能刺激 IGF 的产生。因此，你所吃的东西对你血液中的激素类物质（如胰岛素和 IGF）的数量有直接的影响，从而加速了衰老。

还有一个重要的生长激素样物质我们还没有谈到，那就是生长激素（GH）。我们把胰岛素和 IGF 称为生长激素样物质，其实还真的有这么一个生长激素，能够诱导产生额外的 IGF。

科学家已经成功地延长了各类生物的寿命。他们是怎么做到的呢？其实就是通过减少胰岛素、IGF 和生长激素的量，或者是让机体对这些物质变得不敏感。产生较少生长激素和少量 IGF 的小鼠比常规小鼠最高可延寿达 100%[38,39]；而且不仅寿命更长，同时也更少罹患癌症和各种与衰老有关的疾病，包括心血管疾病、白内障、关节炎和糖尿病。科学家已经通过使其生产更少的 IGF 成功地创造出了最长寿命的小鼠。那只小鼠生存了将近 5 年，而普通小鼠通常只能存活 2 年，换算成人类的话，就是将近 180 岁。这样的小鼠生存得长久，但是它们比常规的同龄小鼠体型更小，因为它们更少受到生长激素样物质的刺激。

很明显，你不一定非要体格硕大、肌肉强健而成长变老，这些我们可以在日本冲绳的那些体型苗条、长寿百岁的老妪们身上看到（她们大多以素食为主）；而那些健美运动员（更爱吃乳清蛋白奶昔和富含碳水化合物的食物）经常注射生长激素类物质，他们在 40 岁左右就可能心脏病发作。当然，这并不意味着健美运动员命中注定就会早亡，或者那些苗条纤弱的女人就一定可以长寿。但这两个极端的例子提示我们，超量的生长激素样物质（及丰裕的快糖和氨基酸）肯定加速了衰老。

IGF 和生长激素越少，发育生长就会越慢。因此，较小的动物比同类的大型动物活得更长就不仅仅是巧合了。例如，丹麦种大狗寿命通常不会超过 10 年，而小狮子狗可能活 15 岁或更长。较小的动物在年轻的时候受到生长激素和 IGF 的刺激较少，因此其生长较慢并且体型较小，但是能活得更长。这个原则适用于众多的同种动物。如果我们跨种属来看，结果正好是相反的。体型比狗大得多的大象可以比狗活得长很多，但平均来说，体型较小的象比体型更大的象活得时间更长。

那么人类呢？许多研究表明，体型更小的人平均寿命更长。一项 600 多人的研究发现，高于约 1.61 米的人平均寿命比那些更矮的人少 2 年[40]。长得越高，这种差异就越明显。另外一项 8000 人的研究表明，身材低于 1.58 米的人有更大的机会活到 95 岁。此外，较矮的人群其血液中的胰岛素含量也较低，这降低了癌症的发病风险（胰岛素和 IGF 能够促进身体生长，反过来也能促进癌细胞的生长）[41]。一项涉及 120 万人的有关体格大小与癌症发病之间关系的研究发现，一个身高超过 1.52 米的人，每增加 10 厘米的高度，癌症的风险就会增加 16%[42]。那么高个子的人是不是应该对自己的体型感到沮丧呢？完全不必要。因为首先，这些研究虽然比较了成千上万的人——只有这样才能表明一种关联关系，但对于个体而言，实际上是不可能根据自己的身高来对自己的寿命进行预测的，因为许多其他因素都会在生长和衰老过程中发挥作用。

然而平均而言，较矮的人确实寿命更长，而且罹患癌症和衰老相关疾病的风险也更低。一个极端的例子就是具有侏儒综合征（也称为莱伦氏综合征，Laron's syndrome）的矮人。患有侏儒综合征的人长得非常矮小，因为他们体内产生的 IGF 比较少。特别是在厄瓜多尔的某些偏远村庄，我们可以看到这种综合征；这些村庄在从事衰老研究的医学研究人员中非常知名，因为患有侏儒综合征的小矮人的平均寿命更长（把他们的身高考虑在内），而且几乎可以免受衰老相关疾病如癌症和糖尿病的侵袭。在跟踪研究多年的 100 位侏儒综合征小矮人中，没有一例罹患糖尿病，仅仅只发现一例非晚期癌症；而在没有侏儒综合征的家族成员中，17%患有癌症，5%发生了糖尿病。侏儒综合征可以为抗癌和预防糖尿病提供非常有意义的见解。研究人员发现，矮人体内产生的 IGF 和胰岛素都比较少，这更好地保护了细胞免受损伤和衰老。例如，当把他们的细胞放置于细胞培养皿并暴露于有毒物质如过氧化氢中时，它们的 DNA 出现的损伤较少[43]。侏儒综合征矮人已经为研究人员提供了关于衰老过程的非常重要的深刻了解，可用于开发抗衰老相关疾病的药物。此外，研究人员希望能通过给予人们减少生长激素和 IGF 产生的物质，以了解其衰老相关疾病的发病风险是否也能随之减少。

相反的例子也有，就是巨人症。如上所述，我们已经知道小矮人体格虽小但可以活得更长，那么巨人症患者体格巨大，寿命是不是就会更短呢？某些人有一种被称为肢端肥大症的病症，使他们成长得过于高大。大多数情况下，这种过度的增长是由于能够分泌生长激素的、位于大脑底部的垂体腺中发生良性肿瘤所引起的。肿瘤产生了过多的生长激素，身体也分泌了太多的 IGF。这种疾病可以发生在任何年龄，甚至可以发生在已经完全长大成人的成年时期，就是说肢端肥大症甚至可以使得成年人继续发育增长。该疾病的始发症状可能包括突然发现鞋子太小穿不上了，或者一直戴着的结婚戒指突然变细戴不上了；言语由于舌头变大而发生变化；额头和下巴变得更长、更突显。

这还不是全部。现在我们知道过度发育生长也与衰老加速有关，因此肢端肥大症患者的死亡风险要高得多也就不足为奇了。他们的心脏病发作风险至少比正常人高出 3 倍，发生高血压、糖尿病、癌症、肾脏问题、关节炎和自身免疫性疾病的风险更高。过去数十年来，由于身材高大，许多肢端肥大症患者出现在吉尼斯世界纪录中，其中的绝大多数由于病情复杂而在很年轻时就死亡。据说身高 2.52 米的列昂尼德·斯塔德尼克（Leonid Stadnyk）在 44 岁的时候因中风而去世。有史以来最高的罗伯特·瓦德劳（Robert Wadlow）身高 2.72 米，体重 438 磅，22 岁时他因踝关节感染并进一步诱发自身免疫疾病而死亡。科学家们现在正在研究用于肢端肥大症治疗的药物是否也可能有助于预防衰老相关疾病，包括糖尿病和心血管疾病等的发生。

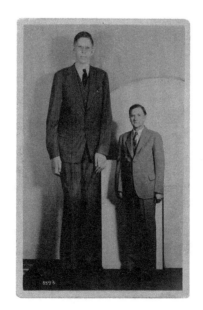

有史以来最高的罗伯特·瓦德劳身高 2.72 米，重 438 磅。照片中的他站在他父亲的旁边。

过度成长是不健康的。体型较小的动物、人及矮人的寿命更长，而体型硕大的动物、人及巨人的平均寿命较短。具有讽刺意味的是，许多互联网站点和各种杂志都建议使用生长激素作为延缓衰老的神奇药物，而实际上它会加速衰老。50 岁以上的经验丰富的股票经纪人或以绩效为导向的经理都会服用生长激素（还有睾酮，高剂量时也会加速衰老，正如我们之前在性与寿命中讨论过的那样）。通常他们确实感觉更好，不仅仅是安慰剂效应，而且因为这些药物也确实增加了更多的肌肉量，同时减少了他们的脂肪含量，有些人甚至会感觉自己的耐力更持久了，但是这些都只是短期效果。长期来看，过量的生长激素肯定会加速衰老。有关生长激素的宣传品都会警告其使用可能会增加癌症和 2 型糖尿病的发病风险，这是有一定原因的。想象一下，如果我们将一台法拉利发动机装到一辆小型紧凑型汽车中，起初，这辆车的速度会更快，但是它的磨损老化速度也一定会更快一些。

当然，真正缺乏生长激素的人（如垂体腺因为在车祸中或者意外从马上掉下来而被损坏）确实会从补充生长激素中获益，将激素的水平恢复到相对于他们年龄的正常水平。

摄入碳水化合物会增加胰岛素和 IGF、生长激素样物质的产生，这些物质在我们的细胞内开启了各种与衰老相关的开关。但糖也可以在衰老中发挥直接作用。它们通过形成糖交联物来发挥这一作用。交联就是连接。糖可以把构筑我们身体的各种蛋白质连接起来。这些糖交联使得蛋白质粘连在一起，就像含糖果酱把你的手指头粘在一起那样。

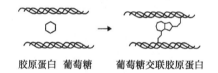

　　　胶原蛋白　葡萄糖　　　　葡萄糖交联胶原蛋白

糖（葡萄糖）在两个蛋白质之间形成连接（交联）。交联把蛋白质粘连在一起，使得由这些蛋白质组成的组织变得不那么灵活柔韧，这会导致皮肤皱纹、白内障或高血压（来源：Johan Svantesson）。

例如，当构成我们皮肤的胶原蛋白质通过交联粘合在一起的时候，皮肤就会变得僵硬，失去弹性，出现皱纹。我们可以想象一下烤面包片。当你早上烤面包时，烤面包机中的热量会导致面包中的蛋白质之间形成糖交联，这就是烤面包片为什么又酥又脆。类似的事情也发生在皮肤上。在这种情况下，当然不像烤面包机那样只需持续 4 分钟就行，也许是经过了 40 多年才使得皮肤也变得失去弹性并起皱的。油炸或烧烤使肉变成棕色也是同一个道理：肉表面上的蛋白质之间形成了交联。交联在大自然中无处不在。树皮上由于有许多交联从而使树皮变得非常坚硬强韧。简而言之，如果你被问及烤面包、皮肤皱纹和老树皮之间有什么关系，那么答案就是（糖）

交联。

糖交联不仅涉及皱纹的形成，它们也在各种与衰老相关的疾病中发挥作用。一个典型例子就是白内障。随着年龄的增长，构成眼睛透镜的透明蛋白质之间形成越来越多的糖交联，使得这些蛋白质粘连在一起，在形成白内障的过程中起到了关键作用，这是一个衰老相关疾病的典型事例。我们血管壁上蛋白质之间的糖交联，使血管壁变得更脆更硬，这可能会导致老年高血压。特别是在西方，我们通过软饮料、早餐谷物和白面包摄入大量的快糖，使得高血压更为流行，60 岁以上的人群中有 60%以上的人都患有高血压。如果我们活得足够老的话，几乎每个人都会或多或少地出现高血压的症状。僵硬的血管也比较酥脆，更容易破碎，就好像陶瓷管比橡胶管更容易破裂那样。当大脑发生这种情况时，就被称为脑出血或中风。

如果肾脏中负责过滤血液的许多小血管（壁中的蛋白质）发生交联的话，年老后就会使我们的肾功能降低。从大约 30 岁起，我们的肾功能每10 年下降 10%，糖交联在其中发挥了重要作用。而肺中的交联形式，如发生在肺组织中的弹性蛋白和胶原蛋白之间，导致肺的弹性丧失，这会使肺部更容易受到感染，因此老年人死于肺炎的风险是相当大的。心肌细胞之间及细胞内也会形成交联，使得心脏整体变硬，泵血能力下降，特别是在舒张性心力衰竭中起到了作用。这种疾病发生时，两次心跳之间僵硬的心肌不能充分放松以充满血液，导致每次泵往周身的血液太少而使周身组织得不到充分的血液供应。胆固醇颗粒的交联（糖基化）的形成导致它们更加黏稠，使得它们更容易黏附到血管壁并引起血管堵塞，而发生在我们关节软骨的交联则会导致关节疼痛和僵硬。膀胱（壁中蛋白质的）交联使其变得僵硬而缺乏弹性，扩张能力下降，因此老年人膀胱储尿的能力都会降低，晚上起夜排尿的次数就会增多。

（糖）交联和蛋白质集聚是我们衰老的两个重要原因。它们各自可能就是一个诱发许多疾病的麻烦因素，然而，如果它们协同作用情况就会更糟糕，这两个机制的共同作用加速了衰老的进程。当蛋白质被交联或糖基化（糖基化意味着糖把它们自己黏附到蛋白质上）时，它们更不容易被细胞分解，更容易在细胞中集聚成簇。集聚并滞留在细胞内的蛋白质时间过长，使其糖基化的风险更高，这反过来又使得蛋白质集聚变得更快。例如，僵硬的血管不仅因为交联而变得更加僵硬，而且还因血管壁中的蛋白质集聚使僵硬变得更加严重。

现在我们了解了糖、胰岛素和 IGF 在衰老过程中的作用，下面让我们看看这些见解如何在营养方面发挥作用。

2.2.2　碳水化合物、营养和衰老

由于过量的糖会加速我们的衰老，因此建议减少糖的摄入量。减少我们糖量的摄入就可能会减少交联的数量，我们出现皱纹、白内障和心脏病的风险就会下降。少吃糖还能减少胰岛素和其他生长激素样物质的产生，延缓我们身体细胞的衰老进程。

当我们想要减少富含糖的食物和饮料时，立即就会想到那些经典的含糖饮食——软饮料、糖果和烘焙食品（如蛋糕、饼干和馅饼点心）等。这些确实是我们大家都知道的不利于健康的产品。一项有 2500 多人参与的研究发现，每日饮用软饮料的人，其心脏病发病风险提高了 43%[44]。另外一个有 4 万多人参与的研究表明，摄入很多富含糖类饮食的人甚至有高达275%的心脏病发作风险[45]。这些研究及其他类似的研究促使纽约市市长尽快禁止了大型软饮杯的使用，世界卫生组织也因此制定出了指导方针，倡议每日摄取的来自糖分的热量比例不得超过 5%。对于成年人来说，每天摄入的最大糖量（包括葡萄糖、果糖或蔗糖）减少至 6 茶匙，而一罐软饮料通常已含有约 10 茶匙的糖分。

这些建议涉及添加到软饮料、蛋糕、饼干和其他烘焙食品等产品中的短链糖（也叫做简单糖或者快糖），包括葡萄糖、果糖和蔗糖。这些糖也常在我们一般不会认为含糖的产品中被发现。例如，番茄酱含有 25%的糖！还有一些看似健康的产品通常也含有大量的糖，如沙拉酱（特别是所谓的健康、低脂肪品种）、酱汁（如烧烤酱或面酱），以及酸奶（其中可能含有大量的糖分）、早餐谷物、市售果汁等，大家普遍认为这些都是健康的饮食品。用低糖饮食来替代这些产品对你的健康会更好，但最重要的就是要减少那些高糖饮食的罪魁祸首，如软饮料、烘焙食品和糖果（美味的替代品将在本书后面介绍）。

你也可以直接用天然甜味剂（如甜叶菊糖）或糖醇（如赤藓糖醇）来替代蔗糖（白砂糖），这些甜味剂一般不会引起血液中的糖峰。然而，即使这些天然甜味剂也不能使用太多，因为它们会使你习惯于甜食，使你渴望

吃更多真正的甜食。此外，如果你使用甜叶菊，请注意使用 100%的甜叶菊（如甜菊液滴），而不是甜菊粉或"甜菊方糖"，后者通常只含有 2%的甜叶菊，仍然有 98%"右旋葡萄糖"（这只是葡萄糖的另一个名字）。远离所谓的健康糖替代品，如椰子糖、糖蜜、（有机）蜂蜜和枫糖浆，它们中的大部分都是由蔗糖、葡萄糖或果糖制成的。

但仅仅减少软饮料、烘焙食品和糖果的摄入就足以扭转肥胖和糖尿病的流行了吗？对于大多数人来说，这远远不够，更不用说延缓衰老过程了。糖分可能以各种伪装呈现。这里提到的甜味产品都含有短链的糖（简单糖），如葡萄糖、果糖和蔗糖，但是我们还需要减少含有长链糖产品（如淀粉）的摄入。淀粉本质上也是糖，即使我们最初可能不这么认为。土豆、面包、米饭和面食都是由淀粉制成的，淀粉是长链糖。因此，这些食物也会引起高糖峰值。煮熟的土豆比普通的白糖引起的血糖峰值还要高 [46]！这些不健康的血糖导致糖交联的形成，并且增加胰岛素和其他衰老激素的产生。这就是为什么哈佛大学——世界上最著名的大学之一——的科学家们把土豆放在健康饮食金字塔最顶端的"尽量少使用"部分，与糖果和软饮料放在一起。我们看看弗莱迪克·尼斯多姆（Fredrik Nyström）教授是怎么说的：

> 如果你吃土豆，你可能也会吃糖果。土豆中含有的葡萄糖单元呈链状，其在胃肠道中可以转化为单糖。这样的饮食会导致血糖升高并因此诱导胰岛素等激素的激增。

土豆（无论是水煮土豆、土豆泥，还是炸薯条或土豆馅饼）能够引起血糖高峰，与其他淀粉类食品（如白面包、白米和白面制成的意大利面）相似。因此，我们应该少吃这些食品。一般我们会被建议用全麦食品或糙米等全粒谷物替代品，如全麦面包、全麦面条、黄褐米等。通常认为这些食品更健康，因为它们只会引起较低的血糖峰值。这些食品还具有更多的膳食纤维，纤维包裹着糖分，使其更缓慢地释放到血液中。然而，即使这些全粒谷物食品主要是由糖以淀粉的形态组成的，这些淀粉也都需要经过身体加工（这些食品具有所谓的高血糖负荷，它们提供了高载量的糖）。一个众所周知的例子是全麦面食，其确实比白（精制）面食减低了血糖峰值，但它是确实引起了更持久的血糖水平升高和胰腺的过度劳累，因为必须分泌更多的胰岛素来处理所有的糖。这就是为什么摄入很多"超健康的"全谷食物的人并不能减肥成功，因为他们还是在消耗太多的淀粉来源的碳水化合物。

这不是很奇怪吗？我们不总是被告知全谷物食品是健康的吗？一项十多万人参与的研究发现，摄入大量全谷物食物的人，其心脏病发病风险会降低9%[47]。这类研究经常会在媒体中广泛引用，因为这类研究符合农业和食品工业的利益，他们通过生产和销售全谷物产品赚了很多的钱。

我们不应该忘记的是，这些食物总会是更健康的。事实上，如果你把它们与不太健康的饮食品进行比较的话，那么全谷类食物总是健康的。在许多研究中，都是将吃全麦食品的人与吃白面包、白米饭或白（精制）面食的人进行比较。全谷物食品组的结果看起来更满意就是符合逻辑的了。然而，这些饮食甚至还可以做得更好——健康专家们似乎都忽略了这一点。如果你要做一个研究来比较吃全谷物食物与吃蔬菜、坚果、豆类和蘑菇的人群，你会发现后一种饮食类型健康多了。例如，一项荟萃分析研究发现，无淀粉食品如不含面包、土豆、意大利面和米饭的食谱能够更好地应对代谢综合征（高血压、高血脂、高血糖、大肚腩），比许多国家的官方饮食指南都要好（然而食谱还是准许了太多的动物蛋白的摄入）[48]。此外，吃更多全谷物食物的人可能会更健康，还可能因为他们吃更多水果和蔬菜、少抽烟、锻炼更多。在一些科学家看来，全谷物产品更像是衡量你是否健康生活方式的一个标尺，而不是身体健康与否的重要根据。

在临床实践中你可以清楚地看到，人们可以通过更健康的饮食（更少的淀粉类食物，包括各种各样的全麦类制品）来大大地改善自身的健康。你不可能通过继续摄入大量的土豆和全麦面包来逆转 2 型糖尿病（像在许多官方指南中所推荐的那样），但是你甚至可以通过避免摄入面包、土豆、意大利面和米饭而在短短的几周内就扭转糖尿病[49]。在不少国家的许多医生和有关机构都越过官方膳食指南并通过大大减少淀粉类食物的摄入量而逆转了患者的 2 型糖尿病[50]。过去人们经常说"一旦糖尿病，终身糖尿病"。换句话说，一旦你得了糖尿病，情况只能是每况愈下了。首先你得去看病开药，随着岁月的流逝，你必须服用越来越多的药，最终你必须通过注射胰岛素用药了。然而，许多糖尿病患者通过控制淀粉类食物的摄入就能够摆脱药物的使用（包括口服药和胰岛素注射）——他们的血糖水平稳定，不是通过药物治疗，而是通过健康的饮食（警告：希望通过改变饮食来减少治疗药物的糖尿病患者必须在医生的监督和指导下进行)。许多科学家建议少吃碳水化合物作为治疗糖尿病患者最重要的第一步是有道理的 [51]。他们有充足的理由来推进官方机构(糖尿病同盟)最终采纳这些新见解(我们稍后会讨论为什么要花这么长时间)。

减肥是另一个例子。想减肥的人们常常停止摄入含糖高的食物,如软饮料、烘焙食品和糖果。他们还用全麦面包来代替白(精制)面包,他们也会经常锻炼,但即便是如此有心、如此努力,他们的体重却很少减轻。相反,随着岁月的流逝,体重还在不断增加,尽管他们的生活方式貌似非常健康。我们听听医师研究员彼得·阿蒂亚(Peter Attia)怎么说,她曾为了减肥而首先坚持遵循了经典传统的规劝:

> 尽管每天锻炼3~4小时,并且不折不扣地严格遵循食物金字塔指南,我的体重还是增加了很多,并表现出了一些称之为代谢综合征的症状(其特征主要是高血压、高血脂和血糖水平升高,腹部脂肪增加)。我已经对胰岛素产生了抵抗。

这怎么可能呢?如果人们仍然大量摄入全谷类食物,他们就仍然会获得大负荷的糖(葡萄糖,因为我们已知淀粉完全是由葡萄糖链构成的),这会使他们发胖,并增加他们罹患衰老相关疾病的风险。然而,如果这些人同样开始控制摄入这些全谷物食物,体重就会明显减少。有时候这种变化会相当戏剧化。我记得有一位50多岁的教授,曾经尝试过各种饮食(更多的全谷物食物、低脂肪饮食等),但一直到他决定不再摄入几乎所有淀粉食物(如土豆、面包和面食等)的那一天,他才真正实现了减肥。他减肥的结果令人非常吃惊,甚至他开始担心自己是不是患上了癌症。到现在这样吃了很多年,他自我感觉非常好。这个故事描述了如果你减少摄入淀粉类食物会发生什么。简而言之,许多人减肥不成功主要是因为他们只是减少了甜食饮品如苏打水和棒棒糖,但早餐还是吃5份全麦面包,午餐也是如此,而晚餐又是一大盘全麦面。这些淀粉类食物会释放出过多的葡萄糖妨碍体重的下降,重编程身体来堆积脂肪(我们之后会看到),使你不断地询问"为什么我严格地遵循健康食谱而体重就是不减呢?"

这是否意味着全谷类食物不健康?这个问题不能直接回答是或否,就像一些营养大师总是说"是"和一些营养科学家总是说"否"那样。答案其实比这复杂得多。当用全麦面包代替白（精制）面包时，全麦面包肯定更健康（正如一些研究结果所显示的那样），但如果用酵母黑麦面包代替的话可能会更健康（酵母可以降低血糖水平，而黑麦比小麦更健康）。用燕麦片替代酵母黑麦面包可以使你更健康（因为燕麦中含有水溶性 β-葡聚糖纤维和其他有益于健康的好的物质）。你还可以通过时不时交替摄入酵母黑麦面包和燕麦片并辅以食用坚果、蔬菜或水果等使自身变得更加健康（水果中的糖分被包裹在膳食纤维中，使其非常缓慢地才能释放到血液中；另外，水果中还含有数千种对身体有益的物质，我们将在后面讨论）。

无论如何，在西方，我们摄入了太多的淀粉制品，不论是不是全谷物。每天 3 次摄入面包、米饭、意大利面或土豆，需要身体持续处理大量的糖分。年龄越大，你身体处理糖的能力就越弱。如果你已经患有糖尿病或代谢综合征，这将使你患心血管疾病或痴呆的风险更大，这一点是确定无疑的。因此，有那么多的研究都表明摄入过多的碳水化合物是不健康的，也就合情合理了。具有高血糖指数（引起高血糖峰值的食物）和高血糖负荷（提供许多碳水化合物的食物）的饮食会增加各种衰老相关疾病的发病风险。一项有 75 000 名妇女参与的持续了十多年的研究发现，摄入大量高血糖负荷食物的妇女，其心脏病发作风险高达 98%[52]。另外一项持续 9 年以上、有 15 000 名妇女参与的类似研究结果显示，经常摄入高血糖负荷食物的妇女，其心脏病发病风险升高达 78%[53]。还有一项 44 000 名意大利人参与的研究表明，那些日常摄入高血糖指数饮食的参与者，其中风的风险要高出 2 倍[54]。总而言之，特别是从长期来看，快糖（高血糖指数或 GI）含量高和总糖（高血糖负荷或 GL）含量高的饮食都是不健康的。

一个器官可以比另外的器官具有更好的处理持续过量碳水化合物的能力。特别是大脑对过量的糖非常敏感，因为大脑直接依赖于它们。脑细胞仅在糖类（和酮类，我们将在稍后讨论）存在的基础上才能正常运作，就是说它们无法依靠来自脂肪的能量。它们对糖的依赖也是它们的弱点——大脑可能因为碳水化合物水平的突然升高而发生紊乱。一项研究显示，摄入大量碳水化合物的老年人患有轻度认知障碍（阿尔茨海默病前兆，有这种情况的人存在记忆、思维和推理的问题）的风险几乎高了 2 倍。这项研究还表明，摄入更健康的脂肪的人群，其轻度认知障碍的风险降低了 44%[55]。太多的糖可以使脑组织萎缩。具有较高水平但仍然处于正常范围内血糖水平（医生称之为"阈内高值"）的人群，其大脑某些区域的萎缩率高达 10%[56]。研究人员的结论认为，即使是血糖水平正常，也没有得糖尿病，定时监测血糖水平可能也有助于维护大脑的健康。

评估体内发生多少糖基化（糖黏附于蛋白质和其他分子上）的一个好方法是测量你体内的 HbA1c。HbA1c 是血液中一种叫做血红蛋白的特异性蛋白标尺。你的 HbA1c 越高，说明你的体内糖基化越多。如果你吃了很多糖，你的 HbA1c 就会上升。HbA1c 水平较高（5.9%～9.0%）的人群比较低水平 HbA1c（4.4%和 5.2%）人群的脑量损失要多 2 倍[57]。一些神经病学家称高糖饮食对大脑是有毒的，这不仅仅意味着软饮料，而且还包括过多的面包和土豆[58]。还有一些其他研究人员将阿尔茨海默病称为"3 型糖尿病"，因为阿尔茨海默病就像大脑中的糖尿病。

当然，农业和食品业界不喜欢听这些研究结果。他们将血糖指数（血糖峰值水平）的影响降至最低，并且他们也倾向于忽视衡量血糖负荷的研究发现（血糖负荷是比血糖指数更准确的测量指标，因为它把碳水化合物的总量也计算进来了）。他们强调健康的碳水化合物的重要性，如全麦面包、意大利面及糙米，对我们的身体和健康都是多么多么重要。他们辩解说如果没有这些健康的糖，我们就没有足够的能量来度过每一天。但这只是广告词，我们必须把碳水化合物和谷物食品放到更广阔的角度来考虑。

人类（智人）已经存在差不多 20 万年。大概从 1 万年前开始，我们的祖先从狩猎和采集的生存方式转变成以农业为基础的生存方式。因此，只是在过去的 1 万年中，从我们建立起农业实践起，我们才开始食用面包等粮食产品。后来土豆（大约 8000 年前首次种植）和面食（4000 年前在中国以面条的形式发明）逐渐进入日常生活。土豆直到 16 世纪才被引进西方。简而言之，在之前的 19 万多年，我们人类没有吃过面包、土豆、面食或米饭。现在这些食物突然就变得对我们的身体和健康至关重要了吗？如果我们可以在那么艰难困苦的条件下没有这些产品的支撑生活了 19 万年，而现在坐在舒适的办公室里工作的人们难道就一天也离不开这些产品了吗？

反过来看似乎才是事实的真相。我们可以看到，随着农业的发展和粮食产品的出现，人类的健康状况似乎变得越来越差。基于农业的生存状态使我们的饮食减少了多样性，其代价就是我们的健康[59]。狩猎-采集者食用蔬菜、水果、坚果、种子、鱼类、贝类、蘑菇和草药，而农民吃的基本上是谷物类食品。研究人员通过比较几万年前（农业实践出现之前）的狩猎-采集者的骨骼与几千年前农民的骨骼（不考虑其他因素），得出结论认为人们的健康状况趋于恶化。农民的骨骼健康状况要差得多——体型较小，骨骼和牙齿畸形、无力，表明维生素和矿物质严重缺乏。据估计，农业革命前的狩猎-采集者的平均身高大约是 173 厘米。由于严重缺乏各种健康营养成分，农业出现以后人类的体型缩小了大约 15 厘米。到了 18 世纪，一个男人的平均身高甚至只有大约 162 厘米，直到 20 世纪中叶，人们才再次恢复到农业实践出现之前差不多的体型[60]。一项基于 800 具原始农民骨骼与上古狩猎-采集者骨骼的比较研究结果发现，这些原始农民的贫血风险比上古狩猎-采集者高出 4 倍（这可能导致被称为多孔性骨肥厚症的骨骼异常），营养不良（影响牙齿釉质）的风险增加了 50%，感染引起的骨骼畸形提高了 3 倍（因为免疫系统功能由于饮食缺乏多样性而被削弱）。脊椎骨骼受损也更多，这可能是由于土地上的沉重耕作所致，因为与狩猎和采集坚果、浆果相比，种地是一项耗时而繁重的劳作[61]。

当然农业也有其巨大的优势，更有效率的农业能够养育更多的人口。由于农业的发展，农民生产的粮食可以有盈余，这意味着部分人口就可以转而从事其他工作，因此出现了村庄和城镇，出现了发明家、科学家、作家、工匠和店主等可以用农业的成果来养活的行业从业者，我们的文明才得以大踏步发展。然而，这一切都是以牺牲我们的健康为代价的，我们被淹没在了基本不含有多种健康营养素的过剩淀粉制品的汪洋大海之中。近代人类学家乔治·阿米拉戈斯（George Armelagos）说："人类为农业付出了沉重的生物学代价，尤其是在营养成分的多样化方面。即使现在，我们摄入热量的大约 60% 来自玉米、大米和小麦。"换句话说，纵观人类过去的 20 万年，所谓全麦产品对健康至关重要的诡辩只是一种廉价的营销手段而已。

另一个经常听到的诡辩是碳水化合物是提供足够能量所必需的。有人说没有碳水化合物，我们根本无法活过每一天，我们会变得虚弱、迟钝，难以承受忙碌的日常生活对我们如此之多的要求。然而，我们知道，我们史前时代的祖先们每天平均要走 10 英里才能狩获到猎物或采集到食物。他们没有所谓的能源如土豆、面包或面食而完成狩猎和采集。现在突然要我们相信，如果没有这些粮食产品，我们活不过一天的时间，尽管我们大部分时间坐在桌子后面或汽车里面？在面向儿童提供的富含糖的早餐谷物广告中，这种有关能量的观点也很泛滥，其声称孩子们需要大量的能量，含糖的谷物早餐是最理想的获取能量的途径。

最后，还有一个经常听到的论据，即淀粉类食品如土豆、面包、面条和米饭，是维生素、矿物质和膳食纤维的极好来源。"土豆含有维生素 C"已经成为各地土豆种植农民的宣传口号。然而，这些维生素、矿物质和膳食纤维也被发现存在于一些更健康的食物中，如蔬菜、水果、坚果、豆类或蘑菇等，并且含量更高。与此相反，事实是与蔬菜、水果和坚果相比，面包、土豆、面条和米饭主要是空泛的热量，其中只有很少的维生素和矿物质，不像蔬菜、水果和坚果等不仅含有维生素和矿物质，而且还含有数以千计的黄酮醇、黄烷酮、类黄酮、儿茶素、原花青素、异黄酮、木脂素、酚酸、二苯乙烯、ω-3 脂肪酸，以及许多其他有益健康的物质。

那为什么以大米为主食的亚洲人身体通常都非常健康并且相对长寿呢？日本人的平均预期寿命大约 85 岁，比大多数西方国家的人们（平均寿命大约 81 岁）多好几年。其实与西方相比，至少到目前为止，亚洲人消费碳水化合物（尤其是快糖）的量是最少的，亚洲人消费的面包、谷物早餐、烘焙食品和软饮料也都更少。亚洲人不会让土豆泥、炸薯条或面食馅饼填满自己的餐盘，他们反而更喜欢就着一小碗米饭吃一堆一堆的蔬菜，而我们西方人呢，往往用汉堡包（红肉加白面包）或面食堆满我们的餐盘，餐后还得来一些甜食或冰淇淋。正宗的中国或日本的饮食，除了米饭，通常还包括大量的蔬菜、豆类、更健康的饮料如茶叶，以及更多的富含 ω-3 的食物如鱼类等，而所有这些食物在西方饮食谱中都不是重点。此外，研究表明，即使是亚洲人摄入太多的大米也是不健康的。一项持续多年的关于 64 000 万名中国人的跟踪研究表明，饮食中含有高血糖指数和高血糖负荷——特别是白米——的食物越多，罹患糖尿病的风险也就越高 [62]。随着越来越多的亚洲人开始追随西方的饮食方式和习惯，我们可以看到像中国这样的国家，其糖尿病和肥胖症的发生率也在大幅上涨。

居住在地中海的人群怎么样呢？尽管他们常常吃法国长面包或大盘的意大利面食，但是心血管疾病或痴呆的发病率并不高，这是真的吗？我们不应该把含有大量意大利面和面包类食品（还有红肉）的"现代"地中海饮食与更经典的地中海饮食等同起来。经典的地中海饮食比典型的西方饮食更健康，因为它实际上含有更多的蔬菜、水果、坚果、鱼和橄榄油，同时含有较少的面包、意大利面和其他的碳水化合物类食品。典型的西方饮食平均含有高达 50% 的碳水化合物（有时甚至超过 60%）、35% 的脂肪和 15% 的蛋白质；而地中海饮食中通常只含有 38% 的碳水化合物，但有 46% 的脂肪和 16% 的蛋白质 [63]。可以看出，地中海饮食含有更多的脂肪和更少的碳水化合物，这是地中海饮食更有益于健康的原因之一，当然，如果能再减少一些面包和意大利面的消费，它可能会更加健康。也有一些研究证实地中海饮食对健康的益处是有限的，这可能是因为这种饮食仍然含有太多的碳水化合物、更倾向于像是一个典型的西方饮食所导致的 [64,65]。这里我可以给你一个真实的、古老而享誉世界的食谱，你可以想象一下，在 20 世纪 20 年代，经典的地中海菜肴是这样准备的：一个大水壶，添加茄子、西葫芦、辣椒粉、番茄，还有大量的橄榄油、大蒜、柠檬汁，以及各种草药，如牛至和鼠尾草，把它们混合在一起，将它们炖上几个小时。这种地中海菜食谱与一块堆满红肉和奶酪的大面包比萨是完全不同的。

根据研究衰老的科学家们的建议，人们的饮食谱总是可以更有益于健康的。这些建议往往远远超出政府或官方机构发布的推荐。这些科学家不仅要减肥，而且还要延缓衰老过程，大大降低衰老相关疾病的发病风险。一些科学家甚至建议不要摄入碳水化合物。迈克尔·罗斯（Michael Rose）教授以果蝇实验而闻名，对于谷物粮食他这样说："不要吃来自任何类型的谷物或植物——包括水稻和玉米的任何东西"。

著名的衰老研究者辛西娅·凯尼恩（Cynthia Kenyon）谈到她自己的饮食时说：

有很多这样（健康）的饮食……。它们都有一个共同的特点就是低碳水化合物，实际上也就是低血糖指数的碳水化合物，就是不吃那些含有能够快速进入你的血液循环（并刺激胰岛素产生）的糖类的碳水化合物。这意味着：戒掉甜点！戒掉糖果！戒掉土豆！戒掉大米！戒掉面包！戒掉面食！当我说"不"，我的意思是"不吃，或者至少是不吃太多"，代之以吃绿色的蔬菜。我的各项血液指标传奇般地好。我的甘油三酯水平只有 30，一般来说低于 200 就是好的。

　　凯尼恩对人们普遍缺乏营养知识感到震惊："要说科学家实际上不知道吃什么确实有点尴尬……。我们可以靶向特定的癌基因（参与启动癌症的基因），但我们却不知道我们应该吃什么。真让人抓狂。"她的饮食是否代表科学家对自身实验的回归？我不这么认为——你必须吃东西，只是你需要做出最好的判断。这就是我最好的判断。另外，我觉得好多了，再加上，我苗条了——我又回到了我在大学时的体重。我感觉很好——你觉得你又回到了孩童时代，这真是太奇妙了。

—— "In Methuselah's Mould，" *PLoS Biology*，2004

　　有趣的是，那些研究衰老的科学家虽然在与营养科学完全不同的领域工作，但针对最近关于营养学的研究仍然得出了相同的结论：含有太多动物蛋白和快速（吸收的）碳水化合物的饮食是不健康。这是否意味着我们不应该再吃面包、意大利面、大米或土豆，就像凯尼恩教授那样呢？可能没有必要做得那么彻底，但我们确实应该减少这些产品的摄入。像早餐我们可以不吃面包或谷物，我们可以有更健康的选择。例如，我们可以吃一碗坚果、杏仁牛奶、一些梨和蓝莓，还可以再来一块黑巧克力作为甜点，而不是吃涂满果酱的烤面包。午餐或晚餐呢，土豆、意大利面和米饭可以用豆类（豌豆、蚕豆、扁豆）、蘑菇或者额外的蔬菜代替（如用西兰花或花菜泥替代土豆泥）。能够坚持多久是你自己的选择。患有代谢紊乱、糖尿病或心血管疾病的人可能会坚持得相当持久。一些糖尿病患者可以让自己不吃或者基本不吃面包、土豆、米饭和意大利面。这并不算是一种低糖、产生酮的（酮生成）饮食（当没有足够的糖时，身体就会产生酮类来作为大脑的能量来源），因为它仍然含有一些来自蔬菜、蘑菇、豆类或水果的糖。这一点很重要，因为当人们听到"没有或只有一点点面包、土豆、意大利面和米饭"时，他们通常会想当然地认为这种饮食尽管碳水化合物含量很低，但肯定是（动物性）蛋白质含量很高的饮食，而实际上长期摄入这种饮食是不健康的。但这里推荐的饮食模式并不是低碳水化合物饮食，而是"低血糖负荷、低血糖指数、宏量营养素均衡的健康饮食"，其中宏量营养素比率（碳水化合物、脂肪和蛋白质的比例）更类似于古典的地中海饮食，更重视健康的脂肪类而不那么关注碳水化合物，包括淀粉。因此，我没有像大多数流行的饮食那样大幅减少碳水化合物、脂肪或蛋白质，而是主要用更健康的替代品取代碳水化合物（如用更多的蔬菜、豆类和蘑菇代替面包、土豆、大米和面食），用更健康的替代品代替那些蛋白质（如用家禽、鱼类和植物蛋白来替代加工的红肉制品），用更健康的脂肪（如来自橄榄和橄榄油、坚果、种子或鳄梨的脂肪）来替代那些不健康的脂肪类食物，这就是应运而生的"健康宏量营养素"的意思。我在我之前出版的叫做《食物沙漏》一书中详细讨论过这种饮食。这是第一种将衰老过程的相关知识也考虑在内的饮食谱，并将营养作为一种减缓衰老过程及减少与衰老相关疾病风险的方法（稍后会详细介绍）。

　　然而，还有一个潜在的误解，那就是对碳水化合物的过度恐惧。一些医生和科学家对过多的碳水化合物导致对健康的不良影响如此震惊，以至于他们完全转向了另一个极端。他们不仅严禁摄入面包、面食、米饭和土豆，而且也不鼓励摄入水果、豆类或燕麦粥，因为它们仍然含有碳水化合物。这很让人感到遗憾。首先，水果、豆类和燕麦中的碳水化合物被包裹在膳食纤维中，使得糖只能更缓慢地进入到血液中。大多数类型的水果都不会引起高血糖峰。除此之外，水果中还含有成千上万的有益物质，可以帮助我们的身体衰老得更慢。不吃水果不仅仅是可怜、可惜，还会对你的健康造成不利影响。碳水化合物恐惧症的另一个问题是，饮食中减掉的碳水化合物经常被更多的蛋白质所替代。然而正如上文所述，动物蛋白（特别是加工的红肉类食品）实际上加速了衰老过程。

　　在本节中，我们讨论了糖在衰老过程中的作用。我们可以看到，西方的人们常常摄入大量的碳水化合物。那么脂肪呢？脂肪在衰老过程中发挥了什么样的作用呢？

信息栏：燕麦面包对全麦面包

　　尽管燕麦也是一种谷物，但它们似乎可以是"少吃谷物食品"的一个有意思的例外。燕麦粥（由燕麦制成的粥食）可以作为全麦面包的便利替代品，特别是早餐。这有几个原因。燕麦粥（不是燕麦！）具有平均的血糖指数（约55），但其血糖负荷非常低（约为7）。相比之下，全麦面包的血糖指数约为74，而血糖负荷为30！因此，全麦面包提供了更多的碳水化合物（GL），这也导致其比燕麦粥更高的血糖峰值（GI）。

当你看到 GL 和 GI 时，请注意，这里我指的是燕麦粥而不是燕麦本身。燕麦粥是用水或植物性奶制品做成的粥品，而不仅仅是干燥的燕麦片（没有水或植物性奶液）。与燕麦片和全麦面包相比，熟的燕麦粥其血糖负荷要低得多，因为它大部分是由不含或含很少的碳水化合物的水或植物性奶组成的。此外，当你比较食物的血糖负荷时，应该确保它们具有相同的重量（例如，100 克面包对 100 克熟燕麦粥）。还有，血糖指数和负荷表可能会因数据来源不同而存在相当大的差异，因为许多因素都能影响到血糖水平并进而影响到检测结果（一个因素是参与者的年龄——年轻人的血糖水平往往低于老年人）。

许多类型的全麦面包实际上都会引起与白面包所导致的差不多高的血糖峰值。其中一个原因是全麦面包是由基因修饰（转基因）小麦制成的。这种小麦含有大量的支链淀粉 A，这是一种能引起高糖峰值的超级淀粉。这种转基因小麦还含有更多的免疫原性（免疫应答激发）蛋白质，如可能刺激肠道免疫系统的麸质或凝集素（所以它不仅仅是关乎麸质）。全麦面包只含有很少的有益健康的水溶性膳食纤维，如 β-葡聚糖。另一方面，燕麦粥则几乎不含任何麸质，而是含有大量的 β-葡聚糖，以及有益于心脏健康的各种物质如具有抗炎特性的燕麦生物碱。燕麦中的 β-葡聚糖可以由肠道细菌转化成对代谢具有积极作用的短链脂肪酸。这也是燕麦能够获得欧盟官方授权的健康（食品）声明的原因之一，而相比之下全麦产品（如面包或面食）就没有得到这样的官方声明。燕麦可用植物性奶烹制，如大豆或杏仁奶。要是再添加些核桃、亚麻籽、蓝莓、肉桂、生姜、肉豆蔻、黑巧克力或可可，就会使其更加美味和健康。烹煮燕麦粥并不会增加血糖指数，因为水溶性膳食纤维在肠道中形成浓稠的胶冻状，使其释放糖分的速度变得很慢。但是要注意，请使用普通的燕麦而不是即食燕麦，即食燕麦可能会导致更高的血糖峰值，因为它们是经过精细加工的（压榨、滚碾、切削），所以它们可以更快地释放其中的糖分。普通燕麦比即食燕麦的烹煮时间更长（约 20 分钟 vs. 2 分钟）。另外，即食燕麦片通常还会含有额外添加的糖分。

信息栏：果汁怎么样？

现在，这是一个非常有意思的话题。近年来，果汁因为"含有大量糖分"而受到了一些不好的报道。然而，一些研究人员认为应该区分开市售果汁（从商店购买的果汁几乎不含膳食纤维）和自制果汁（不仅新鲜，而且还含有大量的膳食纤维）。纤维很重要，因为它减缓了糖分在肠道的吸收。另外，商业果汁通常含有大量额外的糖（通常以"浓缩果汁"的形式）。因此，这些果汁会引起血糖高峰。然而，你可以用搅拌机自制果汁（冰沙）。你可以在搅拌器中混合加入苹果、梨和一些蓝莓。这样虽然你也会摄入一些糖，但同时你也摄入了膳食纤维，所以血糖峰值不会像你喝市售果汁时那么高。此外，与商店购买的果汁相比，自制果汁中的健康营养成分都非常新鲜。你还可以特意选择那些低糖水果，如蓝莓，你当然可以确定你自己没有添加额外的糖分或富含糖分的浓缩果汁（正如果汁生产商经常做的那样）。一项研究发现，自制果汁比商业果汁更健康，同时也降低了罹患 2 型糖尿病或代谢综合征的风险[66]。冰沙的最大优势是可以在日常饮食中摄入更多的水果，您只需像喝水那样"饮用"水果就行。用蔬菜制作冰沙会更好，因为蔬菜的含糖量比水果更少，还含有你在水果中找不到的其他各种有益健康的营养物质。你可以尝试用蔬菜或蔬菜+水果+坚果制作冰沙。坚果可以使你的冰沙更加奶白油滑、质地优良，这样你就可以开始一天的富于健康营养的生活了。

一些研究甚至表明，尽管果汁中含有糖，但它们对健康仍然是大有裨益的。一项接近 2000 人参与的研究表明，经常喝果蔬汁的人，其阿尔茨海默病的发病风险比较低[67]。另一项研究表明，经常饮用石榴汁的人，其血管堵塞发生得更慢、更少[68]。老年人连续饮用 3 个月的蓝莓汁可以提高其记忆力和认知能力，同时降低其血糖水平[69]。还有一些研究表明，饮用蓝莓汁能够预防 DNA 损伤[70]，甚至可以改善肥胖人群的胰岛素抵抗[71]。难道是特别的果汁里含有这样的健康化合物，即使含有一定的糖分仍然可以产生有益健康的效果吗？

总之，每天一杯富含纤维的冰沙，尤其是低糖水果如蓝莓、覆盆子或草莓，再加上糖分含量超低的蔬菜做成的沙冰，应该是一种健康的好习惯吧。

概　　要

碳水化合物（糖类或淀粉类）能够：

- 增加胰岛素、IGF 和其他促进衰老的生长激素样物质；

- 使蛋白质在我们的组织中黏结在一起形成糖交联，使我们产生（包括但不限于）：

  ▲ 皱纹；

  ▲ 更僵硬的血管；

  ▲ 白内障；

  ▲ 肾功能恶化；

  ▲ 缺乏弹性的膀胱；

  ▲ 更僵硬的心脏。

Laron 小矮人的血液循环中 IGF 和胰岛素比较少，因此他们对癌症和糖尿病几乎完全免疫。

较大体型的人和动物，其罹患癌症风险也比较大，同时更容易早逝。

较低血糖指数（血糖峰值较低）和较低血糖负荷（血糖持续水平较低）的饮食降低了各种与衰老相关疾病（包括糖尿病、心脏病发作和中风）的发病风险。

全麦食品比其他小麦产品（如白面包或白面食）更健康，但仍含有许多碳水化合物。这也适用于粗麦（斯佩尔特小麦）面包。

从最不健康到最健康的富含碳水化合物的食物顺序是：

- 白（小麦）面包、白面、白米、土豆；

- 全麦面包或面食、糙米；

- 燕麦、蔬菜、坚果、种子、豆类、蘑菇、藜麦、水果。

　　水果也含有糖，但同时也含有膳食纤维（因此水果中的糖只能更缓慢地被释放出来），并且还含有数千种在面包、意大利面或稻米中未发现的其他有益于健康的物质。

　　尽量摄入更少的短链的、简单的或快糖（如葡萄糖、果糖和蔗糖），包括软饮料、市售果汁、烘焙食品和糖果。

　　同时也要控制消耗更少的长链的、复杂的或慢糖，包括面包、土豆、米饭、面食或谷物早餐。

　　早餐时，用下列食物替换面包或早餐谷物：

- 燕麦，奇雅子布丁，坚果，种子，水果，黑巧克力，炒菜（如菠菜炒豆腐和番茄烧豆腐），素肉，豆类和/或鸡蛋（每周可以摄入几只鸡蛋）。

　　午餐或晚餐时，可以用以下食品替换土豆、面食或米饭：

- 豆类（豌豆、蚕豆、扁豆、大豆）；

- 蘑菇（平菇、蘑菇、香菇、金针菇等）；

- 增加蔬菜的量（如用捣碎的菜花替代土豆泥）。蔬菜应该是你的基础食谱，而不是土豆和谷物（在美国，土豆被认为是蔬菜；而在许多欧洲国家，土豆不被视为蔬菜，而是和玉米或小麦一样用作主食）。

2.3　脂　　肪

　　几十年来，脂肪一直担负着一个不该担负的不佳声誉，数代人都被吓得远离脂肪。虽然这个故事更加复杂和有趣，但首先还是让我们来认识一下什么是脂肪。

　　简单来说，脂肪类似于一种分子鱿鱼，它们由头部（由数十个原子组成）和两个或三个臂（被称为脂肪酸的部分）组成。

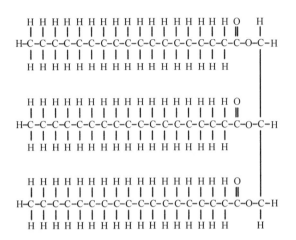

这是一个脂肪分子示意图。左侧的三条长臂是尾巴或称为脂肪酸。尾部连接到由三个碳（**C**）原子组成的头部，还有几个氧（**O**）和氢（**H**）原子又连接到该碳原子上。

数万亿的这些鱿鱼样分子聚在一起就形成一滴脂肪。当我们食用脂肪，如一块奶酪或核桃时，脂肪就进入到我们的消化系统，消化酶（某种类型的蛋白质）将脂滴分子的手臂与头部分开，就像鱿鱼被截肢那样。这是必要的，因为肠细胞不能囫囵个儿地吸收鱿鱼分子。手臂（脂肪酸）被肠细胞吸收并最终进入血液循环。脂肪细胞吸收脂肪酸，并将它们附着在一个新的头上，重新创建一个新的鱿鱼。因此，脂肪细胞中充满了鱿鱼（脂肪），但它主要是在血液中循环的分子臂（脂肪酸）。作为术语，通常脂肪和脂肪酸可互换使用，在大多数场合这都是可行的。

在饱和脂肪酸（下）中，尾部完全被氢原子（**H**）饱和，形成直尾。在不饱和脂肪酸中，尾部没有被氢原子饱和，缺失了两个（上），因此尾部是弯曲的。

有几种类型的脂肪酸（或脂肪）。一方面，有饱和脂肪酸，这意味着脂肪酸是被氢原子饱和的。你可以将它与挂着饰品的圣诞树枝进行比较——树枝被装饰品（氢原子）饱和（充满）了。由于这些装饰品彼此靠得如此之近，彼此推攘拥挤，而实际上又保持了树枝挺直，因此饱和脂肪酸是直的。另一方面，还存在不饱和脂肪酸，在不饱和脂肪酸中，其特定的位置缺少了两个氢原子（饰品），脂肪酸在本来应该是氢原子占据的地方发生了弯曲，因此不饱和脂肪酸是弯曲的。

饱和（直）脂肪酸通常存在于动物产品中，如肉、奶酪、黄油和牛奶。饱和脂肪酸的植物来源是棕榈油、椰子油和巧克力中的可可脂。不饱和（弯曲）脂肪酸主要是 ω-3 脂肪酸，其存在于多脂鱼或核桃中。其他不饱和脂肪酸还有 ω-6 脂肪酸，如肉、向日葵油或玉米油中的脂肪酸。

最后一种类型的脂肪是反式脂肪。反式脂肪一般认为是直链脂肪，尽管它们也缺了几个氢原子。它们与饱和脂肪具有一些共同特征——它们是直的，它们又与不饱和脂肪具有一些共同特征——它们缺少了几个氢原子。

反式脂肪的尾巴（右）是直的，尽管其尾部是不饱和的（它们缺少两个氢原子）。将其与不饱和脂肪的弯尾（左）进行比较：反式脂肪酸的尾巴是直的，因为氢原子位于弯曲的对侧。

这些不寻常的脂肪可以在工业化加工食物中找到，包括烘焙食品、小吃零食、用于油炸食品的油脂、快餐和一些人造奶油。研究表明，反式脂肪非常不健康，增加了心血管疾病的风险。饱和脂肪和不饱和脂肪对健康的影响还不是很清楚，我们稍后讨论。

概　　要

饱和（直）脂肪存在于：

- 动物来源：肉（肉中的脂肪块儿和静脉）、奶酪、黄油和牛奶；
- 蔬菜来源：棕榈油、椰子油和（巧克力中的）可可脂。

不饱和（弯曲）脂肪发现于：

- ω-3 脂肪酸：多脂鱼、核桃、亚麻籽；

- ω-6 脂肪酸：肉、向日葵油、玉米油；

- 其他不饱和脂肪酸：橄榄油。

反式脂肪（直脂）见于：

- 工业加工食品、烘焙食品、零食小吃、用于油炸食品的油脂、快餐和一些人造奶油。

2.3.1　脂肪在衰老中的作用

在我们生命的历程中，脂肪在我们的体内经历了不可思议的旅程。我们年轻的时候，大部分脂肪都位于皮肤下面。随着年龄的增长，越来越多的脂肪会沉淀在腹部、器官之间。许多人都会注意到中年人的啤酒肚。如果你摄入不健康的饮食、饮用很多的软饮料和酒类，你就会更早地显现出这个啤酒肚。当我们过了 70 岁时，越来越多的脂肪又会积聚在体内最想不到的地方，如骨髓、器官和血管等所有那些原本不属于脂肪的领地。就好像是随着我们年龄越大，越来越多的脂肪在体内开始游来走去并滞留在本来不该它们贮留的地方。脂肪所在的部位可以告诉我们很多关于我们健康的信息。皮下是最适合脂肪的好地方，它就是真正健康的脂肪。在女性身上，脂肪大多聚集在臀部，这造就了女性典型的梨状体型，同时也是美丽和能育性的象征。

然而聚集在腹部的脂肪是不健康的。腹部脂肪多的人通常呈一种苹果状体型。腹部脂肪会产生各种炎性物质并将其释放到血液中去。这些物质会更快使你的血管堵塞，使你罹患心脏病、痴呆症的风险更大。腹部脂肪多的人群患痴呆的风险比常人高出 3 倍[72]。一项研究发现，腰围长度为其身高 80% 的人，其死亡风险平均会提前 20 年[73]。一般来说，腰围是臀部和下肋骨之间、肚脐周围的最小区域，稍高于或低于肚脐。理想情况下，你的腰围应该是身高的一半。例如，5 尺 2 寸（62 英寸）高的人应该有 31 英寸长的腰。然而，即使在正常腰围的人身上，腹部各器官之间也可能存在有很多脂肪，这些人有时也被称为 TOFI（Thin Outside but Fat Inside 外瘦内肥）。虽然他们身材苗条，没有啤酒肚，但是由于在体内各器官之间不健康的脂肪过多，其发生心血管疾病的风险更高。

为什么在我们的生命历程中，脂肪会从皮肤下面跑出来，移动并最终贮留到我们身体的各个部位呢？那是因为随着年龄的增长，脂肪细胞无法再做好它的本职工作——储存脂肪。胰岛素、IGF、氨基酸和其他物质持续终身的狂轰滥炸使脂肪细胞老化了、失效了。当它们不再能储存脂肪时，脂肪就会迁移到的身体其他地方并积聚在原本不属于它们的领地，包括腹部（啤酒肚）、肝脏（脂肪肝病症）或血管壁（导致动脉硬化发生）。由于人们随着年龄增长而体重会有所增加，人们通常会误认为他们的脂肪细胞功能太好，因为它们能储存那么多的脂肪。然而事实恰恰相反，脂肪开始迁移并积累在错误的地方，因为脂肪细胞不再能做它们应该做的工作。我们的脂肪细胞运作良好的时候，才是我们的身体最健康的状态。

2.3.2 脂肪、营养和衰老

几十年来，脂肪的"声誉"一直不好，但它们还是一如既往。脂肪总是被归咎于导致血管堵塞、心脏病发作和体重增加。几十年来，政府组织呼吁人们减少脂肪摄入，并且他们也那么做了，然而，即使我们真的少吃脂肪，我们可以看到心血管疾病、2 型糖尿病和肥胖还是越来越多了。为了对付肥胖的流行，数以百万计的人被劝食低脂饮食，但结果令人沮丧，我们稍后会加以讨论。低脂饮食似乎是减肥的合理选择，因为脂肪含有卡路里，并且都说"对心脏不好"。但问题并不是那么简单。

这种肥胖恐惧症是令人遗憾的，而且很大程度上也是没有根据的。其实脂肪对我们的身体非常重要。如果你仔细观察，会发现人体与其他动物相比自然含有更多的脂肪，更加丰满一些。平均而言，男性身体脂肪占 15%，女性甚至可以达到 25%，那可是身体的 1/4！与我们遗传最相近的类人猿的身体脂肪含量要少得多，一个年轻的类人猿的身体只含有 3%的脂肪，而一个人类少儿的身体中脂肪含量至少是其 5 倍。成年黑猩猩身体含有约 6%的脂肪，而一个成年人类的脂肪含量为 15%~25%。简而言之，一个健康的人体内竟然含有这么多的脂肪，说明脂肪在我们的身体中发挥着重要功能，科学家们并没有忽视这些事实。

　　多年来，科学家们总是在自问为什么人类会含有这么多的脂肪。有些科学家认为这是因为我们的祖先常常居住在水系附近。其他含有大量脂肪的哺乳动物是鲸鱼，这些动物需要脂肪才能在寒冷的水域中保持温暖。由于我们的祖先经常居住在靠近水的地方打鱼拾贝，或许他们也需要在皮肤下面生出一层脂肪来保暖。乍一看，这似乎是一个非常牵强附会的解释，但我们不应该忘记，进化过程可能非常强大。鲸鱼是至少 6000 万年前开始生活在水系附近的狼类动物的后代，后来才进入水中生活的。因此，鲸鱼实际上来自于陆栖动物。然而，人类来自一种水系灵长类动物的观点已经被证明是错误的。其中一个理由就是在世界许多地方，人类不得不与不那么友好的大型动物（如鳄鱼或河马）一起生活在水中。为什么人类含有这么多的脂肪，后面还有许多更好的解释。

　　我们的身体含有这么多脂肪的一个原因是我们有一个如此大的脑子。我们很丰满是因为我们很聪明。正是我们体内的脂肪构建了我们的大脑并保持其正常运作的。大脑主要是由脂肪组成的——脑组织大约 60% 的干重（除去所有的水分）都是脂肪。这也是人类儿童的身体内含有如此多的脂肪（与灵长类动物如黑猩猩相比）的原因：这些脂肪对于构建脑组织和大脑的进一步发育在生命的头几年是非常必要的。

　　我们还需要一个很好的脂肪供应以保持我们的大脑持续不断地运行。我们的大脑需要消耗大量的能量：我们身体全部能量中有 20% 需要提供给颅骨中那只有 2.6 磅的思维“肉冻”。这些能量为我们提供了自我意识、情感和诸多的忧虑。关键是这种能量还必须是随时可用的，因为你不能把大脑关掉。脂肪是连续能量供应的理想来源：100 克的脂肪含有 900 卡路里的能量。脂肪可以作为大量的能量储备来应对能量短缺时期。这里有一个问题是大脑并不能直接使用脂肪作为能源，因为大脑实际上是以糖类为能量基础而运行的。幸运的是，身体已经为此找到了一个解决方案：脂肪可以被转化成酮，而酮是可以被大脑用作能量的物质。在史前时代，这在稀缺时期非常重要，因为这种情况经常发生。如果我们的祖先几天没有找到任何食物，那么储存在他们体内的脂肪就能确保他们精力充沛的大脑仍然可以继续正常运行。

　　能量储备丰富的脂肪不仅在构建大脑并保持其正常运行方面是必要的，同时对保证持久的耐力也是必需的。耐力对我们的祖先来说非常重要，因为人类实际上并不是合格的猎人。与其他动物相比，人类因为只有两条腿而不是四条腿，因而显得非常迟钝缓慢。猎豹可以以每小时约 75 英里的速度奔跑，山羊的奔跑速度可能是跑得最快的人的 2 倍，甚至一只比人类小得多的松鼠也比我们跑得快，不信你可以去抓一只试试看。力量也不是我们最好的特征：黑猩猩平均比人类轻约 40 磅，力量却比我们最强的人类运动员还要强 2 倍。这就是为什么它们是如此危险的原因。即使现在，时不时我们就会听到某个地方的一名动物园管理员被黑猩猩拖走，然后发现已经死亡或严重受伤。在与大多数动物的对抗中，我们身体虚弱，运动迟缓，从来都是失败者。就我们的身体而言，人类并不是大自然的宠儿。

我们的祖先并不容易捕获到几乎总是比他们更强壮和跑得更快的动物。不过，他们成功了！怎么成功的呢？他们使用了一种叫做持久狩猎的特殊技术。简单来说，就是持续追捕猎物数小时，有时候是几天，直到动物屈服于压力和疲惫而就擒。人体的结构表明，我们特别适应这种形式的狩猎。我们身体中的大量脂肪使我们能够在不吃饭的情况下追踪猎物数天而不会出现任何的能量缺乏——这与斑马或瞪羚不同，后者很快就会变得精疲力竭。

除了大量的脂肪储备之外，我们的身体还有其他适应持久狩猎的特征。其中两个是人类所独有的：我们的无毛皮肤和我们快速排汗的能力。大多数其他哺乳动物身上都有一层毛发而极少有汗腺，或者干脆就没有外汗腺（汗腺分布在全身上下），而人类有数以百万计的汗腺。还有其他类型的汗腺是分泌汗腺，集中在某些部位，如腋下和性器官附近，能够产生不同的气味。由于哺乳动物几乎不能排汗，它们必须通过其他方式来冷却自己，例如，狗通过大口喘气来散热，袋鼠和狮子则在炎热的下午躺在荫凉处避暑，而猪是通过在泥水中滚动来降温。相比之下，人类能够大量排汗，甚至每小时排出多达 1 加仑的汗水，再加上无毛的皮肤，使他们能够快速地给自己降温。这在非洲大草原炎热的下午非常有用，而那里的其他哺乳动物如斑马和瞪羚，出汗很少，身体就很容易变得过热，再说它们还有那么一件厚厚的毛皮外套，这也使得它们更不容易降低体温。换句话说，我们人类赤裸无毛的原因，我们之所以有服装店和除臭剂工厂的原因，就是因为在史前时代这一特点使得我们能够更好地狩猎。也感谢我们有广泛的脂肪储备，使我们能够成为不依赖速度和力量而依靠耐心和持久的无畏的狩猎者。这也使我们能够忍饥挨饿漫游数天去寻找水果、坚果、种子和植物，并探索新的领地。

　　脂肪对生育也很重要。我们大量的脂肪储备使我们能够更快地繁殖。它给予妇女必要的能量以保证胎儿发育（特别是大脑的发育）、哺养和抚育孩子，这在经济萧条和物质匮乏时期意味着自己可以减少摄入而保证孩子充分的营养。一个丰满肥硕的妇女可以更快地繁殖，她可以在哺乳一个孩子的时候把自己的食物给另一个大一些的孩子（她自己体内有足够的以脂肪形式储存的能量），同时还能再次怀孕。因此，妇女的平均脂肪量比男性要多（女人体重的 25%是脂肪，而不是 15%）。人类妇女养育子女的数量可以是黑猩猩的 3 倍 [60,74]。正因为我们可以更快地繁殖，我们人类才能够快速地散播到世界各地，这正是一个重要的推动因素。

2.3.2.1　ω-3 脂肪酸

　　当我们回顾人类的进化史，我们可以看到，正是因为脂肪我们才可以更好地思考、更好地狩猎和生养更多的后代。再看看我们的身体结构，与其他哺乳动物相比，我们拥有更多的脂肪储存，脂肪的重要性也已变得更清楚无疑了。因此，脂肪对我们的健康至关重要是毋庸置疑的。摄入含有更多（特定）脂肪的食物的老年人，其各种疾病的发病风险都更低。ω-3脂肪酸就是一个重要的例证。它们可以存在于鱼类（特别是多脂鱼，包括鲑鱼、鲱鱼、鲭鱼和凤尾鱼等）、坚果（如核桃）和亚麻籽中。摄入更多的这种脂肪类食物可以减缓衰老过程，并降低与衰老相关疾病的发病风险。

　　这类疾病的一个例子是黄斑变性。在这种疾病中，眼睛视网膜中的细胞死亡，因为各种（失去功能的）蛋白质和其他碎屑都聚集在那里，导致中心视野性失明，这种失明可以向外扩展，直到完全失明。在西方，黄斑变性是典型的与衰老有关的疾病：25%以上的 65 岁以上中老年人都患有这种疾病。但是请记住，如果活得足够老，每个人都会或多或少地经历到这许多衰老相关疾病的。即使每周只吃一次鱼，你也可以更好地保护自己免受黄斑变性的病扰。一项研究的结果表明，摄取大量 ω-3 脂肪酸的人群比较少摄入 ω-3 脂肪酸的人，其发生黄斑变性的风险要低 45%[75~78]。

　　类风湿性关节炎是我们经常遇到的与衰老相关的另一种疾病。这种疾病导致关节部位的炎症。例如，一项对 32 000 多名妇女进行的研究表明，每周摄取一定量多脂鱼的妇女（能够提供至少210毫克的 ω-3 脂肪酸），其关节炎的发病风险降低了 35%[79]。还有一些研究表明，经常吃鱼的人，其脑部退化也比较少 [80,81]。除了鱼类外，核桃也含有许多有益健康的脂肪，包括 ω-3 脂肪（酸）。当给小鼠和大鼠喂食核桃时，它们的认知能力下降较少并且不太可能发展成阿尔茨海默病 [82]。在一项试验中，科学家们将诱导发展成阿尔茨海默病的基因突变鼠分为三组：第一组给予含有 6%核桃的食物，第二组给予含有9%核桃的食物，第三组食物中不含有核桃。喂食 9%核桃食物的小鼠因阿尔茨海默病影响而脑功能退化的程度较轻，与未吃核桃食物的小鼠相比，其在记忆测试中的误差减少了 45%[83]。研究人员得出结论：核桃对减少阿尔茨海默病能够起到积极的作用，而且能够减慢或预防该病的发生。吃大量核桃的人有更敏锐、更健康的大脑 [84,85]。另外，核桃也有益于心脏和血管的健康。根据一项有 12 万名参与者的研究结果，每天吃一小把核桃的人，其心脏病发作风险降低了 45%[86]。

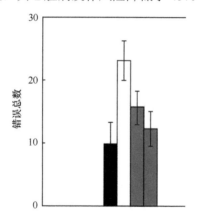

喂食核桃的阿尔茨海默病小鼠（灰色条）与没有喂食核桃的阿尔茨海默病小鼠（白色条）相比，发生的错误率更低。黑条显示的是没有阿尔茨海默基因突变、因此也不会罹患该疾病的对照组小鼠（来源：阿尔茨海默病杂志，2014）。

从鱼、坚果和种子中更多地摄入健康脂肪可以降低各种与衰老相关疾病的发病风险。问题是在西方我们摄入的健康脂肪如 ω-3 脂肪酸太少了。由于不是每个人都可以或想要吃鱼或坚果，人们有时就会服用含有 ω-3 的食品补充剂。有许多研究表明，ω-3 补充剂可以降低各种疾病的风险，如心律失常 [87~89]、心脏病发作 [90,91]、甚至精神病 [92]。另一方面，也有研究表明

ω-3 补充剂并不是非常有效，或者它们并不能改善总体死亡率。根据一项有 68 000 名患者参与的研究结果，服用 ω-3 补充剂只能把心脏病发作的死亡风险降低 9%，而 9% 被认为"在统计上是可以忽略的"[93]。

在这种情况下，媒体和某些专家很快宣布，ω-3 脂肪酸没有什么效果。但事情并不那么简单。在这样的研究中，参与者通常都是心脏病患者，他们同时服用各种其他药物如阿司匹林、降血压药物和他汀类药物，并且大都遵循更健康的饮食习惯，使其心脏病发作的风险本质上已然降低，所以我们说 ω-3 脂肪酸潜在的附加作用就可以忽略不计，或者在任何情况下都远小于那些仅服用 ω-3 脂肪酸的患者。实际上，研究表明，当没有或很少同时服用其他药物时，ω-3 的效果要大得多[94]。在提示其没有效果的那些研究中，研究人员可能会使用不同类型的 ω-3 补充剂，但有些补充剂的质量确实很差，如脂肪酸可能被污染或氧化，导致它们在一些患者中不太有效，甚至可能引发肝功能障碍。补充剂中存在许多不同形式的 ω-3 脂肪酸，如乙酯、甘油三酯或磷脂形式。ω-3 脂肪酸的来源可能也起了一定的作用，包括多脂鱼、藻类或磷虾（与虾类似的浮游生物）。甘油三酯 ω-3 脂肪酸的制造商声称它们的补充剂形式是最好的，而那些制造磷脂 ω-3 脂肪酸的人则坚持认为他们的产品才是最好的形式。到最后，这些研究通常都只能持续几个月或一年，这样的研究期太短了，短得无法正确测试评估食物对衰老相关疾病发生发展的影响，因为这样的研究通常需要进行数十年。你可以将它与一个已经被废弃了 30 年、即将坍塌的房子进行一下比较。在最后的这一刻，更换一只水槽就可以拯救整栋房屋吗？在某些情况下也许，但更有可能的是不能，因为你没有照顾到被淹没的地下室、墙壁上的裂缝或漏雨的屋顶。这并不意味着更换水槽就没有效果，重要的是维护沟槽的同时你还需要与其他维护保养措施（其他营养物）相结合。这就是为什么我特别地提倡吃富含 ω-3 的食物，而不是只依靠含 ω-3 的保健品。多脂鱼、坚果和亚麻籽不仅含有 ω-3 脂肪酸，还包含各种其他有益于健康的物质，如呋喃脂肪酸、碘、多种形式的维生素 E、膳食纤维和数百种其他尚未发现的物质，这些都对身体具有健康的影响，而你在 ω-3 保健品中是不会找到这些成分的。

在研究中我们也可以看到类似的结果。以阿尔茨海默病为例，有些研究表明，ω-3 脂肪酸有助于减缓这种疾病的进展，而另外一些研究则显示没有什么作用。这并不奇怪，因为阿尔茨海默病是一种严重的疾病，一个人经历了那么多年的各种因素（如营养、毒素、压力、运动不足、睡眠不足、抑郁等）的众多刺激和影响，就可能发生这种疾病。就像在最后一刻才修复破旧的水槽（一般在短时间内给予 ω-3 脂肪酸），通常也不会对防止整栋房屋的坍塌产生重要作用。这是不是就如同直到你患上了阿尔茨海默病才迫不及待地去服用 ω-3 脂肪酸，而不是从多年前就采纳遵循摄入含有脂肪酸的健康饮食呢？我们知道每周至少吃一次鱼的人比不吃鱼或极少吃鱼的人，其阿尔茨海默病的发病风险降低了 60%[95,96]。一项持续多年、针对8000 多名 65 岁以上老人的研究发现，那些每周吃不到一次鱼的人的阿尔茨海默病发病风险增加了 47%，而每天都吃鱼的人的阿尔茨海默病发病风险则降低了 44%。经常吃富含 ω-3 油类（如核桃油或亚麻籽油）的老年人，其痴呆症发病风险降低了 60%[97]。

当然，吃更多的鱼或核桃的人也常常是受教育更多的人，是摄入更多其他健康食物、锻炼得更多、吸烟更少的人。研究人员在评估健康脂肪的重要性时，都会尽可能地把这些因素全部考虑进去。无论如何，结论都是一样的：健康的生活方式和含有更多健康脂肪的饮食可以降低与衰老相关疾病（如阿尔茨海默病、黄斑变性和心脏病发作）的发病风险。这也是为什么美国心脏协会和欧洲心脏病学会推荐摄入更高量的 ω-3 脂肪酸，比如每周至少吃两次鱼，以及坚果、亚麻油、橄榄（油）、鳄梨和其他富含脂肪的健康食物。

2.3.2.2 胆固醇

长期以来，脂肪被认为不健康的原因之一是与胆固醇有关，因为胆固醇也算是脂肪。胆固醇具有与典型脂肪不同的结构，但由于胆固醇也难溶于水，所以也称为脂肪。我们总是听说，胆固醇水平高是不健康的。但事情并不是那么简单。

这些年来，许多大型研究的结果已经提示，胆固醇水平升高与心脏病发作风险之间没有关系[98,99]。是的，你的阅读理解正确无误——高胆固醇不会增加心脏病。这并不令人惊讶，因为因心脏病发作而被送到急诊室的人实际上有 75%其胆固醇水平是正常的[100]。当然，也有因罕见的遗传性疾病而导致一些人出现超高的胆固醇水平，并可能增加心脏病发作的风险，但这些都是例外。在这种情况下的胆固醇水平被称为超生理性，这意味着它们非常之高，通常适用于健康人群的说明在这儿基本没有什么用。非同寻常的是，即使是具有这种遗传病症的人——称为家族性高胆固醇血症——其中 40%也是具有正常寿命的[101]。

因此，胆固醇水平高不一定就肯定是不健康的。著名的弗雷明汉（Framingham）心脏研究中心的研究者之一乔治·曼（George Mann）教授说：

> 饮食-心脏假说表明，脂肪或胆固醇的大量摄入会引起心脏病已经被反复证明是错误的，但由于复杂的原因，包括自豪感、产业利润和偏见歧视等因素在内，这一假说还是继续被科学家、赞助企业、食品公司甚至政府机构所炫耀和宣扬。公众正受到本世纪最大的健康骗局的欺瞒。

食品和制药行业喜欢宣称高胆固醇对你来说是不利的，因为这样食品行业就可以促进低胆固醇人造黄油的市场，制药行业也可以销售数十亿美元的降胆固醇药物。尽管所有的科学研究都提示了相同的结论，我们仍然可以看到电视广告还在大力宣传、鼓吹有益心脏健康的人造黄油（其中充满了诱发炎症的 ω-6 脂肪酸）的使用，据说可以降低胆固醇水平。

由于对高胆固醇的恐惧，我们几乎都忘记了胆固醇是身体中一个非常重要的物质。类似于 ω-3 脂肪酸，胆固醇也是细胞壁（细胞膜）的重要组成部分。我们的细胞膜含有的胆固醇越多，它们就越有弹性、越灵活柔韧，从而使细胞彼此之间能够更好地通讯，这对我们的脑细胞特别有益，因为对细胞通讯来说似乎没有比这个更好的了，所以才产生了我们的意识。我们的脑细胞里充满了胆固醇，虽然大脑的重量只有我们体重的 2%，但它却含有我们身体全部胆固醇的25%。你的大脑需要有胆固醇才能发挥作用，这就解释了为什么在血液中所谓的健康胆固醇水平低（低于 200 毫克/分升或 5.17 毫摩尔/L）的人比适度高水平胆固醇（200～239 毫升/分升，或 5.17～6.18 毫摩尔/L）的人更健忘，认知测试表现也不那么好[102]。这在老年人中尤为显著。

而且更为有意思的是，高胆固醇的人往往比那些胆固醇水平低的人寿命更长。在著名医学杂志《柳叶刀》发表的一项研究，对高龄老年人（参与者的平均年龄为 98 岁）进行了持续 10 年的追踪调查，这项研究不仅表明高胆固醇和心脏病发病风险之间没有关联，而且也表明胆固醇水平最高的人也是最长寿的人！高胆固醇人群的癌症和感染症的发病风险都更低（因为胆固醇可以使免疫系统更加高效）[103,104]。高胆固醇女性罹患帕金森病的风险较低：其血液中胆固醇越多，帕金森病的发病风险就越小[105]。肌萎缩性侧索硬化症（amyotrophic lateral sclerosis，ALS 或 Lou Gehrig 氏病）的患者，如果其胆固醇水平较高的话，则其平均寿命更长[106]。简而言之，过多的胆固醇对你的健康并不总是有害的，血液中胆固醇水平高的人甚至被证明可以活得更长。

在高胆固醇和心脏病发作风险之间并没有什么关联，这一点现在变得越来越清晰了，即使是对沉溺在"胆固醇不好"神话中的那些最为炽热的信徒来说，亦是如此。因此，他们提出了第二个更精致的假说。根据这一假说，胆固醇有两种不同类型：坏胆固醇（LDL 胆固醇）和好胆固醇（HDL 胆固醇）。低密度脂蛋白（LDL）胆固醇越多，血管就越容易被堵塞；而高密度脂蛋白（HDL）胆固醇越多，血管就越健康。然而，这种分类还是太简单了。我们经常可以看到，即使 HDL 胆固醇和 LDL 胆固醇水平正常的人群，其心脏病发作的风险也还是较高，还是死亡较快。其他研究表明，即使血液中低密度脂蛋白胆固醇水平较低的人群，仍然可能具有高于常人数倍的帕金森病发病风险[107]。用药物提升 HDL 胆固醇水平对降低心脏病发作的风险也没有什么帮助，而且导致人们产生更多或更少好胆固醇的遗传变化也并不能预测其心脏病发作的风险高低[108]。

因此我们需要超越胆固醇的数量和类型而思考得更深入。胆固醇本身是无害的，但当它们被糖基化、氧化和变小时，它们才变得非常有害。如果血液中的低密度脂蛋白胆固醇颗粒被来自我们饮食中的过多糖类糖基化了，或者由于我们吃的水果和蔬菜太少而被氧化，那么胆固醇颗粒就会变得黏稠，它们就会更容易黏附在血管壁上并引发炎症，导致血管堵塞。胆固醇的危险还在于其颗粒的大小，小颗粒胆固醇更是特别危险，因为它们的体积很小从而可以更容易地进入血管壁并堆积在那里。我们观察到，有些突变能够使人产生较大的胆固醇颗粒，而这些人有更大的机会活到 100岁[109]。还有，碳水化合物含量高的饮食能够使胆固醇颗粒变得更小，因此对健康危害更大。

所有这一切并不意味着更精确的 LDL 和 HDL 胆固醇检测是没有用的，

它们可以基于整体情况的考量来告诉你一些关于你的风险状况。他汀类药物（降胆固醇药物）也不是没有用的，它可以降低心脏病发作的风险。然而，越来越明显的是，它们也可能透过其他机制来做到这一点，而并不非得是降低胆固醇这一途径：他汀类药物可以减少体内的炎症，改善血管壁细胞的功能，并且可以影响蛋白质的粘连。这些与"只是降低胆固醇"具有完全不同的工作机制。每位患者都有他/她自己独特的风险模式，所以当你对你的药物或饮食有疑问时，最好与你的医生讨论一下。

2.3.2.3　饱和脂肪

因此，说到底，胆固醇并没有我们想象的那么坏。其实，还有另一种类型的脂肪也被错误地贴上了"不良"的标签，这就是饱和脂肪。饱和脂肪尤其可以在动物产品中找到，如肉、黄油、鸡蛋和奶酪，也可以在巧克力和椰子油中发现。几十年来，营养学家们一直都在劝阻人们不要摄入饱和脂肪，因为这些脂肪被认为会堵塞你的血管，增加心脏病发作的风险。但真的就是那么简单，也就是说所有的饱和脂肪总是不健康的吗？

事实似乎要复杂得多。例如，各种大型研究业已表明，饱和脂肪并不会增加心脏病发作的风险 [110,111]。相反，（食物中）用饱和脂肪替代的碳水化合物越多，心脏病发作的风险就越小，饱和脂肪每替代掉 5% 的碳水化合物，心脏病发作的风险就可以降低 7% [112~114]。这样的研究表明，太多的碳水化合物而不是太多的脂肪对你的心脏是不健康的。你摄入的碳水化合物越少同时脂肪越多，你就会越健康。鉴于我们对衰老的了解，这并不让人难以理解。我们已经知道太多的碳水化合物加速了衰老进程。

另一个问题是，所有的饱和脂肪都被扔在一堆儿并被贴上了"不健康"的标签。但并非所有饱和脂肪都是相同的。例如，短链饱和脂肪酸丁酸酯就有多种健康功效 [115,116]。丁酸酯甚至是为什么你应该摄入大量水溶性纤维性食物的原因之一：这些纤维被你肠道中的细菌转化成丁酸酯，对你的肠道健康、免疫系统、新陈代谢、甚至你的大脑都有各种有益的影响。当然，这并不意味着所有的饱和脂肪都是健康的，或者说你应该吞下大量的黄油。有不健康的饱和脂肪和中性饱和脂肪，当然也有健康的饱和脂肪。在许多食物中，它们的作用相互抵消，这也是许多大型研究没有发现饱和脂肪与心脏病发作风险之间关系的原因之一。

但是，尽管已经有这样一些研究结果，为什么我们仍然会经常从许多行政管理部门听到说所有的饱和脂肪都是不健康的呢？应该有这样几个原因。

一个原因是知名营养学专家安杰尔·吉斯（Angel Keys）所做的研究。吉斯因其于 1970 年出版的《七国研究》而闻名，这项研究调查和分析了 7 个不同国家的脂肪消费情况。吉斯发现，在人们普遍摄入饱和脂肪的国家，心脏病发作的风险较高。吉斯并没有蔑视公众，而是非常善于雄辩地解释和阐明他的发现。他认为饱和脂肪是心血管疾病的主要原因并对饱和脂肪展开了一场肃清运动。他还是一些重要的咨询委员会的成员，因此能设法说服美国政府承认饱和脂肪是不健康的，而不是超量的碳水化合物。后来在那段时期里，也有科学家相信并不是那么多的脂肪而主要是太多的碳水化合物（软饮料、面包和烘焙食品等）是不利于健康的。然而经过激烈的辩论，以他著述的《七国研究》为参考，吉斯成功地说服有关管理部门相信了他的研究。毕竟，该项研究清晰地显示，在饮食中含有较多饱和脂肪的国家，其心脏病发作的风险也较高。当局采纳了他的观点，并且由于当局倾向于把事情简单化、希望使广大市民更容易理解，干脆建议大幅度减少所有脂肪的消费，而不仅仅是饱和脂肪。

因此，几十年以来，信息传播的就是"脂肪是不健康的，特别是饱和脂肪"。但这并不是个很好的建议，因为一方面，很显然吉斯的《七国研究》一书并没有包涵其全部的研究情况——他的研究范围和对象远远超过了 7 个国家，实际上他曾经研究了 21 个国家的有关情况，但是他却只是选择突出了 7 个与他的观点相一致的国家。那些都是饱和脂肪摄入与心脏病发作风险之间存在关联的国家，但是他却有意无意地忽视了这两者之间根本没有关联的国家和人口。有很多例子可以说明情况，比如阿拉斯加的因纽特人、肯尼亚的马赛部落和乌干达的桑布鲁人，他们的饮食中包含 70%～80% 的脂肪，其中也包括大量的饱和脂肪，但他们既没有肥胖症也没有血管栓塞 [65]。吉斯在他的研究中忽略了饱和脂肪与心脏病发作之间关联不清楚的国家，如法国、德国和瑞士。在希腊，他只研究了 9 个人；不仅如此，在参加研究的 12 770 人中，只有 3.9% 人的饮食习惯得到了研究。

如果说所有这些都还不够糟糕的话，即使只从 7 个最能体现其观点的国家数据来看，吉斯得出的结论都是错误的。1999 年进行的对 7 个国家研究的数据重新分析的结果显示，与摄入动物产品（含有饱和脂肪）相比，心脏病发作与糖、面包和烘焙食品的消费之间的关系更为显著[117]。多么令人痛心疾首呀！许多政府机构推行基于吉斯观点的健康指南达数十年，而且还有更多的政府机构今天仍然在这样做，因为吉斯的观点毕竟对许多食品制造商是利好的依据。有了这些数据和信息，他们就可以把那些廉价的、保质期长的、低脂肪但高碳水化合物的食物（面包、意大利面、甜甜圈、谷物早餐、比萨饼等）卖给广大民众，甚至还宣称他们的产品是多么的健康，因为它们基本不含有脂肪或胆固醇。

当然，我们也不能把这一切都归咎于吉斯先生。还有其他的原因让我们这么长时间都相信脂肪是不健康的。一个是常识。研究表明，血液中脂肪水平高的人，其心脏病发作的风险也较高。常识会告诉你，脂肪会堵塞血管，因此你就会明智地减少你的脂肪摄入量。但是，如果你血液中的脂肪并不是因为你摄入了过多的脂肪而是从别的类型食物如碳水化合物来的呢？

西方人的饮食与数十万年前人们的饮食已然完全不同。我们每天都摄入大量的碳水化合物：早餐，一大碗含糖的谷物或涂满果酱的烤面包片；午餐，白面包做的三明治或汉堡包；晚餐，米饭、面食或土豆，然后是甜点。我们的肝脏承担着处理这些大量的碳水化合物的任务。肝脏是数百万年进化的产物，数百万年来，其与果酱加烤面包、炸薯条或馅饼等没什么瓜葛。因此我们可怜的肝脏无法燃烧或储存所有这些碳水化合物，唯一的出路是将这些过量的糖转化为脂肪。这也可以解释了为什么摄入很多碳水化合物（而不是脂肪）的人往往会有脂肪肝，会在整个腹部堆积脂肪（形成典型的啤酒肚），而且血液中的脂肪含量也高。最合理的结论是，你需要尽量少吃脂肪（类食物），以减少血液中的脂肪含量。然而，在医学中，很多事情并不是看上去那么简单。深感讽刺的是，减少血液中脂肪的最佳方式是减少碳水化合物的摄入，而不是少吃脂肪[118]。

长期以来脂肪一直有这么一个不那么好的"名声"，还有一个原因，就是确实有不健康脂肪的存在，也就是说那些大多数脂肪的表兄弟们带给了脂肪家族一个不好的"名声"。现在我们就说说反式脂肪。这些不健康的脂肪经常出现在工业化预制的食物中，如烘焙食品、油炸食品、快餐和一些人造黄油，它们确实增加了心脏病发作的风险。此外，还有 ω-6 脂肪酸，即 ω-3 脂肪酸的对应物，这些脂肪酸存在于肉食和油脂中，如玉米油或向日葵油。大量的 ω-6 脂肪酸可以刺激体内炎症。这在许多工业化国家都是一个问题：我们摄入了太多的 ω-6 脂肪酸和太少的 ω-3 脂肪酸。一些人造黄油可能几乎不含任何反式脂肪，但它们仍然含有超大量的 ω-6 脂肪酸，这是不推荐的。

现在我们看到，大多数的脂肪并不是不健康的。我们应该往哪里走？2014 年 6 月 23 日，《时代》杂志封面上展示了一个黄油卷儿，还附有"请吃黄油"的信息，并在下面说："科学家把脂肪标记为敌人，为什么他们错了。"

这是否意味着我们现在可以整块儿地吃黄油呢？不，不是这样的。黄油可能没有像一开始想到的那样糟糕，但这也并不意味着我们就可以不顾后果地任性吃。对含有饱和脂肪（如黄油）产品的恐惧确实是夸大了的。你可以使用黄油或其他含有饱和脂肪的产品如椰子油，可以适当地烹饪。正如哈佛大学的大卫·路德维希（David Ludwig）所说的，"下次你吃奶油烤面包时，想想黄油其实才是更有益健康的成分。"这句话概括了营养科学正在发生的思维转变：不应该把所有的责任都归咎于脂肪，因为最终我们看到了过多的碳水化合物在疾病发生和加速衰老中起着更重要的作用。这里"碳水化合物太多"不仅指快糖，而且还包括那些令人推崇的淀粉，这些淀粉在太长的时间内都不被考虑在碳水化合物的范围内。

当然，我们不应该忘记那些真正健康的脂肪，比如来自鱼和坚果的 ω-3 脂肪酸，还有那些来自橄榄油、鳄梨和黑巧克力中的脂肪（事实上，尽管黑巧克力中也含有大量饱和脂肪，它具有各种健康效应，正如我们稍后会看到的）。我特别推荐这些类型的健康脂肪。例如，一项研究表明，配以更多来自橄榄油和坚果脂肪的地中海饮食可能降低 30% 的中风和心脏病的发病风险 [119]。这也就很容易理解为什么哈佛大学的科学家们将来自坚果、种子、橄榄、鳄梨和植物油（如橄榄油或核桃油）的脂肪放在他们食物金字塔的基底部了。同时应尽可能避免摄入富含 ω-6 脂肪的食物，如人造黄油或玉米油。

简而言之，更健康的脂肪、更少的（快吸收）碳水化合物，还有不太多的动物蛋白质，将是长寿与健康生活的理想配餐。

概　　要

饱和脂肪和胆固醇并不像过去所想的那样不健康。

含有健康脂肪的饮食能够降低与衰老相关疾病的发病风险，包括阿尔茨海默病、心脏病、黄斑变性或中风。

吃更多健康的脂肪：

通过食物：坚果、种子、橄榄、鳄梨、多脂鱼（鲑鱼、鲭鱼、鲱鱼、凤尾鱼等）；

通过油脂：特级初榨橄榄油（机械压制无加热或添加化学品），核桃油，亚麻油。许多油可以用于冷食，但不能用于油炸。可用于油炸的好油有：橄榄油、鳄梨油、椰子油、牛油。

减少不健康脂肪的摄入：

- 反式脂肪（堵塞血管）：特别是在工业化预制的食物中，包括烘焙食品、零食小吃、煎炸用油料、快餐和一些人造黄油；

- ω-6 脂肪酸（增加炎症）：玉米油、向日葵籽油、芝麻籽油和大多数人造黄油。

2.4　我们的能源发电机及其在生命、死亡和衰老中的作用

我们现在详细讨论了蛋白质、碳水化合物和脂肪在衰老中的作用。然而，除了蛋白簇集和糖交联，为什么我们会衰老还是有其他原因的。例如，在我们称之为衰老的、缓慢而明确的逐渐衰弱的发展过程中，线粒体也发挥着重要的作用。

线粒体是魅惑迷人的。它们是我们细胞中的细小结构，没有这些结构，我们将无法行走、思考、感觉或谈话。真正是它们形成了保持我们活力的

生命能量和生命之气。它们就是生命本身，因为是它们产生能量才得以使我们的细胞发挥作用。线粒体是你每天呼吸 2 万次和每天都要吃饭的原因。氧与食物（特别是碳水化合物和脂肪）是我们的线粒体用以产生能量的燃料。线粒体是餐馆、超市、小吃店和农业之所以存在的原因，是它们使得温血哺乳动物出现并使生物变得比简单的单细胞细菌更加复杂成为可能。而且如果我没有记错的话，它们也在衰老中发挥作用。

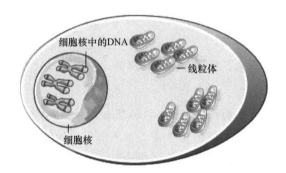

线粒体是细胞内的细小结构，为细胞提供能量。它们类似于细菌，因为它们是从细菌进化而来的。

每个身体细胞平均包含有数百至数千个线粒体。特别是那些必须持续超强度工作而需要大量能量供应的细胞，会含有更多的线粒体，如脑细胞、眼细胞和肾细胞（红细胞是唯一不含线粒体的细胞，当然，我重复一下，它们也不需要特别卖力地工作）。我们知道身体含有大约 40 万亿个细胞，每个细胞平均含有成千上万个线粒体，你就可以理解你的身体为什么必须藏有多得无以计数的线粒体了。粗略的估计是，身体里大约有 10 万兆线粒体，有这么多线粒体的原因是因为它们如此重要。

那么什么是线粒体呢？实际上它们自己本身也是小细胞，即细胞里面的小细胞。线粒体的膜壁也是由脂肪组成的，就像我们的细胞膜壁一样。此外，线粒体内也含有 DNA，这也像我们的细胞一样（我们细胞中的正常 DNA 都存在于细胞核内部，DNA 含有细胞中蛋白质的构建指令。而线粒体 DNA 存在于线粒体内，并含有指令指导构建线粒体尤其是线粒体蛋白）。

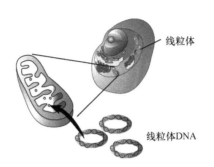

线粒体

线粒体DNA

线粒体含有自己的 DNA，呈小圆圈状。线粒体 DNA 包含构建线粒体蛋白的指令。
"普通"的 DNA 位于细胞核中。细胞核 DNA 包含有为细胞构建蛋白质的指令
（图片来源：美国国立卫生研究院国家人类基因组研究所）。

　　线粒体之所以是我们细胞内的小细胞并有自己的 DNA，还有一个重要的原因。几十亿年前，线粒体是自由生活的细菌！地球上的生命起源于大约 38 亿年前，起初只是以细菌的形式存在的。它们是简单的原始细胞，胞内或多或少有一些包涵 DNA 和蛋白质的充盈的小水囊，但是并没有线粒体。大约 20 亿年前，地球上生命进化中最重要的事件之一发生了——大细菌吞噬了小细菌。然而，被吞噬的小细菌并没有被消化掉，而是继续存在于大细菌之中，并且还承担了更多的工作——它开始为大细菌生产能量。因此，小细菌成为最初的线粒体，而大细菌则进化成为真正的细胞。

　　线粒体就是能够为大细菌或细胞生产能量的史前小细菌。我们身体中的所有细胞都是这种含有产生能量的小细菌或线粒体的大细菌性细胞的后裔。因此，这些线粒体就是为我们产生能量的史前小细菌，所以我们才可以说话、呼吸和行走。由于我们的细胞含有成百上千个线粒体，从这个意义上说，每个人都是一个会散步、会说话的菌落体。就像汽车由发动机推动一样，我们的身体是由呈现为线粒体的细菌来驱动工作的。

　　线粒体仍然具有细菌的特征，这可以从它们的行为中看出这个事实。例如，线粒体可以在细胞内分裂并复制自身，就像细菌那样。当细胞需要更多的线粒体（如当我们运动并需要更多能量产生时），线粒体就可以分裂成两个，与细菌完全相同。另外，就像细菌一样，线粒体对抗生素也很敏感。因此，一些抗生素对线粒体是有害的，因为它们本质上就是古细菌。这就解释了为什么一些抗生素对我们的身体是非常有毒的，并因此不再被使用。

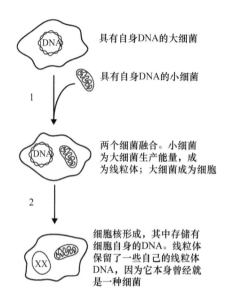

复合细胞的生长：小细菌与大细菌融合。小细菌为大细菌生产能量，从而成为线粒体，大细菌则变成为细胞。由于现在有了可用的能量来源，所以大细菌可以发育出细胞核以存储其 DNA（线粒体也有自己的 DNA）。具有线粒体和细胞核的复杂型细胞形成了所有复杂的生命，如水母和人类。

　　正如我们所看到的，线粒体最重要的任务是为我们的细胞生产能量。但线粒体产生的能量到底是什么呢？能量通常被理解为抽象的东西，如闪电或电火花。然而，在我们的身体中，能量是一种称为三磷酸腺苷（ATP）的实质性分子。ATP 有时被认为是继 DNA 之后身体中最重要的物质。

ATP 是所有生命的引擎，是由氧原子（**O**）、磷原子（**P**）、氢原子（**H**）和碳原子（**C**。不总是显现，它们定位于角落）构成的小分子。**ATP** 倾向于与蛋白质结合，改变其结构并使其发挥作用。

ATP 是一种小分子，通过（我们呼吸的）氧气和线粒体中（我们所吃）的糖与脂肪来保证巨大能量的连续生产。ATP 为什么是能量？因为它是一种非常活跃的物质：它总是与我们细胞中的各种蛋白质结合，从而改变了这些蛋白质的结构。因此，ATP 在我们细胞内的蛋白质中产生了一种多米诺骨牌效应。当 ATP 结合到一个蛋白质时，蛋白质的结构就会发生轻微的变化，从而使其发挥功能。例如，当 ATP 分子结合到附着在陡峭的细胞壁上的通道蛋白时，蛋白质（通道）就会打开，使得某些特定物质可以流入细胞。当 ATP 分子与肌肉蛋白结合时，肌肉蛋白发生轻微的形状变化，使其变短。如果这种情况同时发生在肌肉细胞中成千上万的蛋白质中，并且正好就是存在于我们的手臂或腿部的数百万个肌肉细胞之中，这些肌肉就会收缩，使我们能够从椅子上站起来，或者去散步，或者翻过这一页书。

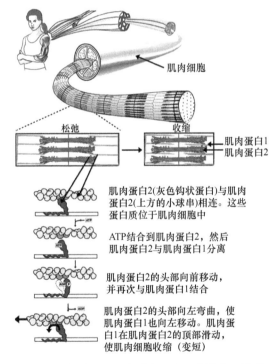

肌肉细胞含有平行的线状蛋白质（由肌肉蛋白 1 和肌肉蛋白 2 组成）。这些蛋白质彼此勾连在一起。当 **ATP** 结合肌肉蛋白 **1** 时，肌肉蛋白 **2** 就使肌肉蛋白 **1** 移动。当数以百万计的蛋白质在数以百万计的肌肉细胞中进行这种操作时，整个肌肉就会收缩，所以我们才会走路、呼吸和大笑。

简而言之，拜 ATP 所赐，我们可以活动、呼吸和生活。正是这种物质赋予事物以生命，或者更具体地说，ATP 使生物体能够工作和生存。ATP 改变微小蛋白质的结构，使肌肉能够收缩，胃细胞可以产生胃酸，通道蛋白可以打开或关闭，整个身体可以运动并发挥功能。正是 ATP 把生物与石头或其他无生命物体区分开来。每天，我们身体的数万亿线粒体产生大约 155 磅（约 70 千克）的 ATP！当然，这种 ATP 也被不断地分解（通过与蛋白质的相互作用），并重新在线粒体中构建。所以，每天大概这个数量的 ATP 一直在我们的身体中循环再生。

ATP 是支配我们细胞中几乎所有过程的生命能量。这就解释了为什么氰化物是有毒的。氰化物分子能够与一个重要的线粒体蛋白相结合，导致线粒体不能发挥作用。几百毫克的氰化物足以关闭我们所有的线粒体，并在数分钟内导致死亡。没有 ATP，我们的细胞不再发挥作用，我们就会死亡。脑细胞停止运作使我们丧失意识，心肌细胞停止收缩，呼吸停止。

因此，ATP 的功能解释了为什么我们会死亡。死亡几乎总是归结为同样的事情——缺乏氧气，这使得线粒体不再能产生 ATP（除非你被压碎死亡或被酷热蒸发掉）。无论溺水、心脏病发作还是车祸后失血，通过血液的氧气供应被中断了，线粒体不再能够产生 ATP，因此细胞停止运作，你就死亡了。你可以说 ATP 是灵魂，即维持身体正常功能的不可见物质。在一个活着的人身上，每秒连续生产数以千万亿计的 ATP 分子，改变着大量蛋白质的结构；而在一个死亡的人身上，ATP 的生产已经停止，所有一切都已经关停。

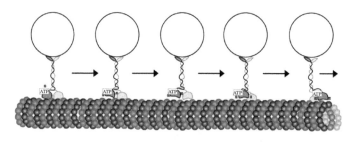

ATP 确保转运蛋白可以通过细胞的"高速公路"运输含有特定物质的小囊。这些"高速公路"在细胞中是长管状结构，每个也都是由蛋白质组成的。转运蛋白质有两只"脚"，可以逐步地跨过"高速公路"。每当一个 **ATP** 分子结合到其中一个"脚"时，脚形蛋白质的结构就会发生变化，使得"脚"向前迈进，蛋白质就可以拖动小囊沿管子前进。
这就是各种物质在我们的细胞中运输的方法。

线粒体不仅是维持生命所必需的，它们也赋予了生命一个特定的方向：在地球上的生命进化中它们发挥了重要的作用。多亏了线粒体，智能生命才有可能出现。没有线粒体，就不会有动物、人、城市或 iPad，不然地球就只能被懒散地浮游在水塘中的细菌所充斥。

细菌实际上就是个小水囊，里面漂浮着松散的 DNA。与我们的细胞相比，细菌不含有线粒体，也没有整齐有序地储存着 DNA 的细胞核。然而在大约 20 亿年前，一种大的细菌吞噬了一种小细菌，因此形成了线粒体，就是为其宿主生产能量的小细菌。小细菌为大细菌（细胞）提供了多得多的能量（ATP），使它们进一步进化并变得越来越复杂。由于这种额外的能量，细胞核也逐渐发育出来。细胞核是细胞中的球形结构，其中整齐地储存着细胞的 DNA（与其相反，细菌中的 DNA 只是简单、松散地漂浮在四周的）。

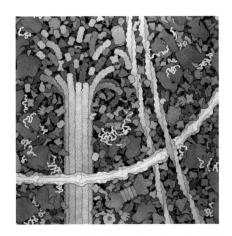

一个细胞的内部。所有长型的蛋白质形成了可以使细胞移动并赋予其特定形状的细胞骨架（资料来源：斯科里普斯研究所的 **David S. Goodsell**）。

借助线粒体产生的能量，大细菌也可以长得更大：一个普通的人体细胞可以比一个细菌大数千倍，并由此构建了人类（及所有的植物、动物和真菌）。线粒体使得大的单细胞细菌现在也可以建立一个细胞骨架：由许多成千上万的铰链蛋白质组成的复合框架，从而可以使细胞移动。例如，白细胞可以用触手抓住细菌或病毒并吞噬掉它们。通过细胞骨架，肠细胞可以形成较长的隆起，使其能够从肠中吸收更多的营养。移动细胞骨架需要消耗大量的能量（ATP 需要结合到无处不在的细胞骨架蛋白上以改变骨架的结构），而线粒体提供了这些能量。

得益于线粒体，细胞可以变得更大、更复杂。没有线粒体，地球上的生命永远不会变得比一个细菌更复杂。一些科学家认为，线粒体的出现是比生命本身的起源更重要和更罕见的事件。毕竟，我们应该是生活在一个相当亲生物的宇宙中，这意味着生命从非生命的元素中起源进化可能并不那么困难。如果将一些甲烷气体、磷矿物质和二氧化碳气体混合在一起，约一周后，氨基酸（构建蛋白质和生命的积木）就会自发出现。即使在陨石上，也发现了构建 DNA 的基本构件。此外，最近的研究表明，在海底底部的热液喷口的孔隙中可以很容易地进化出生命。

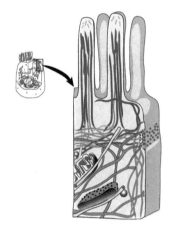

细胞顶部的这个隆起是由数千个蛋白质组成的长棒。细胞中的这些棒、丝和管形成了细胞骨架。

因此，生命的出现可能并不是一个如此惊人的事件，但复杂生命的出现是一个不同的故事，因为这需要两个细菌之间巧夺天工的默契合作，才会产生良好的效果。线粒体如此形成，生命才最终会变得越来越复杂。这种细菌之间的成功融合可能比生命本身的起始在生命史上更为不容易。这也就可以解释了为什么这个星球上的生命进化得如此缓慢。生命本身很早就开始了（大约 38 亿年前，地球经过几乎数千亿年的充分冷却以后）。但是，之后从细菌进化成线粒体就花费了近 20 亿年的时间，就是说有近 20 亿年，这个星球上最复杂的生命形式不过就是细菌，这可不是一段短时间。

也许组成我们宇宙的许多星球中也充满了很多类似于细菌那样简单的生命形式的存在，但它们从未进化成线粒体，使它们最终没有能够进化成更复杂的生命，如水母和人类。

线粒体在生命史上一直是非常非常重要的。此外，它们也对生命的有限性负有责任，因为它们在衰老中也起着非常重要的作用。那是因为线粒体有一个弱点——它们内部存储的 DNA。这些线粒体 DNA 包含构建和维护线粒体的指令，然而它非常容易受到损伤和破坏，因为它所存在的线粒体内部，恰好是细胞中存储 DNA 最糟糕的地方之一。

线粒体是我们细胞的能量发电机，因此其内部不停地发生着持续的化学活动，包括产生有毒、有害、废损无用的颗粒或自由基。正如有毒烟雾飘离一间煤炭厂一样，线粒体能够释放自由基。这些自由基是非常活泼的小颗粒(原子或分子)，它们能够附着在我们细胞的各种结构上并损坏它们。自由基也与线粒体 DNA 起反应，况且线粒体 DNA 非常接近产生自由基的位置。这是一个问题，因为线粒体需要那些 DNA 来构建它自己、来繁殖（复制其自身）并维护和修复自己。因此，脆弱的线粒体 DNA 置身于线粒体内部并不是一件好事。这差不多类似于把组装烤箱的纸质说明书放置于热烫的烤箱旁边，还不断地迸发出热烫的火花。

大自然母亲也注意到了这一点。这就是为什么在过去的 20 亿年的时间里，她试图将线粒体 DNA（基因）尽可能多地从线粒体中移出并放入到安全性更高的细胞核中，远离产生自由基的线粒体。超过 1000 个线粒体基因（线粒体中构成蛋白质密码的 DNA 片段）已经被移动到细胞核——除了 37 个基因之外，它们编码大约 13 个线粒体蛋白。这些基因仍然位于线粒体中并形成容易受到损伤的脆弱的线粒体 DNA。

婴儿有新鲜、原始的线粒体。儿童的线粒体也表现得非常优秀，孩子们可以在房子里或在操场上活动几个小时而不会疲劳，充满活力。而当你 50 岁时，就是一个不同的故事了。你更容易疲劳，无论长距离步行、打场网球还是夜晚跳舞，都需要更长的时间来恢复体力。几十年过去了，越来越多的线粒体 DNA 被破坏，线粒体的功能也不能像以往那样发挥得好了。这正是衰老的原因之一，我们细胞的能量发电机也不再那么有效地工作了，所以我们出现了由于衰老所带来的各种典型的问题和疾病。我们更容易疲劳，因为我们老化受损的线粒体不再能产生足够的能量（ATP）。

大脑中老旧的线粒体只能向脑细胞提供更少的能量从而导致脑细胞功能下降，结果是你学习新事物的能力下降，遣词造句更加困难，思维速度减慢；心脏中老旧的线粒体为心脏肌肉提供的能量越来越少，使心脏泵逐渐失灵；肌肉细胞中老旧的线粒体则会削弱我们肌肉的力量，结果上阶梯变得更加困难，有一天你终于安装了升降座椅，最后你坐在了轮椅上。总之，我们的线粒体变得越老越差，我们用于活动、思考并最终包括整个生命的能量也就越少。

有些人出生时就患有一种罕见的线粒体疾病，从年轻时开始就显现出一些典型的衰老症状。这类疾病是因为线粒体中的某些蛋白质功能不正常或不能产生足够量的蛋白质所导致的。所以该类疾病尤其对高耗能组织包括大脑、眼睛、心脏或四肢肌肉中的细胞影响很大，也就没什么奇怪的了。

这类线粒体疾病的一个例子是 MELAS（mitochondrial encephalopathy, lactate acidosis, and stroke-like episodes，MELAS 型线粒体肌病脑病伴乳酸中毒及卒中样发作的简称）。这种疾病只发生在几岁的孩子身上，主要表现为：肌肉无力、酸痛，因为肌肉细胞中的线粒体不能产生足够的能量；视力和听力下降，因为他们的眼睛细胞和听力细胞产生不了足够的能量，并最终因此而死亡。这些孩子也可能有剧烈的头痛和癫痫发作，因为脑细胞也缺乏足够的能量。他们的心脏和肾脏功能减弱，并且还会罹患糖尿病。最后，他们的病情发展成痴呆、失明和耳聋。似乎健康人只会在很老的时候才可能会遭受到的那些与老龄化有关的各种疾病的影响，这些孩子已经过早地遭受到了。

另一种线粒体疾病是 Kearns-Sayre 综合征（线粒体脑肌病的一类分型，是以松散肌纤维为特征的眼球内神经肌肉失调病症）。这种疾病通常从眼肌的衰弱开始，因为这些肌肉需要很多的能量才能维持我们整天不断地查看审视。当由于线粒体缺陷使得这种能量减少时，通常眼肌功能首先下降，眼睑开始下垂，因为支撑它的小肌肉力量减弱了（我们也可以在老年人中看到这种现象，并且许多人选择整形手术来纠正它）。患有这种疾病的人习惯于将头部仰起以便能够从下垂的眼睑下看出去。接下来是转动眼球的肌肉也减弱了，你需要扭动脖颈来环顾四周，再往后是四肢的肌肉，以及使你吞咽东西的肌肉。患有这种疾病的患者也可能遭受视力丧失、听力损失、心律失常、运动障碍和糖尿病。

　　还有许多其他的线粒体疾病。它们都有个共同之处，就是它们会导致我们出现通常仅仅在年老的时候才能见到的各种症状，如肌肉无力、视力和听力丧失、糖尿病或痴呆症。所有这些都是大多数健康人群随年龄增长而线粒体功能下降时发生的疾苦。研究人员通过给予其干扰线粒体功能的有毒物质，已经能够在小鼠中诱导出各种与衰老有关的疾病。而在人群中，线粒体功能也可能受到某些物质的干扰，其长期作用就是发展出各种类型的与衰老相关疾病的类似病症。这种物质可以是一种药物，如用于抑制艾滋病病毒的药物。一些 HIV 抑制剂的副作用之一是它们能够损害线粒体（幸运的是，并不是所有治疗艾滋病的药物都是这样）。HIV 药物旨在防止病毒在血液中的白细胞（免疫细胞）内复制，否则会导致免疫系统严重地丧失能力。而如果没有适当的免疫系统，HIV 患者将死于细菌感染、病毒和真菌——我们将该病的这一阶段称之为艾滋病。像很多药物一样，某些 HIV 药物也会产生副作用。这些 HIV 药物干扰了线粒体中蛋白质的功能，线粒体就可能不再增殖，线粒体功能随之下降。患者只有在使用这种药物多年以后，可见而有形的影响可能才会显现出来。他们会出现神经痛（通常从脚开始），因为神经被那些功能不良的线粒体所损伤。他们还会出现各种加速衰老症的症状，如血管更容易堵塞，这增加了他们心脏病发作的风险。他们还可以发展为糖尿病，以及被称为脂肪代谢障碍综合征的疾病。在这种综合征中，脂肪会逐渐消失。这看上去似乎是一件好事，但问题是脂肪从原来正确的地方转移到别的错误的地方去了，例如，皮肤下面的脂肪从脸部和四肢部位移动到腹部了。这会导致瘦小干枯的四肢加上一个大腹便便的肚子，这增加了心脏病发作、糖尿病和痴呆症的发病风险。大腹便便的啤酒肚是典型的衰老现象。由于脂肪从皮下消失，比如从脸部的皮下消失，你的脸颊就会塌陷，看起来更加老态龙钟。心脏病发作、糖尿病和脂肪代谢障碍综合征发病风险的增加是线粒体功能低下的结果，因为线粒体不能再燃烧和加工脂肪及糖。

　　幸运的是，并不是每位服用这些特定 HIV 药物的患者都会发生这些问题，并且这个问题的严重性也因人而异，取决于个人是否定期锻炼、摄取健康的饮食等，这些也对线粒体的健康有所影响。此外，这种药物是救命的，因为许多人服用这种药物可以长达 25 年，然后可能死于药物的副作用，如心脏病发作，而如果不服用这种药物，可能在数年内就会死于艾滋病的恶化后果。在医学中经常出现这样的情况，经常需要在一件事情与另一件相对的事情之间进行权衡。

线粒体也可以解释为什么一些群体对某些衰老相关疾病更易感，更容易受到影响。非洲裔或来自中东的人往往更容易受到不健康生活方式所引起的各种与衰老相关和与富裕相关疾病的影响。这些人都生活在或来自于气候较为炎热的国家，这些应该并不是巧合。除能量（ATP）外，线粒体也产生热量。温血哺乳动物生存的本质是由于线粒体的存在。我们约98华氏度（37摄氏度）的恒定体温主要就是由我们的线粒体产生的，作为其化学活动的副产物也会产生热量。得益于温暖的血液，哺乳动物才可能摆脱困境，并随后迁徙到较冷的地区如欧洲、北美洲，甚至极地地区。这与冷血动物如鳄鱼、海龟和蜥蜴等形成鲜明的对比，后者主要生存在温暖的热带地区（它们的细胞含有较少的线粒体，因此它们产生的热量也较少，所以是冷血的）。温血动物的劣势在于它要消耗大量的能量：你需要多吃，以便你的线粒体可以连续产生足够的ATP和热量。这就是为什么我们每天要吃至少三顿饭——因为我们需要喂养我们的线粒体。而一条冷血的蛇可以吃一只山羊，然后两年都不再吃任何东西；但是人类每隔几个小时就需要吃一次，否则他们就会又饿了。

这与一些衰老相关疾病更高的易感性有什么关系呢？那些祖先一直生活在温暖的气候中的线粒体，其功能是十分不同的。它们不需要产生那么多的热量（因为它已经足够热了），这使得线粒体的生产线运转得更慢。它们不需要努力工作来产生热量以保持体温恒定不变，但这也会增加自由基的产生。对比一下煤电厂的生产线，如果运行平稳，煤炭很少会掉下来，但是如果生产线频繁启停并因此变得更慢，就可能会有更多的煤炭（自由基）掉下来。这就是为什么祖先居住在温暖国家的人们更容易受到各种与衰老有关疾病的影响——因为其线粒体损伤得更快。这也就可以解释了为什么与欧洲人（欧洲人的祖先在较冷的地区居住了数千年）相比，非洲人后裔更有可能发生心血管疾病和高血压。即使非裔美国人生活在美国的最北部，他们已经从他们的祖先那里继承了线粒体，而这些祖先们曾经在一个温暖的国家生活了数千年[120]。

除了非洲裔之外，一些土著人也更容易受到与富裕有关的疾病的侵害。一个例子是生活在墨西哥和美国边界的比马（Pima）人。几乎60%的成年比马人都患有2型糖尿病！这种糖尿病患病率的巨大增长始于他们开始摄取西方式饮食之时，主要是大量的白面粉和加工过的红肉。因此，这些人比西方人罹患糖尿病的风险更大（欧洲人只有大约 10%患有糖尿病）。一个群体可能比另一个群体对西方不健康的饮食和衰老相关疾病要敏感得多，其中遗传差异也发挥了重要的作用，包括线粒体的功能。

在上面的内容中，我们已经讨论了线粒体在衰老过程中所扮演的角色。随着时间的推移，线粒体的功能下降是由于它们自身无休止活动的结果。它们的优点同时也是它们的弱点：线粒体提供了我们生命的能量，无论是从本质上还是从表面上讲；然而，在这种生产能量的过程中，它们缓慢但毋庸置疑地损害着自身。这种线粒体的衰退在伴随增龄而来的各种问题中都起着作用：肌肉无力、疲劳，心脏泵力减弱，健忘，啤酒肚或糖尿病。某些物质和某些药物也会损害线粒体，使衰老症状发生得更快。在本书的下一章中，我们将讨论如何通过营养平衡和未来的医疗干预措施等途径来减缓线粒体的衰退，甚至使它们再次恢复年轻和健康。

概　　要

线粒体是我们细胞的能量发电机。线粒体的祖先是在较大的细菌内产生能量的小细菌。

线粒体产生 ATP：这是能（通过改变蛋白质的形状）与蛋白质结合并激活或失活它们的小分子。

ATP 是驱动我们身体的生命能量。

当我们变老时，线粒体和它们所含的线粒体 DNA 会受到损坏。导致细胞能量（ATP）生产减少，以及功能减退甚至退化、死亡：

- 身体细胞：更容易疲劳，需要更多的休息；

- 脑细胞：注意力、记忆和思维速度都下降；

- 肌肉细胞：肌量减少、体力和耐久力的丧失；

- 心脏细胞：心脏收缩不好、变弱；

- 神经细胞：反射变慢；

- 眼睛和耳朵细胞：视力和听力下降；

- 胰岛素和脂肪细胞：增加了我们 2 型糖尿病的发病风险。

2.5 鞋带和珠链

如果我们相信普通健康杂志或关于健康的众多网站，那么就能明白我们为什么会衰老——DNA 损伤。这是老年人最常听到的解释之一。它们告诉我们，当我们渐渐变老的时候，膳食补充剂、昂贵的美容霜、更昂贵的面部精华液和各种其他抗衰老治疗等会保护我们免受 DNA 损伤的侵扰。

实际上比这个要更加复杂一些。DNA 存在于我们细胞的最内部，存在于细胞核中。它实际上是一长串原子，包含构建蛋白质和构建我们整个身体的指令，因为身体中几乎所有的功能都是由蛋白质来执行的。

衰老的最流行的解释是 DNA 被自由基所损伤。DNA 损伤越多，制造蛋白质的构建指令也就越不清楚。这减低了我们细胞的功能，因此它们逐渐老去。然而，这种 DNA 损伤理论并不是故事的全部。首先，大多数自由基不能达到我们的 DNA，因为它们被安全地储存在细胞核中。不同动物物种的 DNA 损伤速度与其寿命之间也没有明确的关系。有些动物不停地遭受 DNA 损伤，但仍可能活得很久。

然而，还是有许多人坚持认为，DNA 损伤是造成我们衰老的主要原因。他们的这种信念是基于那些所谓的加速衰老疾病的，就是那些使人们以更快的速率衰老的疾病。大多数的这种疾病确实是由 DNA 损伤引起的。因此，许多人认为 DNA 损伤是导致衰老的一个也是唯一的因素。然而问题并不是那么简单。

我们看一下最著名的也是最典型的一种加速衰老的疾病——早老症（progeria，也称为 Hutchinson Gilford 病）。早老症患者衰老的速率比健康人快 7 倍，其平均寿命不超过 13 岁。在那个年纪，他们看起来好像已经 80 岁：他们头发脱落成谢顶，皮肤纤薄、皱褶并显现着皮下蓝色的血管，尖头的钩状鼻子，消瘦的四肢，基本上没有什么肌肉。

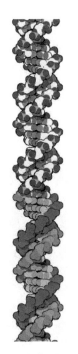

DNA 是一长串的原子，形状像一个螺旋阶梯（每个小球都是一个原子）。螺旋阶梯的每个台面由含有构建蛋白质指令的一定的分子组成。细胞中几乎所有的功能都是由这些蛋白质完成的。

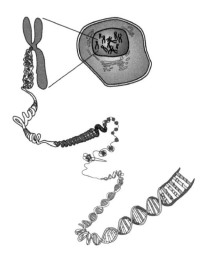

DNA 存在于细胞核中。为了适应细胞核（的狭窄空间），它必须把自己紧紧地卷起来，从而形成我们称之为染色体的结构。

患有早老症的儿童也会发展有关节僵硬（骨关节炎）和血管问题。他们经常死于心脏病发作。他们的智力仍然正常，因此他们非常清楚自己加速衰老的过程。一名 17 岁的早老症患者伯尔尼（Sam Berns）将自己患病的经历撰写成激励鼓舞的文字，发表了如何与一个快速衰老而短暂生命的身体相处的演讲，在互联网上有数百万次的点击量。而在演讲之后的不久，他死于早老症的魔爪。

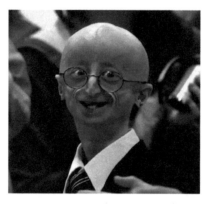

年轻的早老症患者看起来比他们真正的年龄老很多。这是 16 岁的伯尔尼的照片。他的父母要求我在本书中提及一下他的演讲"我的幸福生活哲学"，可以在 YouTube 上查看（照片：Scott & Leslie Berns，早老症基金会）。

早老症源于重度 DNA 损伤。仿佛因为细胞核的塌陷，细胞核中的 DNA 遭到了破坏。一般情况下，细胞核是一个坚固的中空球，有蛋白质和脂肪构建的核膜，DNA 浮游于其中。而在早老症患者中，构成细胞核膜的某些蛋白质具有错误的形状。通常这种蛋白质主要是作为支撑细胞核并赋予其圆形形状的一种支架，数以千计的这些蛋白质集聚在一起共同使细胞核形成一个漂亮的圆球。然而，当这些蛋白质的形状发生错误时，细胞核变得不稳定，并且变成凹陷不平的薄弱结构，像极了一个放了气的足球，这就是造成 DNA 损伤的原因。它使早老症患者发生各种各样的问题，并且使其迅速变老。因为早老症患者衰老如此之快，而且由于这种疾病是由 DNA 损伤引起的，许多研究人员就认为 DNA 损伤也是正常衰老的原因。然而，当我们详尽地观察研究早老症时，我们可以发现这种疾病并不是真正的正常衰老过程的模仿复制。早老症患者确实呈现出某些典型的衰老症状，如秃头谢顶、心血管疾病和关节炎等，但并不伴随有其他衰老症状的出现，如阿尔茨海默病或帕金森病、听力和视力丧失、免疫系统功能减弱、血脂增加和白内障等。简而言之，早老症的症状与正常衰老的症状在一定范围/程度上非常类似，但并不伴随有与衰老相关的许多其他典型症状和疾病。

因此，DNA 损伤不仅仅是我们逐渐老去的唯一或最重要的原因，还涉及其他一些过程，包括糖交联、蛋白质集聚和线粒体缺陷等，这些过程需要数十年才逐渐发生。举例来说，由于早老症患者只能活到十几岁，所以他们没有时间建立足够的糖交联从而发展成白内障，或在大脑中形成足够多的蛋白质集聚以形成阿尔茨海默病。不过，早老症患者看起来还是像老年人，因为不管是在早老症发展过程中还是在正常老龄化过程中，其最终结果大致是相同的——细胞集体死亡。然而，死亡原因又是不同的：在早老症，细胞是因为核溃陷而死亡的；而在正常的衰老细胞中，死亡的因素则是蛋白质集聚、线粒体缺陷和（糖）交联等。

如早老症这样的疾病，表明了 DNA 损伤并不是故事的全部，而且远不止如此，因为 DNA 周围发生的事情也非常重要，这决定了 DNA 的哪些部分是有活性的，并因此能够传递构建某些蛋白质的指令。我们再进一步解释一下：DNA 在细胞核内是紧紧卷曲起来的，这是通过将 DNA 缠绕在线轴（线轴是蛋白质）上来实现的。这些线轴之间相互作用，从而确定哪些 DNA 需要卷得更紧或更松。去缠绕的 DNA 越多，其传递蛋白质构建指令就越活泼、越有能力。随着年龄的增长，这个过程并不总是能够顺利进行。一些 DNA 片段太过松散了，而另外一些又卷缩得太紧，结果导致细胞不再能有效地起到应有的作用。研究这种 DNA 缠绕和去缠绕的科学被称为表观遗传学，是一个非常有趣的新兴领域（还有其他一些表观遗传机制，但已经超出了本书的范围，此处不再赘述）。它解释了为什么说 DNA 损伤只是整个故事的一小部分，DNA 周边发生的事情可能更加重要。

另外，还有一个与 DNA 相关的过程在衰老中也起着作用，即端粒缩短。端粒只是 DNA 片段而不是任何完整的 DNA，它们是 DNA 链的末端。端粒能够防止 DNA 链末端的解开。你可以对比一下细胞核中的 DNA 与一捆 DNA 链。在我们的每个细胞核中都有 46 条链，也就是 46 束 DNA 链，一束 DNA 链被称为一个染色体。如果你将一束 DNA 链解开成一条长链，则该长链的末尾片段就是端粒，虽然这些端粒本身也是 DNA，但是它们不包含任何构建蛋白质的指令。

端粒的功能是什么？端粒能够防止 DNA 链从末端松散解开，你可以将它们与鞋带末端的塑料或者金属的封头进行比较，它们是防止鞋带绳儿本身松开的。自然界，在我们的 DNA 末端以端粒的形式发明创造了类似这样的结构。那么它们在衰老过程中扮演了什么角色呢？

我们的细胞每分裂一次，端粒就会变短一点。发生这种情况是因为细胞机器必须放松所有这些捆束的 DNA 链才能复制它们，并且在此过程中总是忘记一小段的末端。经过多次的细胞分裂，通常约 60 次以后，端粒变得如此之短，使它们不能再提供充分的保护：DNA 束开始松散解开并变得不稳定，就像鞋带末端的封头脱落了那样。随着 DNA 束的松散解开，细胞中不稳定的 DNA 不再起作用，因为正是细胞的 DNA 中包含有维持细胞并保持其生存的所有蛋白质的构建指令。

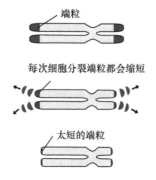

端粒是 DNA 链，或是叫染色体（束链）的末端片段。细胞分裂的次数越多，端粒就越短。

我们可以把端粒看成是一架缓慢倒计时的滴答钟。每滴答一次——一次细胞分裂——细胞就更接近它的最终一点点，因为端粒在缩短。大自然为什么要创造出这样一个系统呢？如果我们的端粒总是保持不变，那么我们的细胞就可能永远保持年轻健康，这样不是更好吗？

它们存在的主要原因是端粒保护了我们免受癌症侵害。端粒的功能是作为一种保护机制存在的。假设正常细胞变成了癌细胞，开始不可控制地分裂，这个时候细胞就可以很快地缩短端粒（因为每次细胞分裂端粒都会缩短），导致受影响的细胞 DNA 解散，癌细胞自我毁灭。因此，这种保护机制能不断保护我们抵御身体中新生的癌细胞。每天，我们的身体中都会形成数以千计的新的癌细胞，但马上又会被这种保护机制所消灭。然而，这种机制并非完美无缺。每隔一段时间，某个突变（一个新的特征）就会允许癌细胞逃避毁灭并产生一种能够自动延长端粒的蛋白质。这种叫做端粒酶的蛋白质能够防止端粒在每次细胞分裂后变短，并确保癌细胞可以自由地继续分裂并演变成永生化。

一些珊瑚虫和蠕虫也可以产生它们自己的端粒酶来防止它们自身的衰老，并使它们变得永生。人类仅在生殖细胞中才能产生端粒酶，这使得它们能够保持在年轻状态（有时白细胞迫于压力需要更频繁地分裂时，端粒酶也会被短时间产生）。正如我们之前提到的，对于生殖细胞来说，保持年轻最为重要，因为婴儿的出生必须是最新鲜和年幼无龄的，而不是生下来就是患有阿尔茨海默病或心力衰竭的下一代。

有一些先天性的因素会使有些人生下来的时候就只有非常短的端粒。这是很不公平的，因为你不得不从一个已经走到半道的生命时钟开始你的一生。想想一个厨房定时器：一个人设置在 60 分钟，而另一个人被设定在了 40 分钟甚或 10 分钟。在这种端粒短缩疾病的早期阶段，患者端粒的缩短相对适度，他们经常会发展成一种称为肺纤维化的疾病。他们的肺部充满了结缔组织，引起呼吸急促和咳嗽。随着疾病的进展，他们总是感到气喘吁吁，感觉他们随时可能会窒息。他们也不能劳累，因为很快就会呼吸急促而喘不过气来。由于端粒缩短，能够使肺组织保持柔性的快速分裂细胞很快死亡，这就会造成肺部僵硬和呼吸困难。肺纤维化通常在人们只有四五十岁的时候就开始发病，这对于肺部自然衰退来说太年轻了。这里必须指出，只有约 10%的肺纤维化病例是由端粒缩短引起的，还有一些其他类型的该种疾病可以由另外的病因诱发，如由自身免疫性疾病或矽肺引起。

如果只是有适度的端粒短缩，可能会发生肺纤维化。当某人出生时就只有非常短的端粒时，在其年龄较小的时候就可能出现另外一些症状，通常发生在其童年时期。先天性角化不良就是一种这样的疾病。患有这种疾病的孩子在很小的时候头发就会变得灰白，并很快变成秃头，他们的皮肤衰老得更快，伴有肺和肝脏的结缔组织老化。它们的指甲畸形残缺并且容易脱落（因为指甲是由快速分裂细胞形成的），他们的免疫系统也迅速下降——免疫细胞频繁分裂（每小时都有数十亿的免疫细胞在体内产生）使他们的端粒迅速短缩。免疫细胞在血流中循环巡察以追踪细菌、病毒和寄生虫等外来微生物的白细胞。随着每次分裂，白细胞中的端粒也会变短，而在那些出生时端粒就比较短的人中，时间到了，它们不再能够产生足够的白细胞。患者通常在 10 岁时免疫系统的功能就会变得低下，这让他们对感染和癌症更易感（因为免疫系统也能清除癌细胞）。而在那些具有正常端粒的人中，通常不会发生这种情况，一般要到他们 70 岁或以后才可能发生。

在医学中常常就是这样，事情会变得更糟糕。Hoyeraal-Hreidarsson 综合征（X 连锁先天性角质发育不良）患者出生时，其端粒比先天性角化不良患者更短。在这种疾病中，相同的症状发生在更小的年龄：通常 1 岁的孩子其器官中已经有太多的结缔组织，还有脱发、由于免疫系统缺失引起的持续感染，以及指甲和皮肤问题。大脑和眼睛也受到影响。这些孩子一般都活不过几岁。

当端粒太短时，会导致我们在正常衰老时才能看到的各种症状，如灰白色头发或免疫系统的退化。然而，一些科学家并不相信端粒在衰老过程中发挥着重要作用。例如，有些细胞很少分裂，如肌肉细胞和神经细胞，它们的端粒不会缩短很多，但是这些细胞仍然会衰老。还有一些动物如老鼠，其寿命不长，但其端粒比人类端粒要长很多。你可能会觉得小鼠细胞的端粒那么长，可以保证更多的细胞分裂，从而延长其寿命。然而，小鼠只能活到 2 岁，但人可以活到好几十岁。

也许对于发挥功能来说端粒的长度不一定要那么大（除了它们在某些疾病中非常短），而是它是否具有延长或修复端粒自身的能力。我们所有的细胞都有能力生产出可以让短端粒再次变长的蛋白质，这就是端粒酶。这种蛋白质主要在需要频繁分裂的细胞中起作用，如性腺细胞或免疫细胞。然而，端粒酶有时也可以活跃在其他细胞中，使其变得更年轻。因此当给予小鼠端粒酶时，它们就会活得更长[121]。而当它们被给予抑制端粒酶的物质时，它们就会过早地死于各种衰老相关疾病。研究人员发现，德系犹太人（Ashkenazi Jews）往往活得更久，这些阿什肯纳齐犹太人有的具有特别的活跃形式的端粒酶，确保了他们的端粒比普通人要长[122]。还有一些蠕虫也可以通过激活其体内的端粒酶而变成不死之身。它们转成无性分裂的时候就会这么做。当蠕虫通过卵细胞和精子细胞进行有性生殖时，它们的身躯会再次变成有限生命的肉体凡胎，因为永生的能力已经从体细胞转移到生殖细胞中了。

简而言之，关于端粒在衰老和寿命中作用的相关讨论还在进行中。无论如何，你，你自己，可以确保你的端粒保持一个良好的状态。遵循地中海健康饮食的人们通常具有更长的端粒[123]。更多的运动和更少的坐卧（在我们的书桌前、火车和沙发上等）也可以帮助我们的端粒保持健康[124]。另一项研究表明，健康的生活方式可以影响端粒酶蛋白的活性和降低前列腺癌的发病风险[125]。不良食物如软饮料等相比之下会导致端粒缩短[126]。

概　　要

DNA 是一种非常长的分子，含有蛋白质的构建指令，而蛋白质正是构建我们的细胞并驱动其发挥功能的物质。

端粒是 DNA 链的末端（端粒本身也是由 DNA 组成的），它们是确保 DNA 序列不解旋松散的封头。

端粒在衰老中发挥的作用：

- 随着细胞的每一次分裂，端粒都会缩短。当它们变得太短的时候，DNA 不再受到保护（封头消失了），细胞（生产蛋白质的）功能就会下降。这尤其会影响干细胞，因为它们必须频繁地分裂。

- 即使在那些不频繁分裂的细胞（如肌肉或神经细胞）中，端粒依然会随时间而受损，并发出损害细胞正常功能的信号。

癌细胞、生殖细胞和一些蠕虫可以通过生产端粒酶（能够延长缩短的端粒的一种蛋白质）而变为永生。

良好的营养和足够的运动可以抵抗端粒的缩短。

早老症经常被称为衰老疾病，但实际上它虽然出现了一些类似衰老的症状，但它并不真的是衰老疾病。

2.6　其他原因与结论

衰老是一个复杂的过程。我们已经讨论了为什么会衰老的四个重要原因：蛋白质集聚、过量的碳水化合物（其产生 IGF 和糖交联）、有缺陷的线粒体，以及 DNA 相关的变化如端粒和表观遗传。然而，引起我们衰老的还有其他一些原因，并且很可能会在未来发现其他衰老机制。我们讨论的四个原因是我们至今所了解的最重要的原因，它们就像是死亡的四个骑兵，合在一起代表了一个强大、可怕的敌人，经年累日几十年悄悄地破坏着我们的健康。最初，当你不得不赶火车或公共汽车时你会感到体力不支，出现了第一缕灰白头发和眼角的鱼尾纹，并逐渐发展为普遍担忧的一些衰老相关疾病，如心血管疾病或痴呆症。

这四种力量使我们的细胞衰老，不仅仅是我们正常的体细胞，而且还包括我们的干细胞。这些细胞遍布我们的身体，每天又创造出数十亿个新细胞。肠道中的干细胞不断产生新的肠细胞，因为肠细胞的寿命只有 5 天左右。骨髓干细胞每秒产生 200 万个红细胞。皮肤干细胞每月更新一遍我们全身的皮肤。而我们骨骼中的干细胞每十年重建一次骨骼。正是干细胞在定期地更新、重建我们本身。然而当它们受到破坏时，通过衰老过程如蛋白质集聚、交联、DNA 损失或端粒缩短，它们也会衰老并最终停止工作或者死亡。随着时间的流逝，几乎没有任何干细胞能够残留下来，我们也就不再能更新和补充我们珍贵的组织了——我们就真的消失了。我们的肌肉不再像以前那样饱满和容易恢复，因此我们的四肢变得更消瘦（肌肉减少症）。我们在上楼时经常会遇到麻烦，比如更容易跌倒，无论是否会摔断我们已经脆弱不堪的骨头。我们面部皮下的脂肪细胞慢慢消失，留给我们一个瘦骨嶙峋的、布满皱纹的脸。我们的皮肤也不再能够更新，变得越来越薄、越来越脆弱。我们的头发变灰，因为头发根部周围的干细胞死亡了，产生黑色素的细胞也越来越少。黑色素细胞是产生暗色素的细胞，因此人的头发可以是棕色、黑色或金色，这取决于头发中所含有的颜料（黑色素）的量。很有意思的是，老化的干细胞并不一定要枯萎和死亡，一些老化的干细胞只是进入"关闭"模式。它们变成衰老的干细胞，这意味着它们停止分裂，导致组织不能被修复和补充。正常体细胞（非干细胞，如皮肤细胞或肝细胞）也可以成为衰老细胞，作为抵御癌症的防御机制。当一个正常的身体细胞变得太坏（突变）时，它会刹车，这样细胞就不能再分裂了。这种不能分裂的细胞也是衰老的细胞。这样，衰老细胞就不能进一步转化（突变）成无法控制的癌细胞了。这些听起来很不错，但是有一个缺点：衰老的干细胞可能会产生各种有毒物质，破坏细胞环境，损害组织的正常功能，使其老化。例如，我们皮肤中许多衰老的干细胞和衰老的皮肤细胞共同导致了皱纹、皮肤下垂和其他不可忽略的老化迹象。

也有些高龄的人仍然保有强壮而持久的干细胞。一个例子是亨德里克·范安德烈（Hendrikje van Andel-Schipper），一名在 115 岁高龄才去世的荷兰女士。研究人员发现，在她生命的尽头，这位女士的体内仍然产生了数百万个血细胞，得益于其体内一些非常强大又顽强的干细胞。一个年轻人有大约 1300 个活跃的血液干细胞，这可以每天产生数十亿的血细胞（红细胞和组成免疫系统的白细胞）。我们年龄越大，被衰老所毁坏的或者关闭的血液干细胞就越多。范安德烈夫人只剩下少数但强力的干细胞（或者说得更专业一些，不多的一些干细胞群落，它们是由相似的干细胞组成的），来负责其血细胞的生产[127]。

现在我们更好地了解了为什么我们会衰老，我们也可以看到未来会带来什么。随着科学家对衰老过程更深一步的研究，他们可能会开发出更好的方法来减缓衰老过程，并最终可能会逆转这个过程。这正是我们下一章要讨论的。

3

长 寿 阶 梯

　　我们应该如何减缓衰老过程呢？过去数十年来，科学家们已经学习到了比之前数千年还要更多的关于衰老的知识。新的发现与前所未有的速度相互追逐发展。为了更好地组织这些新的见解和知识，并最大限度地发挥其潜力，我设计了一个更长寿、更健康的生活计划。它可以以阶梯的形式来表示，目前分为四个步骤，每一步都相当于一种减缓衰老过程并使你青春常驻的方法。在阶梯的底部，也就是在第一步，你会发现一种最简单的方法，但也可能是最不那么有效的方法。这种方法包括消耗身体需要正常运作的营养物质，如某些维生素、矿物质或脂肪。第二步我们评述一种叫毒物（刺激）兴奋效应的方法，一种可以让生物更长寿的方式。第三步告诉你如何通过调控饮食来减少生长刺激。我们往上走得越高，方法就越有效和有希望。最高的步骤包括目前尚不可用的或仅用于治疗某些罕见疾病的方法，但正如我们所看到的，将来这些方法可能会惠及每一个人来延缓甚至逆转衰老。由于目前有关衰老的知识如此之多，所以这一步骤还正在进行之中，而新的发现也有可能会成为未来新的步骤（台阶）。

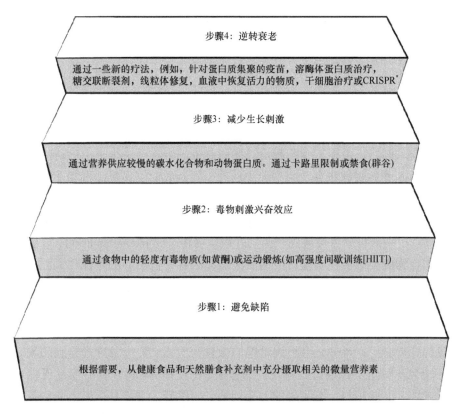

步骤4：逆转衰老

通过一些新的疗法，例如，针对蛋白质集聚的疫苗，溶酶体蛋白质治疗，糖交联断裂剂，线粒体修复，血液中恢复活力的物质，干细胞治疗或CRISPR*

步骤3：减少生长刺激

通过营养供应较慢的碳水化合物和动物蛋白质。通过卡路里限制或禁食(辟谷)

步骤2：毒物刺激兴奋效应

通过食物中的轻度有毒物质(如黄酮)或运动锻炼(如高强度间歇训练[HIIT])

步骤1：避免缺陷

根据需要，从健康食品和天然膳食补充剂中充分摄取相关的微量营养素

长寿阶梯。*表示成簇的、规律间隔的短回文重复序列（即 CRISPR 序列。一种基因组编辑技术）。

3.1　步骤 1：避免缺陷

值得注意的是，在西方，有数百万人体重超标但同时仍然患有营养不良。他们超重，是因为他们消耗了太多的宏量营养素，而同时由于微量营养素不足造成了营养不良。宏量营养素是碳水化合物（糖）、脂肪和蛋白质，这些食物提供能量；微量营养素是更健康的营养素，如维生素、类黄酮、二苯乙烯、苯酚酸、木脂素和 ω-3 脂肪酸。需要有微量营养素才能使身体正常运作。我们今天吃的大部分食物都是一些几乎不含微量营养素的宏量营养素。这些食物有时也被称为空具热量，如软饮料、快餐、面包、面食、土豆、稻米、薯片和烘焙食品。这些食物提供了许多热量，但几乎不含什么微量营养素。

导致这种现象的一个重要原因是我们的食物工业化。由于近代发明的工业加工技术，大量的宏量营养素食品能够非常便宜地得以生产。通过这些加工过程，甜菜、玉米、向日葵籽，以及牛和鸡都变成了成堆的精制糖、提取油和包装（预制）蛋白质。然后再将它们混合调制成以前从未存在的新食物，例如，由糖、脂肪和反式脂肪制成的蛋糕及饼干，由廉价红肉和富含 ω-6 脂肪酸的粮食及大型养牛场的母牛制成的汉堡包，再加上盐和风味增强剂使其变得更加美味，还有充满葡萄糖和果糖的软饮料，可以由玉米、人造调味剂及磷酸盐稀释后廉价生产。所有这些饮品和食物都会加速衰老。一些内科医生会谈到"弗兰肯斯坦食物（Frankenstein Food）"，因为这些食物更类似于在实验室中用支离破碎的各种自然界的零部件调配而成的某种大杂烩，而不是有益健康、生鲜卫生的食物，如坚果、蔬菜、水果或鱼类，它们仍处于在自然界中被发现时的那个样子。

这种工业化的结果是，我们用这些食物和饮料把我们自己填满了，使我们变得肥胖，同时又得不到足够的微量营养素。某些微量营养素的缺乏可能会在短期及长期内破坏我们的健康。在短期内，微量营养素缺乏症可以表现为一些模糊、不明确的健康问题，如疲劳、注意力不集中或头脑不清醒、烦躁和肌肉疼痛等。过一段时间，很多人就都会觉得这些问题是正常的或是衰老的必然迹象。有时这些问题会变得令人担忧，人们不得不去看医生，然后医生会下医嘱去进行各种检查，以确认他们是否可能患有癌症、糖尿病或者是严重的神经障碍。在大多数情况下不会检查出任何毛病的，而患者又受到各种微量营养素（如 ω-3 脂肪酸、某些 B 族维生素或镁离子）缺乏症的病苦，这种情况通过标准血液检查一般是不能轻易检测到的。

从长远来看，微量营养素的缺乏会损害我们的健康。例如，镁、维生素 B、维生素 K、硒或钾的长期缺乏可能会增加与衰老有关的各种疾病的发病风险。我们身体中的许多蛋白质需要这些营养素才能正常运作。你可以将这些蛋白质看成是小型机器，只有当装配有特殊的齿轮（如硒或镁）的时候才能正常工作。这些蛋白质参与体内的能量代谢、血液凝固、解毒或清除自由基等生理活动。各种微量营养素的长期缺乏可能会破坏我们的长期健康。

围绕这个概念，一个新的、完整的行业已经建立起来——膳食补充剂行业。它敦促我们不断使用补充剂来保持我们的健康，保护我们免受各种疾病的侵害。但这也不是那么简单。许多大型研究表明，矿物质和维生素的膳食补充剂并不会降低死亡率（死亡风险）。根据这些研究，无论你是否服用维生素和矿物质的膳食补充剂，你都不会因此而活得更长久[128~130]。这是否意味着补充剂是完全没有用的呢？不，这只意味着研究表明，许多维生素和矿物质补充剂并不是真正有效——这并不让人意外。但这并不意味着膳食补充剂就是完全无用的了。让我先解释一下为什么这么多的研究表明补充剂对我们的健康和寿命没有真正的影响。

首先，膳食补充剂的有效成分通常含量太低而起不到任何的作用。例如，多种维生素补充剂平均仅含有 80 毫克镁和 50 毫克钾，而成年人每天其实需要 300~600 毫克的镁和约 5400 毫克的钾。在史前时期，平均钾的摄入量甚至达到了 11 000 毫克！所以就不奇怪许多膳食补充剂的研究为什么没有显示出明确的效果，因为它们含有的有效成分剂量太低。

此外，补充剂通常以身体不易吸收的形式呈现。以铜为例，许多补充剂含有的铜是以氧化铜的形式存在的，其中大部分是不能被肠道所吸收的[131]。镁也是如此，补充剂通常含有的是几乎不被吸收的氧化镁及苹果酸镁。氧化镁的吸收能力甚至更差，所以它也可以用作泻药，因为它绝大部分都留在肠道内，从而产生泻药的效果。

此外，补充剂中的物质，包括用于科学研究的那些物质，往往以不合适的方式调配在一起。例如，有一项长期研究发现，声称含有各种维生素和矿物质（包括锌）的补充剂并没有什么效果，但其成分中并没有包含铜。如果你长时间给一个人补充锌，你还需要加补铜，因为当你摄入锌时，你就会吸收更少的铜。因此，如同在本研究中那样，如果你摄取含有相对较高剂量的锌（20 毫克）的补充剂——从长远来看，你可能会发生铜缺乏症。铜的缺乏和过量都会增加心血管疾病的发病风险，所以剂量需要特别地恰当。

即使补充剂含有正确剂量的物质、易于吸收的形式，以及与其他维生素和矿物质的合理组合，仍然可能会出现问题。许多补充剂只含有一种形式的物质，比如说维生素 E，这种维生素有 8 种不同的形式，而大多数补品仅含有 α-生育酚。如果你仅摄入某一种形式，其他形式的维生素 E 可能就会吸收不足，如 β-生育酚、γ-生育酚或 α-生育三烯酚等。肠壁中吸收维生素 E 的蛋白质随之就会被那一种形式的维生素 E 饱和，从而影响了其他形式维生素的吸收而导致这些维生素的缺乏。这也适用于 β-胡萝卜素，含有高剂量 β-胡萝卜素的补充剂可阻碍其他种类胡萝卜素的吸收，可能会使你罹患癌症的风险增加[132]。

不仅是吸收，有效性也可能取决于物质的形式。例如，像维生素 E 一样，硒也有很多种不同形式，如甲硫氨酸硒、三苯基膦硒、异硒氰化物、磷化氢硒化物等。硒的一种形式可能比其他形式活性高 1000 倍。一项研究表明，甲硫氨酸硒并不会降低癌症的发病风险[133]，而另一项研究发现，摄入富硒酵母的人群其癌症发病风险降低了一半[134]。一些研究人员认为，这种差异可以解释为富硒酵母含有的硒具有不同的形式，比单独的甲硫氨酸硒对身体有更强的效果。

最后，在研究中使用的膳食补充剂通常没有效果，还有一个原因，可能是其协同效应被忽略了。许多物质在一起工作，如果你不把所有物质都包含在补充物中，就不会有或者基本不会有什么效果。例如，维生素 A、维生素 D 和 ω-3 脂肪酸都附着于同一种特定的蛋白质，然后共同作为开关来激活细胞。如果你只服用维生素 A 和 D，而 ω-3 脂肪酸太少的话，蛋白质就不能很好地发挥功能。与需要四个车轮的汽车相比较，如果只有三个车轮，它肯定就不能正常运行。只给予维生素 A 的研究肯定是没有什么效果的，除非同时协同给予维生素 D 和 ω-3 脂肪酸或其他添加物。

总而言之，许多有关膳食补充剂的研究都没有得到任何效果，这并不奇怪。其后，人们分裂成了两个阵营：有些人马上得出结论，所有的膳食补充剂都是没有用的，但这是一个肤浅和不负责任的结论；另一方面，还有那些继续迷信于把膳食补充剂作为各种病痛的灵丹妙药的，那也过于乐观了。只使用一些膳食补充剂就期望让身体上已经发生的病痛销声匿迹基本上是不可能的。我们的身体太复杂了，它需要很多种物质来协同工作，而你又不大可能将所有这些物质都放进某一种膳食补充剂里。不过研究表明，某些膳食补充剂还真是有用的，特别是针对那些尽管饮食习惯不同但还是存在营养缺陷（不均衡）的很多人，或者是由于膳食补充剂中有足够高剂量的某些物质可以对身体的某些机制产生积极影响。

以 B 族维生素为例，它们形成了一个家族——维生素 B_1、B_2、B_3、B_6、

B_9（叶酸，也称为维生素 B_{11}）和维生素 B_{12}。我们身体中的许多蛋白质都需要 B 族维生素协同才能起作用，尤其是那些参与新陈代谢的蛋白质。B 族维生素与这些蛋白质结合，使得它们发挥作用。新陈代谢最高的器官是大脑，所以并不奇怪，它需要大量的 B 族维生素来保持其发挥正常功能。各种研究表明，血液中维生素 B 水平较低的老年人发生脑部萎缩的风险更大。大脑萎缩是伴随衰老时常发生的一种现象。大脑萎缩严重的时候，脑组织和头骨之间的血管受到压力从而更容易破裂，因此，举例来说，头部的轻微磕碰就可能会导致严重的脑出血。

一项研究发现，血液中维生素 B_{12} 水平极低的人群与血液中有足够维生素 B_{12} 的人群相比，其脑萎缩发病的可能性要高出 6 倍[135]。研究人员将高剂量的维生素 B_6、叶酸（B_9）和 B_{12} 给予一组老年人，通过脑部扫描观察到，这组老人的脑萎缩比没有服用膳食补充剂的人群减少了 7 倍[136]。研究人员得出结论，"认知衰退相关的疾病过程可能被显著减缓，甚至可能停止"。然而，最近的一项研究表明，参与者被给予高剂量的两种类型的 B 族维生素（B_9 和 B_{12}），都没有对认知产生影响[137]。这是否意味着高剂量的维生素 B 是无用的呢？像某些科学家如苏海·塞萨德里（Sudhai Seshadri）教授——一位研究阿尔茨海默病的专家——所说的那样："第二项研究没有持续足够长的时间，其用于评价认知的方法也太粗糙了。"该方法是一种简易精神状态检查，这个测试非常简陋粗犷，只有最晚期的痴呆症患者在这个测试中才会得分很低（这个测试要求从后向前拼写"world"这样的单词，或者记住一系列单词；如果你晚上没有睡好，那么你的得分会与你休息良好并喝了一杯美味咖啡之后的得分完全不同）。再说，认知水平不会一下子就下降了；相反，这是一个缓慢的、渐进的过程，可能需要几十年才能显现出来。人们可能对用膳食补充剂减缓这一过程期望过大，吃上几个月、一两年的膳食补充剂，就期待可以用这么一种非常不敏感的测试方法检测到明显的变化。另外，其他研究也表明，高剂量的 B 族维生素确实可以改善老年人的认知[138,139]。最后，在许多有关维生素 B 的研究中，大多只使用一种或两种 B 族维生素（通常是维生素 B_9 和 B_{12}），而其他 B 族维生素也很重要，也需要协同工作的。例如，维生素 B_6，其在各种代谢过程中都起着重要作用，比如在糖代谢和脂代谢中，它与维生素 B_{12} 和 B_9 以多种方式协同合作发挥作用。

简而言之，B 族维生素一定是有用的，但通常要比大多数补充剂中的剂量高很多，并且是联合使用的时候才有效。B 族维生素可以大剂量服用，但维生素 B_6 除外（这种维生素的剂量不得超过每天 20～50 毫克，因为长时间过量服用可能会引起神经痛——尽管不同专家和不同研究单位对其最大量的确切范围并不统一）。你可以服用数倍于推荐剂量的含有 B 族维生素的膳食补充剂。上述研究中使用的 B 族维生素剂量往往更高。最好的办法是服用 B 族维生素复合物（维生素 B_1～B_{12}），因为它们是共同作用才能达到最佳的调节身体功能的效果的。令人遗憾的是，大多数西方人都无法从他们的饮食中得到足够的 B 族维生素，包括许多认为自己饮食丰富多样、健康营养的人 [140,141]。

镁是微量营养素的另一个例子，许多人都缺乏。镁可以结合各种蛋白质，使其更好地发挥功能。像 B 族维生素一样，这种矿物质对代谢起着重要作用，包括糖代谢。镁可以改善糖的加工能力 [142~144]。这一点非常重要，因为我们年龄越老，身体处理糖的能力就越差，这增加了我们罹患各种衰老相关疾病的风险，包括 2 型糖尿病、心血管疾病和痴呆症等。镁还可以降低血压，这对血管很有益 [145]；它也可以降低心律失常的风险，这是老年人死亡的一个重要原因 [146,147]。心律失常可能因为心脏衰老而自发发生，但也可能是由心脏病发作所导致的。心脏病发作损害心脏自身，使其更易受到心律异常的影响。

许多人无法从饮食中摄入足够的镁，即使他们认为自己已经吃得很健康、很丰盛，那么他们可以选择膳食补充剂，但一定要服用正确形式的镁。正如我们前面所看到的，氧化镁几乎不能被消化道吸收。最好的镁形式之一是苹果酸镁，它吸收更好，且苹果酸本身也有不错的保健效果。要确保剂量足够高，如每天 300～600 毫克的镁。

当然最好的方式还是尽可能多地通过饮食摄入镁。食物中所含有的镁的形式可以更容易地被吸收，并且比补充剂中的镁更具活性。这是因为食物中的镁是与各种辅助因子（提高其活性和吸收的物质）包裹在一起的，相比而言，那些含镁的膳食补充剂则大多并不含这些额外的辅助因子。一项有 6 万名参与者的研究表明，摄入更多富含镁的食物的人群，其心脏病发作风险降低了 50%[148]。这些食物包括绿叶蔬菜，如卷心菜、莴苣和菠菜，以及豆类（如豌豆、蚕豆和扁豆）、坚果和种子类。

西方饮食中缺乏营养素的另一个常见例子是硒。许多人类自身的抗氧化蛋白都需要硒才能正常发挥作用,这些蛋白质比任何抗氧化剂补充剂,以及许多免疫系统的蛋白质在对抗自由基方面要强几千倍。硒也可以降低癌症的发病风险。大多数欧洲人摄入的硒含量太少,因为欧洲的土壤中基本不含硒。你可以补充一些硒,如富硒酵母(而不是我们前面所看到过的甲硫氨酸硒)。但请小心:硒是一种强大的物质,你可能很容易就摄入过量了。硒含量不超过 100 微克(注意是微克而不是毫克)的补充剂可能是最好的,因为你还会从你的饮食中得到一些硒。

最好的办法当然还是尽可能多地从你的饮食中获取硒,因为食物中含有各种形式的硒及其相应的辅助因子,使其更容易被吸收并顺利进行工作。海鲜类,如牡蛎或鱼类,就含有大量的硒。种籽和坚果也含有硒。硒的最丰富来源之一是巴西坚果。一颗巴西坚果含有 60~90 微克的硒,这个含量非常高。有些人不停地吃巴西坚果来替代膳食补充剂,但是要小心:过量的硒,包括来自巴西坚果的硒,都是不利于健康的。一般来说,每周吃几颗就够了。

许多人也缺乏维生素 D。维生素 D 是免疫系统、新陈代谢、健康骨骼、大脑,以及其他许多机体功能所必需的,缺乏维生素 D 与心脏病发作、癌症、多发性硬化症或糖尿病等发病风险较高都有关[149,150]。各种大型研究(荟萃分析)显示,补充维生素 D 可以降低心脏病发病或死亡的风险[151~153]。而另外一些研究则显示,维生素 D 对健康没有明显的影响[154]。然而,问题可能是维生素 D 的使用量太低了——每天 400~800 个单位,而大多数研究者建议每天至少 2000 个单位——并且这些研究也没有持续足够长的时间。要观察其对死亡率是否有明显影响,至少需要连续服用数年的维生素。一项大型研究显示,只有当维生素 D 服用超过 3 年以上时才可能得到明显的效果[153]。许多研究存在的另一个问题是使用了维生素 D 的错误形式,即麦角钙化醇(维生素 D_2),其不像胆钙化甾醇(维生素 D_3)那么有作用。研究表明,维生素 D_2 甚至可能增加死亡率,而维生素 D_3 则降低死亡率[152]。目前设计更好的研究正在进行,参与者将连续 5 年每天服用 2000 个单位的维生素 D_3,其最初的结果将在未来几年就可以获得。

那么你到底是应该还是不应该服用维生素 D 补充剂呢?许多政府部门都建议这样做,特别是针对老年人,或者常年戴头巾而接受日照较少的人。通常,维生素 D 的推荐剂量是每天 400~800 个单位(不要混淆"单位"

与微克）。一些科学家认为这个剂量太低了，推荐每天应该在 2000 个单位的范围以内。但无论如何，你最好要检测一下你血液中维生素 D 的水平。如果太低，可以服用含维生素 D₃ 或胆钙化醇形式的维生素 D 补充剂。理想情况下，你的血液中至少应含有不低于 30 纳米/毫克（或 75 纳摩尔/升）的维生素 D。另一方面，由于维生素 D 是脂溶性的，非常难以通过尿液排出，所以你需要小心以免摄入过量，如每天超过 8000 个单位并持续数个月。如果 8000 个单位听起来很多，那么你看一下这个研究[155]，其中老年人一次性要注射 50 万单位的维生素 D（难怪髋部骨折的风险更高，而不是预期的低风险。太多的好事对你可能就是坏事儿）。

除了服用补充剂外，也有其他方法可以提高你的维生素 D 水平。晒太阳可以让你的身体自己合成维生素 D，就是使你皮肤中的某些物质转变为维生素 D。问题是阳光也会使皮肤衰老。此外，许多西方国家在远离赤道的北部，阳光总是以一定的角度洒下来而不能有效地起作用，所以即使经常晒太阳也还是不能够产生足够的维生素 D。除阳光外，还可以通过食物来提高你体内维生素 D 的含量。例如，蘑菇和三文鱼中就有丰富的维生素 D。一项研究发现，通过饮食摄入大量维生素 D 的人群患阿尔茨海默病的风险较低[156]。这种风险降低当然不仅仅是得益于维生素 D，而是因为富含维生素 D 的食物通常还含有许多对大脑有益的其他物质，如鲑鱼中的 ω-3 脂肪酸或蘑菇中的某些多糖。但不管怎么说，大多数饮食中只含有很少或完全不含有维生素 D，因此几乎不可能从我们的食物中获得足够的维生素 D，尤其是西方的饮食。在这种情况下，膳食补充剂可以是一个很好的解决方案。

在几乎所有的维生素 D 的相关研究中，都是在没有添加另外一种维生素的情况下实施的，即维生素 K。这种维生素与维生素 D 联合作用。维生素 K 有时被称为被遗忘的维生素，因为它不是众所周知的。这非常令人遗憾，因为我们强壮的骨骼和健康的血管都需要它，这两个器官会随着我们变老而显著退化变糟。我们的骨骼随着年龄的增长而变弱，导致骨质疏松（也叫"脆骨症"）；我们的血管发生钙化，增加了心脏病发作和中风的风险。脆弱的骨骼和钙化的血管是相关的：医生经常可以看到同时出现这两个问题的患者，似乎是钙离开骨头而沉入血管中了。维生素 K 缺乏可能在该过程中发挥作用，因为它可以确保我们身体中的钙向正确的位置转移，沉积到骨骼中而不是血管里。这就是为什么维生素 K 还可以降低骨质疏松和血管钙化风险的原因。

随着我们年龄的增加，骨质脱钙成为一个常见的问题，特别是对于女性。骨质疏松症可能会导致一些老年人在跌倒时摔断髋部，甚至可能因为骨骼过于脆弱而在拿起一杯咖啡时折断手腕。髋部骨折可能是一个老年人最终结局的开始；随之而来的是严重的髋关节手术和长达数月的完全不同的生活及卧床静休，这使得患者更容易发生心血管疾病、血栓形成和整体情况恶化加速。多项研究表明，维生素 K 能够降低骨质疏松症的发病风险。例如，一项研究发现服用维生素 K 补充剂的妇女，其骨折风险降低了81%[157]。

随着年龄的增长，我们的骨骼变得越来越脆弱，同时伴有血管硬化和钙化。血管中钙的积累增加了心脏病发作的风险。钙化越多，心脏病发作的风险就越大。维生素 K 也可以减缓这种钙化过程。给予维生素 K 的大鼠发生血管钙化的情况较少[158]。饮食中含有丰富维生素 K 的人群同样也较少发生血管钙化[159]。另一方面，服用血液稀释剂如华法林（能拮抗维生素 K）的人群，其血管和心脏瓣膜钙化的风险更大[160]，这可以通过服用更多的维生素 K 来矫正其效果（然而，服用华法林的人需要谨慎同时服用维生素 K，见信息栏"维生素 K 和血液稀释剂"）[161]。维生素 K 也可以解释为什么严重的骨质疏松症患者会有更多的皱纹。这怎么可能？因为长期缺乏维生素 K 可能妨碍了钙进入骨骼，导致骨质疏松症。而那些自由浮动的钙与皮肤中的弹性蛋白和胶原蛋白结合，使皮肤变得硬实而皱褶（其他衰老相关过程如糖交联，也同样在皱纹形成中起作用）。

我们的皮肤、血管和骨头都是相互联系着的，因此，皱纹、心血管疾病和骨质疏松症可以视为是相关症状。当然，不只是维生素 K 在这些方面发挥了作用。这也并不意味着皱纹多的所有人都伴有骨质疏松症。维生素 K 有助于预防皱纹发生吗？需要进行大量的研究来确定其是否可行。我们知道，有一些维生素 K 代谢不能正常发挥作用的罕见病的人群，这些人确实表现有更多的皱纹、表皮褶叠和肌肤松弛[162]。

此外，维生素 K 也能够使线粒体工作得更好。这是一件好事，因为我们的线粒体保持健康的时间越长，我们衰老得就越慢[163]。充足的维生素 K 摄入降低了阿尔茨海默病、糖尿病和心血管疾病等典型的衰老相关疾病的发病风险，这也是一个原因 [164~166]。

可见维生素 K 是多么重要的一种维生素。那么我们如何获得更多的维生素 K 呢？它有两种形式：在植物中（主要是绿叶蔬菜，如卷心菜和菠菜）发现的维生素 K_1；主要来自动物产品如奶酪的维生素 K_2。后者是更强形式的维生素 K。我们肠道中的细菌能将来自植物的维生素 K_1 转化为维生素 K_2，发酵大豆类产品（如纳豆、味噌或豆腐等）也含有大量的维生素 K_2，因为大豆中的细菌在发酵过程中也能产生这种维生素。维生素 K_1 和 K_2 都有许多变体，如维生素 K_{2-7}、K_{2-8} 等。大多数补充剂只包含有一种形式的维生素 K，即维生素 K_{2-7}。然而，补充剂可以含有更多形式的维生素 K。因此，最好还是尽可能地通过食用更多的发酵食物（如纳豆、味噌、豆腐、奶酪等）、绿叶蔬菜（如菠菜、卷心菜、布鲁塞尔芽菜等）和草药如欧芹等来获得维生素 K。

饮食中含有丰富的维生素 K 的人，其心脏病发作的风险降低了近 60%[167]。著名的《护士健康研究》发现，从饮食中获取大量维生素 K 的女性，其髋部骨折的风险平均降低了 30%[168]。据日本的一项研究报道，经常吃纳豆的女性骨质脱钙的风险更低，据研究人员介绍，这是由于纳豆中的维生素 K 含量较高的缘故 [169]。纳豆是维生素 K_2 最丰富的来源之一，尽管味道不好，但是在日本经常当早餐吃，加上少许酱油和芥末也可以适当改善口味，使你能够获取更高含量的维生素 K。

信息栏：维生素 K 和血液稀释剂

一些使用"维生素 K 拮抗剂"如华法林的患者必须小心。这些药物通过干扰维生素 K 的代谢而使血液变得稀薄。华法林降低了维生素 K 的有效性，而维生素 K 又降低了华法林的疗效。如我们所见，维生素 K 可以降低血管钙化的风险。简而言之，医生必须权衡哪一个更重要：用华法林来保持血液稀薄（这在称为心房纤颤的患者中是最重要的，因为心脏不规则地收缩，然后就会产生血块并可能流向大脑、引起中风），还是长期潜在的血管钙化的较高风险 [160,170]。幸运的是，现在已经开发出了没有华法林那些副作用的其他的血液稀释剂。

正如我们所看到的，膳食补充剂通常不起什么作用，因为它们服用的剂量太低。一个例子是矿物钾。大多数的市售膳食补充剂只含有约 50 毫克的钾。然而钾是身体中的一种重要物质。这种矿物可以与蛋白质（和细胞壁）结合，并影响它们的功能运作。身体中的钾是钠（也称为氯化钠，其主要存在于我们食物里所使用的盐中）的对应物。在西方，我们摄入的钠太多而钾太少，钾主要存在于水果、蔬菜和坚果中。在史前时代，在农业出现之前，我们的祖先平均每天要消费 11 克钾，但仅消费 0.7 克的钠。现在的情况正相反：我们每天摄入大约 4 克的钠，但只有 2.5 克的钾。这对我们的身体健康来说是灾难性的，特别是长期如此，就会主要影响到我们的心脏和血管。当钠和钾之间的关系不平衡时，会导致各种与衰老有关的疾病（如高血压）的风险增高，这又随之会导致心脏病发作或中风的风险显著增加。而在世界各地的许多原始部落里，高血压却非常罕见，即使是那里的老年人，其原因之一就是他们通过饮食摄入了较多的钾。

很多年来，我们一直被告知，摄入太多的盐是不健康的，但这仅仅是故事的一半——缺钾也起了作用。这也解释了为什么单纯减少盐的摄入来降低血压的效果并不那么令人满意。当人们减少盐的摄入，而钾的摄入更少的时候，它们之间的关系还是不平衡的[171]。这说明科学研究中对事物过于狭隘的观察是多么常见：增加或减少一种物质，就希望总会有一些变化；而当没有任何事情发生的时候，通常就会被解释成其结果意味着该物质不起什么作用。然而，如前所述，一辆汽车需要四个车轮齐全才能行驶。

钾可以降低血压[172]，这对于降低中风的风险尤为重要。血压过高会损害我们大脑中数千英里长的、似发丝般纤细的血管，大脑是一种需要持续大量供应氧气和营养物质的器官，因此具有非常广泛而密织的血管网络。我们每天摄入的每一克钾，都会将中风的风险降低 11%[173]。这就是为什么说摄入更多的钾是非常重要的。但是只有膳食补充剂还是不够的，因为这些补充剂只含有很少的钾或干脆没有钾。从饮食中获取更多钾的最佳途径是多吃蔬菜、水果、豆类和坚果。

如果你能找到它，你也可以使用钾盐来代替常规的盐。钾盐是氯化钾，而常规盐是氯化钠。在一些超市里，你可以找到更健康的盐，如 70%的钾和 30%的钠的混合盐。常规盐一般都是约 100%的氯化钠。不要被所谓的喜马拉雅盐或海盐所愚弄，这些通常觉得是更健康的盐实际上仍然含有超过 99%的氯化钠（常规的盐），只有极少量的其他矿物质。你也可以食用一种含有超过 90%钾的盐，但是其味道相当苦。在芬兰进行的一项研究中，一些研究人员认为，用钾盐替代常规盐是非常重要的干预手段。在这项研究中，成千上万的芬兰人被鼓励吃更健康的饮食，并将心脏病发作的风险降低了 60%[174]。获得这一佳绩的途径之一就是添加了钾盐。通过使用钾盐可以获得比通过服用补充剂更高剂量的钾。

关于许多人缺乏的另外一些营养成分的最后一个是碘。这种矿物质对我们的新陈代谢、能量水平、免疫系统和甲状腺功能都非常重要。碘缺乏会导致疲劳、肌肉疼痛、注意力集中障碍和其他各种微妙但烦人的问题。在大多数西方国家，尽管一些国家强制将碘添加到面包中，但碘的贫乏短缺仍然很严重。这怎么可能呢？一个原因是许多国家的土壤中碘含量太少，另一个原因是很多人基本上不吃海鲜。鱼、贝类和海藻含有丰富的碘（海藻含有大量的碘，所以最好每周只能进食一次）。在史前时期，人们通常生活在海岸线、河流或湖泊附近，所以他们从海产品中获取了大量的碘。而生活在内陆的史前狩猎采集者可以从蛋、卵和被捕食的动物身上的甲状腺中获取碘。但是一般西方人很少吃鱼，更不用说经常吃新鲜的甲状腺了，他们经常缺乏这种营养素。所以每天补充碘对很多人都很有益。建议每日剂量为 150～200 微克（不是毫克）的碘。

长寿阶梯的第一步是要摄取有足够微量营养素的饮食。缺乏多种微量营养素会加速衰老过程，并损害长期健康。今天的工业化食品提供了太多的空热量，主要由碳水化合物、脂肪和蛋白质组成的食物中都只含有很少的微量营养素。数以万计的微量营养素对我们的健康非常重要，但又不可能把这么多的营养素都放进某一种膳食补充剂中。因此，膳食补充剂并不是最佳解决方案，因为缺乏某一种营养素的人，通常也缺乏数百种其他营养素。这些成分如黄酮、二苯乙烯、香豆素、异硫氰酸酯、吲哚、ω-3 脂肪酸、胡萝卜素、叶黄素和益生元纤维等都是营养物质，而这些营养物质能够与重要的蛋白质、基因组、表观基因组、微生物、细胞受体、细胞膜及无数其他机制发生相互作用。只有健康、多样化的饮食才能够提供所有这些物质。这是第一步也是最重要的一步，但这并不意味着补充剂是无用的。研究表明，各种特定的补充剂，如果它们所包含的有益健康的成分具有足够高的剂量和合适的形式，是有助于改善健康或减缓衰老过程的。这些物质包括镁（以苹果酸镁的形式）、硒（来自富硒酵母）、钾（以足够高的剂量）、维生素 D、维生素 K（以正确的形式）和碘。

概　　要

步骤 1：确保摄入足够的、重要的微量营养素可以减缓衰老过程，并降低衰老相关疾病的发病风险。

食品工业化为我们提供了太多的宏量营养素（碳水化合物、脂肪和蛋白质）及其产生的空热量，但却只提供了很少的微量营养素（如维生素和矿物质）。

重要的微量营养素的例子有：

B 族维生素：减少大脑萎缩，并在能量代谢中和其他生理过程中发挥重要作用。

富含 B 族维生素的食物：

- 海鲜：三文鱼、贻贝、虾；
- 麦片；
- 蔬菜；
- 坚果和种子；
- 鸡和鸡蛋。

补充剂：最佳补充方案应该含有足够高剂量的各种 B 族维生素。

镁：对心脏和血管有益，在糖和能量代谢中起重要作用。

富镁食物：

- 绿叶蔬菜：羽衣甘蓝、布鲁塞尔芽菜、菠菜；
- 坚果和种子；
- 豆类。

补充剂：最佳方法是以苹果酸镁的形式补充，300～600 毫克/天。

硒：是中和自由基或激活免疫系统的蛋白质的一部分。

富含硒的食物：

- 坚果：巴西坚果——每周不超过几个；

- 种子和果核；

- 海鲜：三文鱼、沙丁鱼、金枪鱼、螃蟹、牡蛎、贻贝、鱿鱼；

- 褐蘑菇：褐色双孢菇、香菇、双孢蘑菇。

补充剂：富硒酵母，100 毫克/天。

维生素 D：对免疫系统和新陈代谢以及心血管健康都很重要，同时能够降低骨质疏松症的发病风险。

阳光：能够生产维生素 D，但会导致皮肤衰老。

补充剂：胆钙化醇（维生素 D_3），1000～2000 单位/天（通过血液测试进行监测）。

维生素 K：抵抗血管硬化，降低骨质疏松症的发病风险。需要与维生素 D 联合使用。

富含维生素 K 的食物：

- 绿叶蔬菜；

- 发酵食品：纳豆、味噌、豆豉、奶酪；

- 药草：欧芹、干罗勒。

补充剂：例如维生素 K_{2-7}，45 微克/天，或服用同时含有维生素 K 和 D 的补充剂。

钾：可以降低高血压和中风的发病风险。

富含钾的食物：

- 绿叶蔬菜：菠菜、圆白菜、布鲁塞尔芽菜；

- 豆类：蚕豆、豌豆；

- 水果：杏、桃、李子、葡萄干、鳄梨、无花果。

使用钾盐（氯化钾）代替标准钠盐（氯化钠）。

碘：调节甲状腺功能和新陈代谢。

富含碘的食物：

- 主要是海产品：鱼、贝类、海藻。

补充剂：每天最多 200 微克。

补充剂只含有少量的微量营养素。以蔬菜、水果、坚果、种子、豆类、鱼、家禽、黑巧克力、绿茶、咖啡、草药、蘑菇和许多其他食物的形式呈现的各种健康饮食能够提供数千种其他的微量营养素，它们能够与重要的蛋白质、基因组、表观基因组、微生物、细胞受体、细胞膜和许多其他结构等产生相互作用。

3.2 步骤 2：刺激兴奋反应

从前，荷兰专业羊农杂志发表了一篇名为"有毒杂草使三十只绵羊丧命"的文章，文章介绍说不幸的绵羊吃了一种生长在牧场边缘的、有毒的植物（*Galega officinalis*，山羊豆），这种杂草也被称为羊断肠。那是一种美丽的植物，开着淡紫色或白色的花，经常会被种植在花园里当作观赏花草。尽管这种羊断肠草在一天半的时间里毒死了 30 只羊，但是这种花草也挽救了数百万人的生命。羊断肠中的一种成分是治疗西方最普遍的 2 型糖尿病最常用的处方药物——二甲双胍的基础原料。

二甲双胍是治疗 2 型糖尿病最常用的药物。早在中世纪，羊断肠就被用来缓解糖尿病的症状，但直到 20 世纪，研究人员才从该植物中提取出了活性物质用来生产二甲双胍。因此，这种有毒植物成为世界上最成功的医药产品之一的重要基础原料。

二甲双胍很特殊，因为它是可以延长寿命的为数不多的几种药物之一，它能够减缓各种不同种属动物的衰老过程。用二甲双胍处理的小鼠其寿命更长，同时还降低了其罹患癌症和衰老相关疾病的风险。在人类中，它不仅可以预防或减缓糖尿病的进展，而且可以降低其他老年相关疾病如心脏病和帕金森病的发病风险[175,176]。一项科学研究发现，服用二甲双胍的糖尿病患者比健康人的寿命延长了 15%[177]。因为糖尿病本质上是一种疾病，通常会影响患者数年的寿命，不然二甲双胍的抗衰延寿作用会更加明显。

二甲双胍是通过提高身体对胰岛素的敏感性而发挥作用的，因此胰岛素的需要量更少，同时又能更快地处理身体中的糖。受试动物和人群中的这种健康与延寿效果甚至促使一些健康人士开始服用二甲双胍来延缓衰老。然而，二甲双胍毕竟是一种药物，这意味着可能有潜在的副作用，但二甲双胍的这些症状通常都是比较轻微的。那些给予高剂量二甲双胍时可能会发生的令人担忧的乳酸酸中毒或血液酸化已经被证明都是言过其实的 [178,179]。

羊断肠草描述了医学中的一个重要原则：小剂量的有害物质也可能是有益于健康的，这个原则被称为（毒物）刺激兴奋效应（hormesis）。这些有害的东西可以是实际的某种物质如毒素，也可以是热、冷、放射性辐射或运动锻炼。正如我们所看到的那样，二甲双胍会对细胞线粒体（这是激活我们身体细胞的能量发生器）产生轻微的毒性，刺激线粒体能够更好地强化和修复自身，使它们不易老化。这反过来又诱发我们的身体改善，增进其处理胰岛素和糖的能力。

运动锻炼也是一种刺激兴奋效应的形式。锻炼有益健康的最重要原因是因为它能够"损伤"身体。骑自行车或在游泳池里游泳一个小时，都会使我们的细胞比往常更加努力地工作，它们会过度疲劳并因此受到轻微的损伤，你可能会在第二天因为感受到肌肉酸痛而从睡梦中醒来。然而，这种（适度的）伤害也会使我们的细胞更加清醒，并提醒它们进行修复，并在下一次骑自行车时或潜入泳池时更好地保护它们自己。随着细胞不断地振作自己来对抗这种损伤，它们也能通过防止其他类型的损伤来更好地保护它们自己，如由衰老过程引起的损害。这正是为什么运动可以降低各种衰老相关疾病如心脏病或痴呆症的发病风险的重要原因之一。

一些运动锻炼方法的目标是在短时间内造成尽可能多的伤害，比如高强度间歇训练（HIIT）就是一个典型的例子。这种方法大概是这样的：先是竭尽全力地踩踏运动或真正的极限性地快速奔跑 1 分钟，然后休息 1 分钟，然后再次竭尽全力地极限性高强度运动 1 分钟，随后的 1 分钟逐渐减缓你蹬车或跑步的速率。通过操练这个训练程序 10 次或更多，迫使你的线粒体和你的细胞每次都竭尽全力地努力工作，这在造成伤害的同时又是有益于健康的。在一项研究中，一群平均年龄在 45 岁、至少一年以来从不锻炼而基本是久坐不动的人进入了这样一个 HIIT 训练计划。他们必须每周参加 3 次、每次 20 分钟的 HIIT，正式训练前的预热不计在内。2 周后，他们的新陈代谢状况已经有所改善，其身体的胰岛素敏感性提高了 35%[180]。胰岛素敏感性越高，身体内糖的处理就越好，罹患糖尿病、心脏病和痴呆症的风险也就越小。HIIT 还刺激线粒体更新重生，这意味着你细胞中的线粒体数量不断增加[181]，这是非常有益于健康的，因为线粒体越多，它们之间的工作分担就越多，它们的衰老也就越慢。HIIT 对那些没有很多时间锻炼的人可能更有吸引力，因为即使只做 5 次 30 秒极限运动、30 秒恢复体力的循环训练，就可以产生相当明显的健康效果，这个训练总的持续时间只有短短的 5 分钟。

然而，锻炼或运动并不总是必须要像 HIIT 那样高强度，即使是通常的步行也足以使懒惰的细胞振奋工作，并轻微地损坏它们，当然前提是如果你能坚持足够长时间的这种运动。这是步行能减少你体内炎症的一个重要原因，这对于延缓衰老过程至关重要。这种全身炎症随着年龄的增长而增加，其特征在于小的炎症物质（细胞因子）在身体的所有区域中持续不断地循环并损伤细胞（inflammaging，炎性衰老）。另外，运动也使细胞对胰岛素更敏感，能够更好地处理糖。所有这一切都是有益健康的效果，甚至也影响到了高高在上的大脑，因为我们的大脑对高糖和炎症都非常敏感。根据一项研究，开始锻炼的中年人，如每周 2 次、每次 30 分钟的步行，可以降低 62% 阿尔茨海默病的发病风险[182]。在另一项研究中，55～80 岁的人，每周散步 3 次、每次 40 分钟。一年后，研究人员通过脑部扫描观察到，海马（大脑中负责存储记忆力的重要结构）的体积增大了[183]！柯克·埃里克森（Kirk Erickson）教授报道说："一般我们认为晚年生活中海马萎缩几乎是不可避免的。但现在我们已经表明，即使只有一年的适度运动，也可以增加这一结构的体积"。大量的运动可以降低各种与衰老有关的疾病的发病风险。一个重要的原因是运动可以驱使我们的细胞更加努力地工作，它们受到的一定程度的损伤会使它们在未来变得更加强大。

除二甲双胍和运动外，环境中的温度也可以在刺激兴奋效应中发挥作用。当你将果蝇短时间暴露在高温下，它们会活得更长[184]。这也可以解释为什么偶尔的桑拿浴或冷水浴对身体会产生有益于健康的效果。热是一种红外辐射，其实还有另一种可能具有刺激兴奋效应的辐射，就是放射线。

当蟋蟀和小鼠经受少量的放射性辐射时，它们会活得更长 [185]。有些类似的东西对人类可能也是适用的。美国原子能委员会的一份报告发现，与美国的其他州相比，生活在放射性背景辐射最强的 6 个州的人群，其癌症死亡风险降低了 15%[186]。放射性背景辐射最高的三个州——爱达荷州、科罗拉多州和新墨西哥州——比生活在背景辐射低了 3 倍的一些州如密西西比州或路易斯安那州相比，其癌症死亡的风险更是降低了 24%。

这种背景放射性辐射来源于土壤和岩石，更具体地说是来源于镭，这是在岩石中发现的一种天然存在的放射性元素。我们发现某些地区的镭含量比其他地区要高。其中一个具有较高的自然放射性的地区是希腊伊卡里亚岛（island of Ikaria）。在这个岛上，我们可以看到许多令人惊讶的高龄老人：90 岁以上的人比欧洲其他地区多 10 倍 [187]。这促使美国国立衰老研究所与《国家地理》杂志社一起对伊卡里亚地区进行了一系列研究，以期阐明当地人的寿命为什么如此长久。一些研究人员认为，岛上的高放射性背景起到了一定的作用，因为我们一般认为放射性具有一定的刺激兴奋作用。岛上甚至还有一眼泉水，当地人称之为"永生之水"，泉水里面就含有大量的放射性镭，剂量之高甚至让饮用泉水的人会遭受辐射过量的危险 [188]。理论上说，持续暴露于少量的放射性辐照可能是有益于健康的，因为放射性会对细胞造成轻微损伤，从而刺激它们产生能够抵抗和保护自身免受这种及其他各种可能的损害的能力与机制。不过，我不建议读者因此就去住在某个核电站的附近或干脆搬到放射性的希腊岛屿去居住。毕竟，伊卡里亚的人们长寿可能还有更多的其他原因，比如健康的营养、更少的压力和更多的运动。而且由于放射性辐射非常危险，只要多一点点都可能会产生有害的影响。然而，刺激兴奋效应的概念表明，健康的和有害的事物之间的界限并不总是那么清楚。有时有害的事物也可能是有益健康的，有时健康的事物又可能是有害的，关于后者，一个最好的说明例子就是抗氧化剂。一般我们认为抗氧化剂是有益健康的，但这是真的吗？

抗氧化剂一般是维生素类，如维生素 A、维生素 E 或 β-胡萝卜素，还有其他一些物质如辅酶 Q10 或乙酰半胱氨酸。许多杂志、网站和电视节目宣称抗氧化剂可以减缓衰老过程（很多抗氧化剂的销售都是买二赠一）。科学家、医生邓罕·哈曼（Denham Harman）在 20 世纪 60 年代介绍了他的衰老氧化理论，该理论是解释为什么我们会衰老的最知名和最流行的理论之一，其主要思想是：作为新陈代谢的副产品，我们的细胞不断地产生自由基，就像从煤炭加工厂的烟囱里冒出来的烟雾一样。自由基是非常小、非常活跃的分子，能够与我们细胞中的蛋白质、DNA 和脂肪相互作用，并导致损伤。根据哈曼的学说，我们之所以衰老，就是因为我们经常不断地暴露于自由基，使我们的细胞慢慢但明确无疑地受到不可挽回的伤害。这个理论的一个有趣的方面是，如果衰老是由自由基引起的，那么抗氧化剂就应该成为我们的长生良药，因为抗氧化剂与自由基起反应，从而使它们变得无害。抗氧化剂能够清除那些自由基，使它们不能像通常那样在我们的细胞里进行那些破坏性的活动。它们就像是能抓住子弹的保镖。这一理论对于膳食补充剂制造商来说当然是最悦耳的美妙音乐，他们开始大力推广抗氧化剂作为清除自由基也就是抗衰老的补充措施。

然而物极必反，说得过于好并不一定就是真相。在过去的几十年中，科学家已经给予各种剂量的抗氧化剂的组合来试验各种动物，但是这些动物也没有比其他动物多活一天。当然，也有研究表明，一定的抗氧化剂确实使得实验动物寿命更长，但是这些研究经常被证明是实施不严谨，或者只是很少的与遗传性异常或病理模型相关的一些动物研究，其所期望的结果后来都被一些更大型的研究结果所推翻。在人类中做的研究结果也基本类似。一项超过 23 万人参与的研究表明，抗氧化剂并不能延长寿命，微量元素硒除外[128]。一些抗氧化剂，如维生素 A 和 E，实际在一定程度上还增加了死亡率。其他一些研究表明，运动员在训练后服用抗氧化剂以促进康复，实际上还减弱了运动本身带来的益处[189]。

还有一些其他研究表明，过多的抗氧化剂甚至可能是有害健康的，例如，抗氧化剂可能加快了小鼠和人类罹患肺癌的进程[132,190]。让患有癌症的患者服用抗氧化剂并不是一个好主意，这是符合逻辑的，因为通常癌细胞都是不受控制地生长的，因此无法适当地维持其新陈代谢。结果就是癌细胞的新陈代谢产生了更多的自由基，如此大量的自由基甚至都可以损伤到癌细胞自身了，可是抗氧化剂清除了自由基，使得癌细胞实际上从抗氧化剂中获益了，这就是为什么在癌症的临床治疗中不推荐服用抗氧化剂的原因（因为在癌症治疗过程中有时候会有人推荐抗氧化剂的）。

甚至还发生了更奇怪的事情：一些研究表明暴露于更多的自由基会导致动物更加长寿而不是预期的短寿。通过遗传方式操作过的某些蠕虫，它们能够产生更多的自由基，而它们的寿命也比正常的蠕虫延长了 32%。当你给予蠕虫除草剂，导致它们细胞里产生更多的自由基，结果它们的寿命延长了 58%（虽然我不建议在你的早餐里也喷洒上除草剂）[191]。

许多抗氧化剂可能不会减缓衰老，甚至加速衰老，而自由基倒是可能减缓衰老，这怎么可能？这可以通过刺激兴奋效应来解释。自由基并不总是不好的，它们在细胞中敲响了各种警钟，使细胞产生响应，开始产生能够修复细胞的蛋白质，从而更好地维护其自身，并中和自由基。这些由身体本身产生的抗氧化蛋白比超市中的任何抗氧化剂补充物都要强 1000 倍。刺激兴奋效应可以使细胞变得更健康。如果你服用抗氧化剂补充剂，你的细胞会认为体内已经有充裕的抗氧化剂，而保护自己的需求也不要那么多，从长远来看，这些抗氧化剂甚至可以增加你的死亡风险。

当然，这并不是说抗氧化剂就是完全不必要的或不健康的了，因为抗氧化剂的缺乏也是不健康的，长期而言也会造成身体的损伤。例如，如果你缺乏维生素 A 或辅酶 Q10，则可以使用这些补充剂来补救该缺陷。但不幸的是，对于大多数抗氧化剂来说，服用超高剂量以期减缓衰老过程都是不成功的。不过，还是有很多人决定试一试。他们每天服用几十种不同种类的抗氧化剂和其他物质以期延长寿命。然而，多种过量的抗氧化剂实际上只会加速衰老的过程。

如果绝大多数的抗氧化剂不能减缓衰老过程，也不会降低与衰老相关的许多疾病的风险，为什么某些食物如蔬菜、水果、咖啡或草药却能够做到呢？这些食物通常被认为是健康的，正是因为它们含有抗氧化剂，但正如我们所看到的那样，这并不是一个很好的解释。这些食物之所以是健康的，一个重要原因是它们都有轻微的毒性——它们对身体都具有刺激兴奋作用。

以咖啡为例。我们常常被告知咖啡对你的健康不利，但是许多研究表明，咖啡可以减少各种衰老相关疾病的发病风险，如阿尔茨海默病和帕金森病、2 型糖尿病、血管堵塞和多种类型的癌症[192~195]。当然，咖啡也可能会产生负面影响——如果喝太多，可能会增加骨质疏松、心律失常和失眠的风险。咖啡的优点当然超过了其缺点，因此只要你适度饮用，就可以有益于健康。大多数指南都建议每天最多喝 3～5 杯。咖啡之所以有益健康的另一个原因是因为，它含有在我们的细胞中能激活报警蛋白（称为 NRF-2）

的轻度有毒物质。当 NRF-2 检测到这些有轻微毒性的植物性物质时，它就会移动到细胞核内的 DNA，从而启动生物体内产生抗氧化和解毒的蛋白质。解毒蛋白质被激活是合乎逻辑的，因为细胞想要尽快消除这些轻度有毒物质。尤其是肝脏开始产生更多的这些解毒蛋白质，同时，肝脏随之清理其他比咖啡成分毒性更高的一些物质；否则这些物质可能会伤害我们的身体，从而增加我们罹患癌症和与衰老相关疾病的风险[196]。因此从这个角度说，咖啡也具有解毒的作用。

这非常有意思，因为排毒的概念经常会引发很多的讨论。排毒意味着"释放体内的毒素"。反对者认为排毒的概念都是废话，而支持者则认为排毒非常有益于健康，但他们通常并不明白他们自己在说什么，只是认为排毒就是清除体内储存的那些废物，或是从体内排出有毒的东西。有时候，也会建议使用奇妙的治疗方法，如严格的流体饮食、结肠清洗、静脉内螯合疗法或电离足浴等。许多这些治疗方法都缺乏科学数据的支持，有时甚至是非常危险的。

所有这一切并不意味着我们在倒洗澡水的时候应该连宝宝也一起抛弃，不意味着排毒就没有意义。我们可以科学地解释排毒，并使之有更显著的健康效果。只不过你并不需要那些泥土浴或结肠清洗——一杯咖啡或一块西兰花是你需要的所有，因为通过健康食物摄入的那些具有策动力的物质促进了我们细胞中各种解毒蛋白（包括细胞色素 P450 酶、谷胱甘肽-*S*-转移酶和 UDP-葡萄糖基转移酶）的生成，特别是在肝脏中。这些解毒蛋白使我们的身体能够更快地分解各种有毒物质，从而减小其对身体造成的伤害。在这些解毒系统被激活的实验动物的研究中，我们可以看到这些动物的寿命更长。然而，为了达到真正的健康效果，你最好能够定期排毒。只是在一个充满异国情调的小岛上来个一周的排毒饮食基本上没有什么作用，如果你又回复到你平时并不那么健康的饮食习惯的话。要想达到一个真正的长期效果，我们必须坚持始终摄取健康的食物，以使我们的肝脏和细胞能够不断地被刺激兴奋效应所激活。

刺激兴奋效应的另一个例子是蔬菜。以西兰花为例，这种蔬菜含有轻度的毒性物质，如莱菔硫烷，其能够激活身体中具有保护作用和排毒作用的蛋白质。这可以降低各种疾病的发病风险，如帕金森病。一项研究表明，当给予果蝇莱菔硫烷时，它们的神经细胞受到了更好的保护以避免帕金森病的侵袭[197]。研究人员得出以下结论：

> 值得注意的是，在我们的两个 PD（帕金森病）模型中，莱菔硫烷和烯丙基二硫化物可以非常有效地抑制神经元的丢失。我们的研究发现提示了这样的可能性：这些或者还可能包括另外一些 II 相解毒通路的化学诱导剂预示了对 PD 的潜在预防作用。

这种解毒能力在延缓衰老过程中可以发挥重要的作用。研究人员越来越相信，并不是有害的自由基太多了，而主要是我们身体中积蓄了越来越多的有毒物质，如作为新陈代谢副产物的那些物质，或者一些来自我们的食物或药物的有害物质（外源性物质）。生物体清除这些有毒物质的能力越强，它们衰老得就越慢。基于（通过遗传操作，或给予动物从蔬菜、大蒜或草药中提取的有效物质）提高实验动物的解毒能力的研究表明，这些动物寿命更长，衰老更慢[198~200]。

西兰花仍是另一个很好的例子。西兰花中的轻度有毒物质能激活肝脏产生更多的解毒蛋白质，从而使更多的毒性较大的物质被分解掉，否则就可能会导致细胞中 DNA 的突变，引起癌症的发生或导致其发展更快。给予西兰花粉末的前列腺癌模型大鼠，其肿瘤生长减少了 42%。另外，如果给予它们番茄粉，肿瘤的增长甚至可以减少 52%。在给予非那雄胺（一种减缓某种类型的睾丸激素产生的药物）的其他大鼠中，肿瘤生长只减少了一点点[201]。一项持续 8 年的膀胱癌患者的跟踪研究发现，经常吃西兰花的男性与不吃西兰花的男性相比，其死亡风险降低了 43%[202]。每月吃 2 磅以上西兰花的妇女比仅吃 10.5 盎司①或更少西兰花的女性其乳腺癌发病风险降低了 40%[203]。另一项研究表明，每天吃大约 9 盎司清蒸西兰花的吸烟者相比不吃西兰花的吸烟者群体，其 DNA 突变的概率较小，DNA 损伤的速率也要慢得多[204]。西兰花和其他蔬菜甚至可以用来防止晒斑。我们知道太阳的紫外线辐射能够损害我们皮肤细胞中的 DNA，这会导致晒伤、皮肤变黯，而西兰花和一些蔬菜可以防止这种 DNA 损伤。西兰花中的某些物质可以减少这种 DNA 损伤，甚至可以完全防止这种 DNA 损伤的发生[205]。这项研究和许多其他研究都说明了为什么全世界大型的癌症组织都建议摄取丰富的水果和蔬菜，以降低癌症的发病风险。

---

① 1 盎司=29.57 毫升。

绿茶也含有一些轻微的有毒物质，但也是有益于健康的。每天喝三杯以上绿茶的人，其中风发病风险降低了约 21%[206]。绿茶中的轻度有毒物质之一是儿茶素类。一项研究表明，具有"高度前列腺组织上皮内瘤样病变"——一种癌症的前兆（30%具有这种野生型生长的男性在一年之后会发展为癌症）的男性被分为两组，一组经摄入绿茶给予儿茶素，另一组则给予安慰剂（不含活性成分的药丸）。1 年后，30%的安慰剂组如预期一样发展成为前列腺癌；而在给予绿茶提取物的组中，30 名患者中只有 1 名（3%）发展成了前列腺癌。因此，同样是高度前列腺组织上皮内瘤样病变，摄入绿茶提取物的人将演变为前列腺癌的风险降低了 10 倍[207]。

可可含有比绿茶更多的儿茶素。可可是巧克力的主要成分。巧克力的颜色越黑，它所含有的可可越多，也就越有益于健康。一项有 114 000 名参与者的大型研究发现，经常摄入黑巧克力的人，其心脏病发作的风险降低了 37%，中风风险降低了 29%[208]。可可还能够延缓大脑的衰老。患有轻度认知功能障碍的老年人（通常是阿尔茨海默病的前兆）每天都饮用含有可可提取物的饮料，8 周后，他们在各种认知测试中都表现甚好，认知能力下降的速率变缓；他们的血压及他们的糖代谢也都有所改善[209]。一项历时 15 年以上、有 400 多名男子参与的研究发现，那些经常吃可可的人比那些基本不吃可可的人的死亡风险降低了 47%[210]。许多公司现在都正在忙着从可可中提取这些有轻微毒性的物质，并将其制成药丸以降低心血管疾病或痴呆的发病风险。其实，没有必要去吃什么巧克力药丸，它们可能非常昂贵，吃上 10 克的黑巧克力（约 1/5 的巧克力棒）就可以摄取足够的、对你的心脏、你的血管及你的大脑有益的物质。黑巧克力应该含有至少 70%的可可。

水果也含有有益健康的、轻微有毒的物质。例如，蓝莓中含有脱色素，其赋予浆果特有的蓝色。据哈佛大学的一项有超过 186 000 名参与者的研究报告称，每周吃 3 次这些浆果的人，其 2 型糖尿病的发病风险降低了 26%[211]。经常吃这些蓝色水果的人可以减缓脑衰老数年以上[212]。因此，每天吃水果和蔬菜越多，他们就活得时间越长，这一点儿也不奇怪。据一项有 22 万人参与的大型研究显示，人们摄取的每一份水果都会将他们心脏病发病的概率降低 7 个百分点[213]。另一项针对 65 000 人的研究发现，在差不多 8 年的研究过程中，那些每天摄入 5 份水果或蔬菜的人，其死亡风险降低了 29%；那些吃 7 份或更多水果、蔬菜的人，其死亡风险更是降低了 42%。研究还证明蔬菜比水果更有效。下图展示了这些结果 [214]。

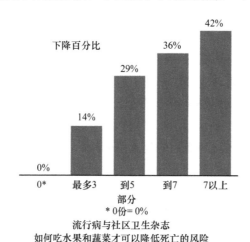

流行病与社区卫生杂志
如何吃水果和蔬菜才可以降低死亡的风险

在这项研究中，每天吃 7 份或更多份水果和蔬菜的人其死亡风险降低了 42%，这是一项平均持续 8 年、涉及 65 000 人的实验。研究还证明蔬菜有更大的健康益处 [214]。
（来源：流行病与社区卫生杂志）。

当然，咖啡、西兰花或蓝莓之所以是健康的，不仅因为它们含有轻度的有毒物质，同时它们也含有如纤维等可以减缓糖的释放，或者可以减少炎症的其他物质，能够激活某些特定的基因或细胞受体，或者具有表观遗传调控作用。然而，它们所含有的轻度有毒物质是健康食品可以降低各种衰老相关疾病发病风险的重要因素，同时也是抗氧化剂被高估的原因。但是，如果蔬菜、水果、绿茶和咖啡等是因其具有轻度毒性才有益于健康的，那么一旦你吃得太多，它们是不是会对健康有害呢？事实并不是这样的，因为这些食物只是含有轻微有毒物质并且含量极低。即使你在多种饮食中摄入了较多的这些健康食物，你也不会消化吸收太多的这些物质。此外，我们也不应该忽视当今这些健康、轻度毒性的食物，其毒性要远远低于史前时期，大自然设计的我们的身体能够生活在一个比当今更多毒素的环境中。我们的祖先基本上是植物性饮食，而史前时期的植物大多含有比今天更多的毒素，因为大多数植物不想被（动物们）吃掉，所以它们使用自含的毒素来保卫自己。现在那些超市里的蔬菜其实真的只是在野外种植的史前蔬菜的非常淡化的版本而已。今天的西兰花并不像遥远的 3 万年前的西兰花那样了。野生的西兰花看起来就像一个开着几朵小黄花的没什么用的植物。而我们现在典型的西兰花、布鲁塞尔芽菜和花椰菜都是从野生西兰花繁殖驯化而来的，其实当你吃西兰花或菜花时，你其实吃的就是（植物的）花。所有这些芸薹属家族中的蔬菜都是同一史前植物的后代，但是通过长期的植物育种（选择具有使其更具食用性或更容易生长的特征的植物），它们变成了看起来完全不同的独立品种——并且它们含有更少的毒素。

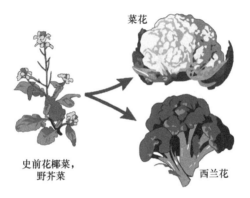

菜花

史前花椰菜，
野芥菜

西兰花

西兰花、卷心菜、球芽甘蓝（布鲁塞尔芽菜）、花椰菜和苤蓝都是史前花椰菜的后裔，是一种芥菜类植物。

胡萝卜也是如此。史前的胡萝卜看起来就像是某种植物的根——小、薄、白色，而不是大、厚、橙色。史前的胡萝卜因为充满各种毒素而尝起来非常苦涩。再看看水果也是这样的。例如，一个野生苹果就是一个皱缩枯瘪的小东西，与现在超市里大个儿的、熠熠闪亮的苹果看起来完全不同，因为这些苹果已经品种改良使其更适合品尝，并且能够更长久地储藏。史前的杏仁也含有比今天的杏仁更多的氰化物。简而言之，在史前时代，人类更容易暴露于各种毒素之下，而我们的身体就是为此设计的。这就是为什么肝脏是身体中最大的器官（不算皮肤）的原因——因为肝脏每天要连续不断地工作 24 小时才能分解这些有毒物质。现如今我们的肝脏更加忙碌，每天要分解大量的以软饮料、烘焙食品、面包或面食的形式摄入的过量的糖。主要是过量的糖——而不是过量的毒素——才是今天我们的肝脏所必须要抗衡的。

你从味道中就可以感知到，目前我们的健康食品中含有的毒素很少。当今许多蔬菜和水果的味道比史前的或野生品种的苦味要少得多，苦味正是食物中的毒素所赋予的。许多毒素尝起来味道都很苦，因为它们不是人们所喜欢的物质。这不是巧合，我们的味蕾已经发展到讨厌有毒物质的程度，所以我们不会吃含有太多毒素的食物。你会吐出一个有毒的植物，因为它味道实在是不好。这也是为什么许多人不喜欢某些蔬菜，如西兰花的原因，因为它们含有轻微毒性的物质。这也可能解释了为什么有些由于基因突变导致味蕾功能发生变化的人会活得更长久，因为有了这个突变，使他们喜欢苦涩的味道，所以他们会自动地吃更多的蔬菜、轻微的毒素和所有类似的东西，所以喜欢吃布鲁塞尔芽菜的人寿命更长。我们不需要担心这些蔬菜、水果或豆类会含有太多的毒素，但是，一些食物在过量消耗时对健康是有害的，它们不是温和有毒而是毒性很大，如酒精。

酒是一项人类发明，或者更确切地说，是人类一项偶然的发现。酒精可能在9000年前意外被发现，当一些蜂蜜或浆果可能被遗弃在一个开放的空间较长时间并开始发酵时，它们所包含的酵母菌开始将糖转化为酒。这赋予了人们大量生产酒的想法。根据许多研究，少量的酒类可能是有益于健康的，特别是对于心脏和血管。一项有85 000名妇女参与的研究发现，每周饮用1～3份含酒精饮料的妇女，其心脏病发作的风险被降低了[215]。其他一些研究表明，每天喝一杯酒会增加女性患乳腺癌的风险（当然，死于心脏病的女性比死于乳腺癌的女性要多得多）。一般来说，大多数研究表明，与根本不喝酒的人相比，少量饮酒与降低死亡率有关。但重要的是，你始终要记住，当你喝多哪怕一点点的时候，各种衰老相关疾病的发病风险就会急剧增加。这是因为酒类可不仅仅是有轻微的毒性，而是非常有毒的。在所有类型的酒精中，乙醇是唯一可以供人饮用的，但如果我们喝了含有其他类型酒精如甲醇的饮品，我们可能就会失明甚或死亡。由于酒精的毒性是如此之大，即使少量也可能是有害的。

那么多少就算是太多了呢？各个国家的推荐量都有所不同。通常推荐的最大量是妇女一天一次，男人一天两次；但也有一些国家已经将这一上限降至无论男女每天都限饮一次。同时也建议每星期有几天不喝酒，以使肝脏有时间休息和恢复。当人们饮酒超过推荐量时，癌症、心脏病和中风的发病风险就会增加。酒精的毒性每年还会导致数以千计的人因酒精中毒而死亡，而在急诊科遇到有西兰花中毒的人则极为少见。关于酒精还有另一件事——它也可以使你体重增加。人们通常都有健康的饮食习惯，但仍然不能有效减肥，这可能是因为他们喝酒太多了。人们经常忘记，酒精是糖、脂肪和蛋白质之后的第四种宏量营养素，因此也可以转化为能量或脂肪。

就像过多的酒精一样，过多的咖啡也可能是不利于健康的，虽然效果不是那么严重。如我们所看到的，相比其缺点来说，咖啡具有更多的优点，适度消费（每天最多 3～5 杯）可以降低各种与衰老相关的疾病（如心血管疾病、2 型糖尿病和癌症等）的发病风险。简而言之，拥有变化多样的、健康的饮食习惯，适量饮酒和咖啡的人们不必担心会消耗太多的轻度有毒物质。史前时代人类的肝脏每天都必须更加努力地工作，以便能够代谢所有的野生西兰花、有毒的浆果和霉烂的坚果，而不是像今天的肝脏那样需要对付的是从超市买来的干净闪亮的苹果和预先洗过的莴苣。

长寿阶梯的第二步显示了（毒物）刺激兴奋效应的重要性，以及刺激兴奋效应原则是如何减缓衰老过程的。现在我们来看看第三步，关于生长刺激和过度生长在多大程度上导致了衰老加速。

概　　要

步骤 2：刺激兴奋效应。

刺激兴奋效应是这样一个过程：温和的损伤或毒性会带来健康的效果，因为它能够激活细胞中修复、保护和解毒的机制。

刺激兴奋效应的例子有：

- 药物（如二甲双胍）和食物（如类黄酮、莱菔硫烷、酒精等）中的轻度毒性物质；
- 长时间或短时间的强化运动（步行或 HIIT）；
- 放射性（可能）；
- 温度（热或冷）。

刺激兴奋效应还解释了为什么许多抗氧化剂不会减缓衰老过程，有时甚至会缩短寿命。可以减缓衰老过程的抗氧化剂通常也是通过刺激兴奋效应实现的，而不是靠它们的抗氧化活性本身。

解毒通常是通过刺激兴奋效应起作用的。

具有刺激兴奋效应性质的食物的例子有：绿茶、咖啡、蔬菜、黑巧克力和水果。

3.3 步骤3：减少生长刺激

通常人们把衰老看成是磨损或损耗。一个经典的例子是自由基能够损伤我们的细胞。但是，除了磨损（磨损也不一定是不可避免的，正如我们在第1章中看到的那样），是不是还有另外一个过程在衰老中也起着重要的作用呢？还有一个不为众人所知的过程，即生长刺激。这种生长刺激持续不断地刺激衰老过程。

生长刺激是由生长刺激性物质（如胰岛素、IGF、生长激素、睾酮、葡萄糖和氨基酸等）轰击我们的细胞所引起的。这些物质促使我们的细胞产生大量的能量、蛋白质和其他一些物质，这使得它们加速衰老：蛋白质开始凝结，线粒体（能量发生器）必须全力以赴地工作，并且所有的糖都会产生交联，诸如此类。这就解释了为什么生长刺激物质如胰岛素、IGF和生长激素等会加速衰老，为什么（那些生长过盛的）更大的实验动物会更早地死亡。这也是为什么矮人、超级人瑞和实验动物由于具有更少的这些生长刺激物质而活得更长久。这些生长激素样物质能够激活细胞中各种生长开关，使其衰老得更快。

问题是，在遵循西方饮食习惯的人中，这些衰老开关始终是处于"开"的位置的，这些开关持续不断地被我们过量的、不健康的食物所激活。我们消耗大量的食物，而这些食物含有快糖、动物氨基酸和不健康的脂肪，它们激活我们细胞的生长开关，使我们增加体重，同时使我们的身体衰老得更快。最常见和最明显的结果就是超重。超重的人是细胞处于持续生长刺激模式的人，其能够刺激我们的细胞（生长）并导致我们的身体超重、加速衰老。这就解释了为什么超重人群罹患癌症和各种衰老相关疾病（如2 型糖尿病、心血管疾病和痴呆症）的发病风险较高。

总之，如果你想减缓衰老过程，你就必须减少生长刺激。并且，如果你体重超标，这种生长刺激的减少也会让你减肥。这非常有意义，因为肥胖症已经成为全球健康的重大问题之一。在西方有 50%～65% 的人都超重，那么就让我们先来看看为什么这么多人超重，为什么有关超重的官方建议已经过时了，然后自然我们就会找出什么是减肥最好的饮食配方或饮食方式。这样的饮食习惯理所当然地也会减缓衰老的进程。

3.3.1 减肥：易乎？难乎？

减肥肯定不容易。一开始就得想好：你应该如何饮食？有数以百计的食谱，一个比另一个更奇葩、更陌生。有著名的经典食谱，如高蛋白饮食（阿特金斯、杜肯，或者是古老的饮食）。在这些食谱中，你必须从肉、蛋或昂贵的蛋白质制品中摄取大量的蛋白质；有常见的低脂饮食，你需要避免那些不健康的——但不幸的是其同时又是健康的——具有高脂肪含量的食品。另一种更常用的减肥方法是低热量饮食——只要少吃就行。此外，你还可以追随数以百计的那些没有什么意义的食谱和潮流，比如血型饮食法（根据你的血型进食）、七色饮食法（每天吃不同颜色的食物）或鱼鲜换妆饮食（每天吃三次三文鱼来达到以营养改善容妆的目的，对于那些已经进行过整容的电影明星来说，效果还是很不错的）。还有一些危险而单调的饮食，如苹果饮食、汤羹饮食或鸡蛋饮食（每天早上吃一个鸡蛋、晚上吃两个鸡蛋）。一些著名的电影明星和影像模特甚至选择通过饲管只进食一些茶水或蔬菜汁一段时间。甚至有人摄入绦虫卵来减肥——从此你今后吃东西总是为了两个生物体：你自己，以及生活在你肠道里的长长的绦虫。

有意思的是，无论你尝试哪种饮食，在头几周或几个月内，你的体重确实会减轻。但不久之后，体重莫名其妙地就又回来了！一般来说都是因为你不能忍受这些离奇古怪的或艰难不易持续的饮食习惯。大多数这种饮食长期来看都不起什么作用，而且往往是不健康的。

不仅对于普通百姓，即使是对于专门的医生和营养师，都很难选择一种最好的饮食。许多医院的饮食是高蛋白饮食、低脂肪饮食或低热量饮食。正如我们将看到的，这些饮食并不是很有效的，而且从长远来看，有些甚至可能是不健康的。你还可以从政府和官方机构获得营养咨询。他们的建议是基于他们认为超重的主要原因是：我们消费了太多的热量，并且运动太少。你可以从媒体上听到几乎每个健康卫生专家都是这么说的。根据政府的意见，吃得太多和运动太少就是这么多人超重的原因。难道真的就是那么简单吗？

3.3.2 热量过多，运动过少？

吃得过多而运动过少，这甚至是世界卫生组织（WHO）对人们超重问题的正式回应。问题是这种说法已经十分过时并且过于简单了。我们就从后者开始说吧。如果我们的身体是一台蒸汽机的话，热量输入太多而输出太少的解释可能是完全说得通的。像工程师一样，使用几个简单的公式，你可以精确计算出有多少能量或热量在体内消耗或转换。但是，身体不是蒸汽机，身体要复杂得多，正如我们稍后会看到的那样。这意味着对当下肥胖病流行的这种过于简单的解释是远远不够的。

此外，这个解释本身并不是一个真正的解释，这只是一个伪辩解。我们来把肥胖或热量堆积与一个塞满人的房间比较一下。房间就像是身体，堆满房间的人就是卡路里。像世界卫生组织一样，你可以说房间已经人满为患了（我们用卡路里来充填），因为进来的人比从房间出去的人多很多（我们摄取的热量比我们消耗的热量要多）。可是这并不能解释为什么房间被填满了，它只是描述发生了什么。而为什么房间这么快就被填满了？它很快被填满，是不是因为里面有些什么特别的东西大家都想进来看看，让人们流连不离呢？也许地板上有胶水，让进去的人不能出去？又或者人们不能离开，可能是因为他们找不到出口或出口太窄？

很明显，这个关于超重的官方解释是不够充分的。这是一个过于简单化和虚假的解释，并不能完全说明超重的真正原因。许多研究表明，这种解释是有缺陷的。如果我们因为摄入过多的热量而超重，那么我们就应该可以简单地通过减少热量摄入来减肥。然而，许多研究表明，（要求你少吃饭的）低热量饮食并不起多大的作用。为了实现真正的减肥，就必须尽可能地减少热量的摄入，以致食谱就变成了饥饿饮食模式。一个成年人每天需要大约2200卡路里的热量。但是，即使你让人们遵从每天800～1000卡路里的饥饿饮食模式长达数个月，也只有1/4的参与者减掉了区区的22磅[216,217]。此外，人们也不可能长期保持这样的饥饿饮食模式。一旦这种饮食模式结束或停止，他们又开始吃得很多。为什么低热量饮食不起作用的简单解释就是，当你迫使人们少吃饭时，他们只会变得饥饿。由于这种简单的反馈机制，即使人们从饥饿饮食模式改变到饮食限制较少的饮食、每天饮食中的热量尽管还是比他们所需的热量少数百卡路里，但他们的体重还是会很快开始增加。通常人们在头 6 个月会减重大约 11 磅，但一年之后，绝大多数人的体重又会恢复到与饥饿饮食之前相同或者还会更重。减少热量摄入根本不适用于长期减肥，正如许多研究结果一次又一次地显示出来的那样。

除了饮食模式之外，还有一些可能迫使人们少吃的境况。一个例子就是贫穷。医生过去曾观察到，贫困家庭的孩子往往更加消瘦孱弱、营养不良，因为他们吃不饱饭，这是可以预料的。另一方面，母亲往往都超重。为什么呢？并不是因为她们摄入了太多的热量（她们的孩子都是那么的孱弱消瘦，事实说明家里并没有足够的可供摄入的热量），而是因为她们摄入了"错误的"热量，即来自廉价而不健康的碳水化合物的热量，如面包、烘焙食品、三明治、薯条和软饮料，以及便宜的加工红肉——对于穷人或没有时间的人来说，这类食物是首选。尽管同样也摄入这种不健康的饮食，孩子们仍然那么消瘦，是因为他们的身体很年轻，他们的细胞仍然能够处理这些过量的糖分。相比之下，他们的母亲，30 岁以后的新陈代谢能力已经衰老，所以母亲们会变得超重。实验室研究和临床实践都表明，靠减少饮食要想实现减肥基本上是不靠谱的，尤其是从长期效果来看。这是第一个提示热量摄入太多、消耗太少的肥胖理论失败的证据。

我们再来看看这个假设的第二部分——关于卡路里"出去"得太少的解释。人们经常说，超重是因为他们运动得太少了。如果肥胖只是运动太少的结果，那么运动更多一些——换句话说，燃烧更多的热量——应该可以使你减肥了吧。但事情并不是那么简单。有很多经常参加体育运动的人，不但不能减肥，有时候甚至体重还会增加。研究表明，运动是一种非常不靠谱的预防肥胖的方法。一个世界运动与健康专家组成的国际团队在分析现有的科学文献后得出结论认为，运动并不能真正导致体重减轻[219]。另外一项分析发现，运动对预防肥胖只有适度的影响[220]。根据一项在哈佛大学进行的大型长期研究表明，运动并不是一种预防超重者体重增加的适当方法[221]。据研究人员介绍，一旦人们体重超标，为了防止进一步体重增加而进行体育锻炼实际上为时已晚。其他研究人员发现，无论你锻炼得多还是少，随着年龄的增长，你的体重还是在稳步增加[222]。从事锻炼和超重领域研究多年的埃里克·雷伏申（Eric Ravussin）教授总结如下："一般来说，对减轻体重而言，运动基本上是无用的。"

同样有意思的是，超重经常发生在那些工作中就经常需要更多体力锻炼的人当中，如道路工人、园丁、矿工、工厂工人或建筑工人。这些人在日常工作中每天都要不停地、非常多地运动，而不像那些天天正襟危坐在办公桌后面的白领工作者，但非常奇怪的是，前者往往更容易体重超重。那么他们体重增加主要是因为他们吃了便宜的、不健康的食物吗？

尽管有这些见解认识和数量众多的科学研究，人们还是经常被告知，如果他们想减肥，他们就应该确保运动锻炼，而且他们超重，就是因为他们天天坐在沙发上看电视太多了。但是我们应该考虑到这可能是不同的另一回事儿——他们之所以经常坐在沙发上，难道不是因为他们超重吗？我们稍后再回到这个话题来。

当然，这并不是说运动就不健康。运动对身体非常有益：可以大大降低慢性疾病的风险，如心血管疾病或痴呆症。但研究表明，为减肥或预防体重增加而运动，其效果（燃烧热量）是有限的，也是令人失望的。对此有一个很简明直接的解释就是：当你锻炼越多，你就会越饿。每个人都经历过一个小时的锻炼或慢跑后，你就已经准备好要吃点小吃、饼干或三明治了，以便你通过运动失去的热量能够立即补回来。这种简单的反馈机制使锻炼成为一种让人失望的减肥方式。

我们已经看到，"少吃多锻炼"从长期来看对减肥的影响很小。这似乎提示我们，基于热量摄入太多而消耗太少的肥胖观点是不充分的。但为什么不充分呢？其最重要的缺点是它让人们以为超重只是卡路里数量的问题，而与提供这些热量的食物的性质没有关系。也就是说，无论你是以汉堡包的形式还是以西兰花的形式摄入 300 卡路里的热量，都会增加相同的体重。但是，情况并非如此。许多研究表明，并不是所有的热量都是相等的[223]。对于许多食品专家来说（这听起来好像不太尊重别人），他们几十年来一直只是接受，而从不质疑"一个卡路里就是一个卡路里"的教条。

让我们来看一些"一个卡路里并不总是一个卡路里"的例子。我们以核桃为例。核桃仁里充满了脂肪（2/3 的核桃仁都是脂肪），而脂肪含有很高的热量。这使许多人认为最好不要吃太多的核桃，因为它们对你的腰围是不好的。但是一项研究发现，每天吃两把核桃的女性（除了每天所需要的 2000 卡路里之外，它们含有多出来的 300 卡路里）并没有因此而增加体重[224]。其他一些研究表明，每日吃几百卡路里热量的坚果并不会增加你的体重，在有些研究中，人们甚至还减轻了体重[225,226]。研究人员称之为"热量失踪之谜"。如果一个卡路里就是一个卡路里，这怎么可能呢？

从"一个卡路里就是一个卡路里"的传统观点来看，这的确是很奇怪的。假设你能够从核桃中提取出脂肪，并将这些脂肪在实验室容器中燃烧。然后，100 克的核桃脂肪将会产生 900 卡路里的热量。那真是太好了〔在实验室的容器中燃烧物质是用于测量食物中卡路里数量的常规方法，食物在容器中燃烧，其产生的热量（表示为卡路里）可以被测量。对于我们科学家来说，1 卡路里就是将 1 升水加热 1℃所需要的热量或能量（或者像在有些国家那样，也可以用更复杂的形式来表示，即一个卡路里是由 1000 个"小"卡路里组成的，因此有时也会把千卡和卡路里互换使用）。一般女性每天消耗约 2000 卡路里热量，男人一般消耗 2500 卡路里的热量。这就是你每天所需要的能量，以保持你的体温稳定、身体的各项功能正常〕。

"一个卡路里就是一个卡路里"对于实验室容器而言这是对的，但人体不是简单的实验室容器，它要复杂得多。这就解释了为什么每天额外吃数百卡路里核桃的妇女并不会增加体重。核桃中的脂肪不像实验室容器中的那样能够完全燃烧。一些脂肪被用来构建身体，如细胞膜主要就是由脂肪组成的。另外一些来自核桃的脂肪并不会燃烧转化为能量，而是转化为控制身体各种生理过程（如炎症或细胞维护）的物质。核桃中的脂肪也可以打开和关闭细胞中的各种开关，这影响了身体中的许多生理过程，如糖代谢、激素生成和脂肪燃烧[227]。与简单的非活性实验室容器只是单纯地将食物燃烧殆尽相反，食物能够在其燃烧之前或之后以多种方式与身体相互作用。食物不只是简单的卡路里，食物还能持续不断地编程和影响身体的信息，直达我们细胞中 DNA 的水平。核桃中含有成千上万种影响和构建我们身体的物质，所以我们不会因为吃核桃就增加体重，尽管看上去是增加了 300 卡路里的热量。

因此，并不是简单的卡路里的量决定了食物是否健康或是否能导致体重的增加。我们食物中所有的脂肪都含有相同数量的卡路里（每 100 克脂肪 900 卡路里）。但是 ω-3 脂肪是健康的，甚至可以促进体重减轻，而反式脂肪则堵塞了血管，并大大增加了心脏病发作的风险[228]。葡萄糖和果糖是两种含有相同热量的糖（每 100 克含 400 卡路里），两者吃太多了都是不利于健康的，而果糖比葡萄糖更甚，因为葡萄糖可以由身体中的任何器官进行处理，而果糖主要是在肝脏中处理的。因此，果糖导致肝脏中脂肪积累的风险更高，导致啤酒肚、血脂升高，并产生胰岛素抵抗。此外，与葡萄糖相比，果糖能够更快地与蛋白质产生交联。果糖与葡萄糖相比，给大脑中传递的饱满激素也较少，使你总觉得不饱而吃得更多，因此体重也增加得更多。简而言之，尽管所有这些物质含有相等的热量，但它们对你的新陈代谢和健康有着完全不同的影响，尤其是从长期来看。英国国家肥胖论坛主席戴维·哈斯兰姆（David Haslam）教授就这方面指出：

> 公众和医学界都认为，一个卡路里的面包、一个卡路里的肉，以及一个卡路里的酒精，都是在令人惊讶的、复杂无比的身体系统中通过相同的方式进行处理的，这实在是过于天真了。

他继续说：

> 人们总是假定血液中增加的脂肪是由饮食中增加的饱和脂肪所导致的，而现代科学证据证明，精制的碳水化合物，尤其是糖，实际上才是罪魁祸首。

有很多理由都能说明为什么"一个卡路里并不总是一个卡路里"。消化系统就是其中之一。与总是能彻底燃烧殆尽所有内容物的实验室器皿相比，我们的肠道不可能吸收摄入所有热量。一些食物没有被完全消化或根本不被肠细胞吸收。消化和吸收食物的方式取决于许多因素，从你产生的消化酶的量到肠道的长度。研究人员比较了俄罗斯人与波兰人的肠道。事实证明，一些俄罗斯人群体的平均肠道长度比波兰某些人口群体的平均长度长了二十多英寸。即使是相同热量的食物，这些俄罗斯人会从中吸收更多的热量，因为他们的肠道更长，因此他们可以更好地消化和吸收食物。这使他们有更大的超重风险，即使他们摄入同样数量的卡路里。

此外，消化食物也会消耗能量。以蛋白质为例，一个蛋白质能够产生的能量的 30%（如果你在实验室容器中完全燃烧它们）在消化该蛋白质（将其分解成碎片，以便使其可以被肠道吸收）时被消耗掉了。当身体想要"燃烧"这些片段（将氨基酸转变成热量）时，首先需要将它们转化为其他物质，这就需要消耗能量。因此，蛋白质实际上只能提供其所含能量的一半（每100克蛋白质产生200卡路里，而不是标称的每100克蛋白质产生400卡路里）。肠道的免疫系统也在其中发挥作用：如果你的食物中含有大量的细菌或者是肠道免疫系统不能识别的外源物质，免疫系统就会开始与这些食物成分相抗衡，这再次需要消耗能量，剩下的才是真正提供的热量[223]。

你的肠道菌群——即你的肠道内所有细菌的组成——也会影响某些食物实际能够提供的热量。一般认为我们的肠道内含有大约300万亿细菌，这些细菌至少是我们身体细胞数量的10倍。然而，最近的一项研究估计，肠道细菌的数量大约为400 000亿，大体上相当于构成我们身体的人体细胞的数量。总之，肠道菌群的组成可以决定我们吸收多少食物（热量）。一些日本人的肠道里有能专门分解海藻的细菌，因此，日本人能够更好地吸收海藻，相比肠道中没有该种类型的细菌的欧洲人，日本人能从海藻中摄取更多的热量形式的能量。

直到最近，科学家们才意识到肠道菌群与超重相关的重要性。研究人员将小鼠饲养在完全无菌的环境中，使其肠道内没有任何细菌。这些小鼠体重很轻，体型非常瘦小。它们的身体脂肪减少了42%，尽管它们比具有正常肠道菌群的对照组的小鼠还多吃了29%的食物。这本身已经表明，超重或体重不足绝不仅仅是热量的问题。接下来，科学家们将细菌引入无菌组小鼠的肠内。这些小鼠突然变得越来越胖，身体脂肪增加了57%，尽管它们每天摄入的热量与干预之前是完全相同的[229]。其他一些研究也表明，肠内具有某种特定类型细菌的小鼠有逐渐变胖的倾向，当把这些细菌从一只肥胖的小鼠移植给另一只瘦小的小鼠时，瘦小的小鼠也会逐渐长大变胖。类似的东西也可能适用于人类。

越来越多的研究指出，肠道细菌在超重和我们的健康关联方面具有非常高的重要性。这种肠道菌群的构成受到我们摄入的食物健康或不健康的强烈影响。肠道菌群也可能受到医疗干预的影响，如使用抗生素或粪便移植。曾经有一位女士被认为是由于粪便移植而变胖的。具体步骤是：把一个人的粪便物质（通过管子插入肛门）移植到另外一个人的肠道，其目的是改变肠道菌群，因为粪便中的细菌遍布于整个肠道。这种治疗有时是针对由于某些有害细菌过度生长引起的慢性腹泻且多年不愈的患者。这种生长可能早已经开始，例如，长期使用某些抗生素杀死了太多有益的肠道细菌，从而使某一种有害类型的细菌在肠道中占据优势并引起慢性腹泻。这名慢性腹泻的女性从另一名碰巧是体重超标的女子身上接受移植了粪便物质。在干预之前，这位女士只有 150 磅重。而进行移植之后，她体重增加了 44 磅。体重增加也可能是由于其慢性腹泻治愈的结果。然而，在她没有慢性腹泻之前，她的体重是正常的。那么另一种可能性就是她的肠道细菌的组成发生了变化，这使她的体重增加变得更快[230]。

从不会让你体重增加的核桃，到帮助你消化食物的肠道细菌，许多研究都表明，（标称的）一个卡路里并不一定就真的是（变成体内热量的）一个卡路里。其实，你根本就不需要研究结果来告诉你这个。任何一个具有生物化学知识的人都知道人体并不是实验室器皿。那么为什么经常会听说我们之所以发胖是因为我们摄入了太多的热量而运动（能量消耗）太少的缘故呢？可能有这么几个原因。一个是这种解释对于食品行业来说简直就是悦耳的音乐。他们当然非常喜欢"一个卡路里就是一个卡路里"的教条，这样，就没有所谓的"发胖"的食物了，你变得肥胖或不健康只是因为你摄入了太多的卡路里而与食物的性质没有什么关系：你仍然可以喝软饮料、大嚼汉堡，你只需要少吃一点就行！有了这个教条，人们也可以将超重的原因从食物转移到运动锻炼上——我们变胖，不是因为我们吃了太多不健康、让人发胖的食物，而是因为我们运动锻炼得不够。食品行业雇用各种营养专家和主流意见领袖，他们不断向媒体、营养师和医生传达灌输这一信息和教条。

3.3.3　为什么我们的体重会增加？

如果我们想知道为什么人们会增重，我们就不应该只关注热量。注重热量忽略了人体的复杂性，以及这么多人超重的真正原因。当然，过多的热量在过度的超重中肯定起着重要作用的，但这仅仅是故事的一部分。在西方，很容易就摄入了太多的热量。一罐软饮料含有 330 卡路里，相当于大约 10 茶匙的糖。在史前时代，如果你想要吃这么多的糖，你可能必须嚼尽一根 3 英尺①的甘蔗，那会让你忙上一阵子时间的。现在，你可以在 1 分钟内喝完一罐可乐，并获得相同量的纯糖。我们都知道，高热量的软饮料、快餐、糖果和烘焙食品都不利于健康，会让你发胖。这是我们需要正

---

① 1 英尺≈0.3048 米。

视的第一个问题（视而不见的误区）。

然而，第二个误区却并不那么广为人知——即使人们停止摄入软饮料、快餐和糖果，代之以摄入较多的全麦面包和意大利面，可他们基本上还是不能有效地减轻体重。当他们逐渐变老，身体失去其处理大量碳水化合物的能力时，他们的体重甚至可能还会增加。换句话说，肥胖的流行不可能是简单地通过要求人们消费更少的软饮料、快餐和糖果就能阻止的。他们还必须尽量少摄入碳水化合物丰富的淀粉类食物，如面包、面食、土豆和米饭。只有这样才能在减肥和健康指标方面取得显著的效果。因此，我们需要更多地关注房间里的第二只大象（视而不见的误区）。

这些淀粉类产品对我们的新陈代谢也有很大的影响。它们可以对我们的新陈代谢进行重编程，这给我们提供了关于超重的另一个解释，一个远远超越卡路里，而且还指向了另一个众所周知的现象——经久不断的饥饿。很多人在吃饭后很快就会再次感觉饿了。在吃了一整块土豆饼或面食后的一个小时内，他们就又觉得有点儿饿了，然后打开冰箱找东西来抚慰这些恼人的感觉。然后，他们又多吃了一些，所以他们的体重就会不断增加。这怎么可能呢？他们刚刚摄入了一些热量过多的富含碳水化合物的食物，怎么现在就又饿了呢？

如本书前面所讨论的，碳水化合物食物如马铃薯、面包、大米和面食能够引起血液中的高糖峰，因为淀粉也是由糖组成的，这导致产生了高胰岛素峰，因为胰岛素想将所有这些糖从血液中驱逐到细胞中进行处理。胰岛素还具有另外一个作用——促使脂肪细胞储存脂肪。这是合乎逻辑的——高胰岛素峰意味着身体已经以糖的形式吸收了大量的能量，因此，你的脂肪细胞非常明智地只是紧紧抓牢它们已经拥有的脂肪（脂肪酸），因为它们现在不需要更多的能量。因此，在饭后的几个小时内，脂肪细胞保持其自身的脂肪水平，并不会将其释放到血液中。这会成为一个问题，因为糖只在短时间内传递能量（它们很快就被身体处理过了）：在饭后最初的几个小时，糖水平就开始下降，糖被身体特别是肝细胞、肌肉细胞和脂肪细胞进行了处理。然而，当血液中的糖减少时，脂肪细胞并不释放脂肪到血液中（因为它们已被胰岛素峰编程以阻止这样做），那么身体的能量就会耗竭，因为既没有糖也没有足够的脂肪可以用于能量供应。

当我们的细胞没有足够的能量来进行它们的工作时，它就会给我们一种迫不及待的饥饿的感觉，特别是对碳水化合物有强烈的渴望，因为这些都是最快的能量来源。这形成了一个恶性循环。每次摄入碳水化合物丰富的膳食后，人们很快就又饿了。然后，他们渴望更多的碳水化合物丰富的产品，这使得他们的脂肪细胞囤积更多的脂肪（因为胰岛素峰编程它们这么做），而这反过来又使得他们很快再次感觉饥饿（因为饭后数小时内人们不能依靠脂肪来获取能量），随着这个循环的继续，他们变得越来越胖（因为脂肪细胞储存了越来越多的脂肪），同时又渴望越来越多的碳水化合物。刺激胰岛素产生的食物重编程了我们的身体，使得我们吃得越来越多，同时变得更容易饥饿又更加肥胖[231~233]。这个解释比我们只是因为摄入太多的卡路里而超重更进了一大步。

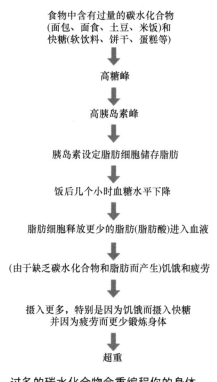

过多的碳水化合物会重编程你的身体。

这种观点从根本上改变了对超重的传统解释。根据传统的解释，超重的原因是吃得太多而运动太少。但是上面讨论的结果颠覆了这种认识：吃得太多、运动太少并不是其主要原因，也可能是不良饮食模式的结果。因此，你再也不能简单地说人们发胖超重就是因为他们吃得太多了。很可能他们是因为超重才吃得更多，他们超重是因为他们的身体被连续不断的胰岛素峰重新编程了，这使他们更容易感觉饿了（还有它们身体和大脑的另外一些变化，我们将在下面讨论），因此它们不得不吃得更多。此外，你的体重越重，你每天需要的热量就越多，因为你身上多出来了数十磅的体重，而所有这些额外超重的身体组织（特别是脂肪组织）都需要能量才能存活。因此，超重的人必须吃得更多，因为他们每天消耗的热量基数要比瘦人多很多。

你也经常会听到说越来越多的人超重，是因为饮食的分量变得越来越大了：在20世纪60年代，一个汉堡包平均重量为1.75盎司，一个软饮料平均为7盎司。而今天，汉堡包的重量可能会重达0.5磅，软饮料的量可能会高达32盎司。我们不应该惊叹为什么饮食的分量变得超级大，而是应该问问为什么人们的胃口变得超级大了。这是因为我们消耗热量的性质重新编程了我们的新陈代谢系统，使我们对巨大的分量越来越渴望[233]。这就是为什么减少分量从长期来看只会有令人失望的结果了。许多健康专家建议吃较小分量的饮食，如半份炸薯条，而不是一整份。但是它们仍然是薯条，仍然会引起高胰岛素峰并编程你的脂肪细胞来储存脂肪。结果是，你在吃完这个小份儿的食物之后更快地就又饿了，并且希望能加大你饮食的分量。

如果这还不够，如今的食物也使我们感觉很累。胰岛素高峰导致糖处理、脂肪储存得更快，所以我们缺少足够的能量来保持我们身体的正常运行。这就是为什么人们在吃了一大盘土豆或全谷物面后会感到很累的原因之一，也难怪他们不喜欢运动。这是一个不同的解释，看来也不单单是因为他们太懒惰或者根本没有坚定的意志通过锻炼来消耗掉那些多余的热量。

我们还经常看到，当人们消费较少的软饮料和烘焙食品，以及较少的面包、土豆、米饭和意大利面的时候，他们饭后更少会感觉到疲劳。这也适用于全麦面包，吃了一个全麦面包配生菜和番茄作为午餐后，人们抱怨整个下午都无精打采的并不是没有道理的了。经常饭后疲劳的另一个原因是，西餐食谱中含有更多的糖、脂肪和蛋白质，我们的消化系统需要大量的能量来处理这些食物。

一些研究人员已经注意到，那些经常运动、看上去身材苗条的人，他们并不只是由于运动锻炼才苗条的，而是因为苗条才更喜欢运动锻炼的，他们良好的新陈代谢功能使他们有足够的能量坚持有规律地锻炼。就像健身大师可以很轻松地向一个瘫坐懒卧的超重的人说"起来锻炼吧"，然而，健身大师的新陈代谢使得他能有更多的精力并且非常想去锻炼，而超重者的新陈代谢系统陷入了疲劳和饥饿的恶性循环。

此外，当今对待超重的错误观点使他们背负上了沉重的内疚感：如果超重只是因为摄入热量过多而运动锻炼太少的问题，那么超重主要就是他们自己的错——他们缺乏足够的意志力来减少饮食摄入同时增加运动锻炼。当然，食品行业正是这样的信念。用哈佛大学教授路德维希（David Ludwig）的话说：

> 食品行业很乐意将肥胖归咎为个人责任问题，因为它们企图推卸营销快餐、软饮料和其他高热量、低质量的产品的责任。

当今的食物除了会编程我们的新陈代谢系统以储存大量的脂肪外，它也可能会上瘾。如果你持续关注热量的影响，你很可能会忽略不健康营养所具有的上瘾性的一面，这会导致我们摄入更多的热量。食品制造商竭尽全力使我们对加工食物上瘾：其味道非常好吃，它刺激和越控了我们大脑中的快乐和奖励中心，使其很少得到满足，所以你吃得越来越多。当你开始吃一袋薯片，你就很难停下来不吃。薯片、烘焙食品、炸薯条、比萨饼甚至面包（通常还会加上盐和糖）都会对我们大脑内古老的机制发挥作用。我们的大脑被编程为越来越喜爱糖分、脂肪和盐。糖和脂肪为身体提供能量，其在史前时期总是受人欢迎的，因为那时候食物很不丰富。盐在体内也起着重要的作用，除其他作用外，它能够调节体内的水平衡，并允许细胞发送信号。在史前的大草原，很难找到糖、脂肪和盐的来源，更不用说三者在一起了。但是现在你只要咬那么一口，就可以同时摄入这三种成分，不管是糕点、一袋薯片或一支零食棒。这些都是几千年来我们的祖先所没有经历过的全新发明，这就是为什么这类食物能很好地规避我们大脑中的饱满机制。每个人都有过这样的经历：在餐厅或家庭聚会中，主菜已经让你吃得很饱了，多一口你也吃不下去了，但是，甜点又端上来了，你觉得你无论如何还是能够找到一个适合塞进它们的缝隙。经过数百年的细化改进，我们的烹饪享受已经达到了这样一个高度，使它们可以轻松地摧毁我们大脑中的饱满系统。这是因为大自然从未预见到我们会发明出甜点这样的东西来。

当今的食物甚至可以刺激我们大脑中的快乐中心以致使其成瘾。研究表明，富含糖分的食物可能具有类似于可卡因和海洛因的上瘾效果，甚至可以有戒断症状。例如，如果你在下午 4 点吃了一个巧克力棒，并且连续几天都重复吃，那么在第二天的下午 4 点，你肯定会开始流口水、想吃巧克力了。其实你现在甚至都已经在这样做了。

耶鲁大学的研究人员因此创造了一个食物的成瘾量表[234]。你在这个量表上回答的"是"越多，你对食物上瘾的风险越大。这里有几个例子："我注意到，当我吃某种食物时，我吃得比我计划吃的多"；"我吃了某种食物后经常感到慵懒或昏睡"；"过了一会儿，我需要吃更多的某种食物才能达到同样的效果，比如减少消极情绪或更多地愉悦自己"；"当我很少吃到某种食物或不再吃该种食物时，我会有戒断症状，如感到烦躁或焦虑。"你经常回答"是"吗？那么，你可能已经沉迷于食物而不可自禁，当然你所渴望的食物很少或从来都不是西兰花或苹果，而很可能是一个鲜艳色彩包装的东西。过于关注卡路里会忽视掉许多不健康食物的诱人味道和上瘾性，这些食物是如此美味，以至于人们几乎无法控制自己不去食用。

在超重流行中起重要作用的另一个因素是宏量营养素的比例很糟糕。宏量营养素指的是碳水化合物、蛋白质和脂肪。在西方，这些营养素之间的比例应该做得更好：我们总是摄入太多的碳水化合物，从而无意识地减少了脂肪的摄入。这令人非常遗憾，因为脂肪对我们的健康非常重要。碳水化合物和脂肪之间发生这种偏斜失衡比例的一个重要原因还是那个"热量摄入太多而消耗太少"的教条所导致的，这直接造成了几十年来人们一直避讳摄入更多的脂肪，认为脂肪是超重的最重要原因。如果单从热量的角度来看待这个问题，你很快就会倾向于劝阻人们尽量不要摄入脂肪，因为脂肪含有较多的热量。在世界各地，数以百万计的人被忠告摄入较少的脂肪并选择低脂膳食。然而，低脂膳食在减肥方面是令人失望的。一项持续 8 年、有 2 万名妇女参与的低脂膳食研究中，她们平均每天少摄入 360 卡路里的热量（摄入含有许多富含纤维的碳水化合物，如全麦面包），最终结果显示 8 年仅减少了可以忽略不计的些微体重。此外，这些妇女的平均腹围都有所增加，提示实际上她们减去的主要是肌肉，取而代之是不健康的腹部脂肪的增加[235]。另外，这些妇女心脏病发作、癌症或其他疾病的发病风险也没有得到降低。在另一项研究中，比较了具有相同热量（每天 1600

卡路里）的三种类型的饮食：低脂饮食、低血糖指数饮食（具有低血糖指数[GI]的食物构成的食谱，所以较少导致高血糖峰）和低碳水化合物饮食（含有少量碳水化合物的食谱）。相较于低脂饮食组，低 GI 和低碳水化合物饮食能够产生更健康的身体参数——降低血脂水平、改善胰岛素敏感性、降低血压等，因为这两种食谱减少了快糖的数量。尽管看起来有悖常理，但对降低血液中的脂肪而言最有效的食谱不是低脂饮食，而是具有较低血糖峰值和碳水化合物的饮食。这项研究还表明，一个卡路里并不总是一个卡路里。即使所有这三种饮食都具有相同数量的卡路里，采用低 GI 饮食和低碳水化合物饮食的人每天比采用低脂饮食的人多消耗 125～325 卡路里的热量，他们的血管和新陈代谢还是更加健康的[118]。

另一项大型研究（荟萃分析）比较了几种不同类型的饮食后发现，最佳和最健康的饮食不是低脂饮食，而是低血糖指数或低血糖负荷（导致较少的高糖峰值或较少碳水化合物）的饮食[236]。研究人员得出结论："血糖负荷较低的饮食模式是减肥和降低血脂的有效方法，可以很容易地融入人们的生活方式中。"这个分析中值得注意的是那些遵循低血糖饮食的人仍然可以想吃多少就吃多少，但是比那些不得不减少热量（食物摄入量）的低脂饮食来减肥的人减少了更多的体重。

从衰老的角度来看的话，这个结论不会让我们感到惊讶，同时也不是什么新鲜事。早在 1956 年，著名的医学杂志《柳叶刀》就发表过一项研究，其中参与者被分为食用三种不同类型的极端饮食的组，分别是 90%脂肪组、90%蛋白质组和 90%碳水化合物组，以期获得其极值点。结果表明，高脂饮食组的人群减去了最多的体重，其次是高蛋白饮食组，而高碳水化合物饮食组的人其体重实际上还增加了[237]。其实动物爱好者们很早就已经知道了这个事实：当他们给予动物较多的富含快糖的食物（如糖和淀粉）时，这些动物常常会发展为糖尿病或脂肪肝，无论它们是动物园里的大猩猩还是家养的猫。众所周知，这也是养鹅催肥的最佳方法，能够使其尽快发展成脂肪肝（鹅肝），即为它们提供富含碳水化合物的饮食，尤其是淀粉。脂肪肝也是我们西方文明最常发生的疾病之一，30%的人口患有这种疾病，而且患病的百分比还在稳步上升。如果肝脏变得太胖，可能会导致慢性炎症。在这方面，我们与鹅和它们的鹅肝没有什么不同。

最健康和最有效的饮食是含有较少碳水化合物和更多健康脂肪的饮

食。这才是具有更好的宏量营养素比例的饮食模式。

现在我们已经讨论了超重的几个原因。当然，还有其他许多原因也在其中起作用。例如，睡眠剥夺（睡眠不足而体重快速增加的人）、体温（你体内的温控器调得越高，超重的风险就越大）、家庭背景（家庭菜单上出现快餐的频率），或者我们生活在肥胖易生（促进增重）环境中的现实（到处是食品广告、快餐店和小吃店）。并非所有这些因素的影响都是一样的，有些不那么重要而有些更重要一些。有一只很大的大象（富含糖的食物、显而易见的误区），还有其他一些不那么知名的大象（富含太多的淀粉质的食物如面包、土豆、意大利面和米饭的、不那么显而易见的误区）。这些高碳水化合物产品会重新编程我们的新陈代谢，使我们经常感觉到饥饿；它们不会让你感觉吃饱，但它们能够使你上瘾；它们基本不含什么健康的微量营养素；它们还妨碍我们摄入更多的其他健康的宏量营养素（如有利于健康的脂肪）。

那么为什么我们还是经常听到说我们体重增加是因为摄入了太多的热量而运动锻炼太少的缘故呢？为什么那么多国家的营养模式仍然认为碳水化合物如面包和马铃薯是健康营养模式的基础，而不是蔬菜、水果、豆类或蘑菇？正如前面所提到的，对食品工业来说，他们一直不断地保持错误信息的流传不息，即超重是由过多的卡路里和太少的运动造成的。这样，就不会有不健康的食物，你可以把超重归咎于吃得太多、运动太少，以及普遍懒惰和缺乏意志力（而并不是因为我们吃的食物会重编程了我们的味蕾、大脑化学物质和新陈代谢，使我们不断地感到饥饿、疲劳，甚至上瘾）。这个老教条在食品工业中顽固地存活下来有这么几个原因，这使得公众始终处于一个蒙昧无知之中，不明白什么才是肥胖病流行真正的重要原因。通常，我们得到的都是一些过时的见解、无效的建议或混乱的信息。提供混乱的信息是烟草业几十年来行之有效的伎俩。"这不是科学共识"，或者"当你吃得太多时，一切都是不健康的"（正如烟草公司董事菲利普·莫里斯对一个政府委员会所说的那样），谎言就是这样被传播的。几十年来，食品工业也在做同样的事情。研究业已表明，糖、软饮料或红肉是不健康的。而多年来，这些研究被忽视、批评或掩盖在谎言之下，研究人员完全不被信任，以至于官方针对它们的建议晚来了几十年，这是以诸多的疾病、痛苦和死亡为代价的，而这些本来是可以避免的。

除了散布不实信息、蛊惑人心，食品公司另一个屡试不爽的策略是赞助健康组织或医生和营养师协会来推动他们对食品和健康的看法。不久前，一个全国营养师协会发起了一个大型的亲糖运动，广告宣称："糖可以成为健康饮食模式的一部分。健康食品和享受美味可以完美结合。糖或蔗糖的味道那么好，而且还能提供能量。"事后证明，这一运动是由可口可乐公司赞助的。这样的运动向公众传播了令人困惑又模棱两可的信息。食品行业还经常会与官方的健康机构合作。许多食品公司每年向美国心脏协会支付约 7000 美元，以换取在其产品上可以使用该协会徽标的贴纸。该标志告诉消费者该产品已被承认是有效的，因为它几乎不含有脂肪、饱和脂肪或胆固醇，尽管多年来已经表明脂肪、饱和脂肪和胆固醇在心脏病发作风险中根本不起什么作用。最后，食品工业可以确保其代表是咨询委员会或政府和其他官方组织的成员，以促进其自身利益，并给官方的健康建议掺进水分。

另外，食品行业也可以直接公开反对新的健康指南和营养咨询。一个例子就是世界卫生组织的健康报告，这是由一个来自 22 个国家的 30 名专家小组完成的报告。该小组的结论是相当明显的：糖和快餐食物过多是不健康的，向儿童推销不健康的食物不是一件好事。尽管这显然是非常明智的建议，但食品行业的强大抗议也随之而来。随后，从快餐食品协会、小麦食品理事会、玉米精炼商协会、国际乳品食品协会、糖协会、美国国际商业理事会等许多单位向专家小组和政府机构发出了大量信件和抗议。他们暗示该报告就是"垃圾"，完全不是基于科学共识的产物。这是一个经常使用的策略：他们所谓的科学共识都是只能通过做出非常多的让步和迁就才能达成的，所谓的科学研究也得是符合其自身意见或由食品行业资助的。甚至他们中有人要求美国停止对世界卫生组织的财政支持。他们还敦促发展中国家抗议这一报告，因为许多发展中国家生产食用糖和油。最后，所有这些争议导致世界卫生组织总干事格罗·哈莱姆·布伦特兰（Gro Harlem Brundtland）退出连任，根据她的解释，这是因为她的政策与食品和烟草业的利益格格不入[238]。

食品行业的影响通常甚为微妙而不那么直接。一种方式是赞助大学和研究机构的研究。某些大学的大部分收入直接来自食品行业。有时，整个大学的院系或教学桌椅都是由食品公司捐建的。另一种方法是创建貌似中立的、具有良好科学声誉的各种类型的科学研究中心，如由国家饼干公司、玉米制品公司和通用食品公司共同创建的"营养基金会"。进行营养研究是一个好主意，但是人们必须非常警惕利益冲突问题，因为赞助这项研究的行业也可以从正在研究的产品项目上赚钱。对此我们不应该太幼稚、太天真。研究表明，当某项研究是由食品行业支付或赞助完成的时候，研究的结果会有 8 倍高的可能对食品行业更加有利[239]。总是有可能进行某些研究使你的食物产品更加吸引人的。例如，通过将其与不太健康的东西相比较，你可以得出结论你的食品是健康的（比如拿全麦面包与精粉面包比较），或者你可以有意无意地忽略某些不符合你的意愿的结果，或通过某种方法分析这些结果使其表现出阳性的作用，这有时被称之为"煎熬数据"。

这些由食品行业赞助的机构和中心雇用与培训科学工作者，然后将其包装成营养专家让其在媒体亮相。这些专家反过来又影响医生、营养科学家、营养师和广大公众。这些专家通常真的相信他们自己说的那些话。这其实并不难，如果你在这样一个环境中工作，天天被告知人们之所以体重超重，就是因为吃得太多而运动太少的缘故；或者说适度地食糖是没有问题的——当然可以说没有问题，但是什么是适度呢？或者说只要你的饮食变化多彩，一切都没有问题——其实这样一个变幻无常的食谱并没有什么帮助。或者说根本不存在什么不健康的食物，问题全在于你所摄入的量，无论是汉堡包还是花椰菜。如果你被这些过时的观念、这种疑惑不清和低能无效的建议狂轰滥炸了许多年的话，就可以理解为什么到最后你开始相信只要自己吃的更少、只要餐食丰富多变就完全可以让人们保持健康了。

如果你开始怀疑这些教条，那么食品行业就会一直帮助你直到你相信。它组织各种讲座和会议让那些科学家持续不断地宣讲这些不完善的研究结论和那些过时的知识。我曾经收到一个由一家大型食品公司组织的科学会议的邀请函，其中有不少由大学教授主讲的有关营养和健康的讲座。其中一个讲座是以"如何向公众传达容易理解的营养相关信息"为主题的。简而言之，食品行业者想向营养师解释应该教育人们有关健康营养的哪些内容！会议结束后参会者都会被邀请去参观食品工厂，举办有关人造黄油的互动研讨班，之后是提供免费的健康食品和软饮的欢乐交流时间。我对最后这一条倒是没有任何可抱怨的。

当然，营养专家也不一定都会被食品工业者洗脑。这通常并不是必然的，因为营养是一个非常复杂而庞大的科学领域，几乎没有哪个营养科学家能对营养和健康有一个全面完整的看法，因为研究营养不仅要懂得营养本身，而且还要对衰老、进化、医学、病理学、生物化学、遗传营养学、神经病学、心理学等许多学科进行研究。此外，营养科学和人类健康是一个非常复杂的领域，所以许多营养专家理所当然地轻信那些著名专家、"主要意见领袖"或政府部门（"以权威为基础的医学"而不是"以证据为基础的医学"）所滔滔不绝地告诉他们的那些东西。而且，许多营养学家都是化学家、食品技术专家或生物学家，他们从未亲眼见过一个患者，也不知道不健康的营养模式对身体会造成什么样的伤害。他们的知识主要来自于科学文献和研究，而这些研究往往有许多不足之处。正如一个大学教授和医生曾经对我说过的那样，"科学研究与实践之间有巨大的区别"。许多营养专家从未见过或治疗过因为糖尿病而失明或下肢截肢的患者。这些专家应该在向公众宣传"变化多样的食谱就足够了"，或者"多吃全麦面包对糖尿病患者是有好处的"之前三思而行。这种建议不会扭转糖尿病，其实我们可以提供更好的建议，能够预防糖尿病患者失明或截肢的建议。患者有权力了解这些。

当然，也有许多专家对营养确实有相当完整和全面的认识，但他们通常很小心对此表达自己明确的意见。当大学教授建议我们少吃土豆或少喝牛奶时，他可能受到严厉、无理的批评，这些批评不仅来自食品工业，有时候也来自周围和同领域的同事。许多有最新见解的教授宁愿避免在媒体上进行这些有争议的讨论，也不愿损害他们的职业生涯或学术声誉。

最终，食品行业总是能够推出他们自己的专家（大学教授、营养师和其他发言人），他们不断地制造一些疑虑，他们一直坚持并炒作"热量过多"这种老教条，他们通过一些有倾向性的研究来表明某些食物是不健康的，有时甚至达到了荒谬不经的程度。糖业协会的生物化学与科学主任查尔斯·贝克（Charles Baker）对新的控制食糖的建议做出了回应，认为这是"不实用的、不切实际的，也是没有科学支持的"。同时，世界卫生组织则努力使这些建议更强有力。美国糖尿病协会的科学和医学主任理查德·卡恩（Richard Kahn）医生评论说："没有丝毫证据能证明食糖与糖尿病的发生发展有什么关联。"根据卡恩博士所言，预防糖尿病就是在浪费钱。同时，哈佛大学和耶鲁大学等顶尖大学的相关教授则表示，90%的2型糖尿病发病风险都是可以预防的，主要就是通过更健康的营养。研究表明，通过健康营养，只需要几周糖尿病就会发生逆转[49]。

因此，对营养建议我们必须要有批评和鉴别的能力。《英国医学杂志》编辑理查德·史密斯博士，也是科克伦合作组织（著名的科学研究所，通过对数千篇科学论文的评论和分析，从中得出某个科学结论）的领导人之一，撰写了一篇非常著名的论文"某些饮食是大规模谋杀？"在这篇文章中，他提到政府和官方组织在营养建议方面的各种错误，部分原因是这些组织过度依赖那些模棱两可的科学研究，同时又受到食品工业和其他有关方面的影响。史密斯博士写道："简而言之，鲁莽的政策是以脆弱的科学为基础的，其长期的结果可能是可怕的……。现在肯定应该是更好的科学和更谨慎的专家时代了。"

毋庸置疑，食品行业并非是所有问题的罪魁祸首，只是很容易把一切问题都归咎于它。有一些公司也是真诚地关心公共卫生的，或者真的想要使产品更加健康。对于这些公司来说，令人沮丧的是，在他们这样做的时候，会受到非常保守的政府指导方针的约束。这些公司不允许声称他们的西兰花可以降低罹患癌症的风险，或者他们的绿茶可以降低中风的风险，或者甘蓝菜可能会减缓黄斑变性的发展。监督食品工业的政府组织仍然按照过时的原则运作，即关于食品的每个健康声明都必须得到与关于处方药的声明几乎相同的、严格精确的科学证据的支持。如果你想为西兰花提出健康声明，你（而不是政府）就必须进行一项临床、随机、安慰剂对照的研究，其中你需要让20 000人吃西兰花10年，让另外20 000人吃同样是10年的安慰剂，然后观察西兰花组中是否发生的癌症较少。这样的研究实际上是不可能的（比如你如何制备西兰花安慰剂呢？），而且还得花费数千万美元。制药公司之所以能够支付得起这个费用来做这样的研究是因为其能够从获得专利的药物中赚取数百万美元，但这不可能是西兰花种植者的选项。因此，消费者就被这样一个基本上不批准有关健康营养请求的政府所困住了。

此外，政府经常基于旧的指南或知识而运作，全球主要的营养科学家多年来一直抱怨说这些指导原则太过时了。新的科学研究成果通常需要很长时间才能进入到政府的指南和建议中起作用。自从20世纪80年代以来，我们就已经知道反式脂肪是不健康的，而直到2003年，丹麦才对其实行禁令，又过了10年之后美国仍在考虑之中。如果这些结果能被更早接受，挽救的又何止是数千人的生命呢[240]？这个例子还表明，官方的指导方针可能因国家而异，而且某个国家采用"新"见解的速度比其他国家有时要快十多年。

许多政府的建议及官方机构的建议可能是更好、更健康的，这在研究中一次又一次地表现出来。例如，有一项研究，其中参与者可以遵循下述两种类型的饮食中的一种或另一种：美国心脏协会（经典的低脂饮食）的官方推荐食谱，或另一个非官方的地中海饮食（主要由蔬菜、水果、坚果、健康的脂肪和白肉等组成）。两年后的结果显示，与遵循美国心脏协会（一家发布各种健康指南的组织）推荐的食谱组相比，地中海饮食组的死亡风险降低了 70%[241]！由于其容许人们继续遵循美国心脏协会推荐的饮食谱是"不道德"的，所以实验还没有完成就被过早地叫停了。

官方的建议不仅常常是过时的，而且也还过于简单——好的脂肪和不好的脂肪？这是很难让大众理解的，因此我们只得一刀切地告诉人们减少所有类型脂肪的摄入。这与处理食糖的情况相同。血糖指数和血糖负荷这些概念对于大众来说太复杂了，难于理解，所以我们不会涉及这些内容。此外，许多官方建议都是基于淡化、稀释了的共识科学的，其中的内容大家都觉得不错、都可以接受，无论来自食品工业（或来自食品工业赞助的大学）的专家还是抱着过时知识不放的专家。他们常常默许食品行业的需求和某个地区栽培粮食的惯例：他们无法让人们远离他们习以为常的土豆，又不能推荐那些太昂贵、难以生产或未知的健康食品，如核桃、藜麦、蓝莓、牡蛎和蘑菇。此外，政府必须服务于两位主人：人民和行业。建议减少摄入肉类、乳制品或谷物产品的政府反过来也会损害到其自身的经济。结果就是这些建议都变得非常无力和无效了。

另一件没什么效果的事情就是医科学生对营养、健康和预防医学的学习太少了。他们的教育主要集中在（尽可能地）治愈而不是预防（疾病）上。系统培训过的医生都是在太晚的阶段才介入干预：当你的血管堵塞到心脏病发作，或肿瘤严重扩散以致在尿液或粪便中发现血液时。医生本可以在围绕健康营养的辩论中发挥重要作用的，因为他们具有全面、透彻的科学背景，并且更重要的是，对人体如何工作、疾病如何发生具有广博的知识。他们还可以看到官方健康建议在实际工作中到底有多好（或不好），因为他们真真切切地看到了患者。他们也可以保持更多的独立性，因为他们有其自己的实践工作，往往并不与大学或公司捆绑在一起，这使得他们可以更加坦率。

最后，我们不应该忘记媒体的作用。我们不断地被相互矛盾的健康标题所轰炸。许多记者都习惯不到最后期限交不出新闻稿来，他们没有太多的时间进行彻底调查，有时就会毫无疑问地接受所谓的专家的意见，这些专家仍然在滔滔不绝地宣扬那些过时的东西或倾诉那些错误的见解。

总之，由于食品和农业、工业、营养专家、政府、医生、记者和许多其他方面的复杂相互作用，我们今天生活在某种"健康真空"中。这导致多年来我们接收到的都是一些过时的、薄弱的、低效的和相互矛盾的健康及营养的建议。鉴于医疗费用不断增加，以及席卷全球的肥胖症和"慢性"疾病的"海啸"，我们不能对健康建议如此宽容，也不能继续低估健康营养和健康生活方式在日常生活中的影响力与重要性。

作为一个整体社会，我们需要意识到这一点，就是消费者才是终极的裁决者。作为消费者，我们必须要善于批判和质疑，无论是对营养专家、行业、健康大师，还是政府。患者有权利知道——特别是当他们可能会因糖尿病而失明，或他们的冠状动脉血管堵塞超过80%时——他们的饮食指南可以是更健康的。

怎样才能通过所有这些矛盾重重的建议从树木（片面）看到森林（全面）呢？我们的选择和决策应该以下列事实为根据：大规模的、实施良好且独立的科学研究，以及与食品工业利益无关的国际公认的营养专家的意见，他们不惧怕讨论自己的研究发现，即使他们的发现是与所有经济利益相矛盾的。这些专家通常都在顶尖的大学工作，他们对营养有着全面而广泛的认识，使他们能够从不同的专业角度来对待这个话题。我们也可以遵从业已从官方组织分离的新兴协会的建议，这些新协会能够提供更多独立的、及时更新的指导。唯一的问题是，当这些协会变得更大时，他们又会不自觉地引起食品行业的关注，例如提供赞助等。那么，他们也必须小心谨慎地注意自己说什么、做什么，以及可以做什么样的妥协。

理想情况下，我们应该拥有一个由专业背景全面的医生、营养师和科学家构成的组织，他们独立于食品行业，也不是来自于由行业赞助的大学或部门，能够从多个角度如衰老、进化、医学、生物化学和心理学来研究营养科学。如果这些营养专家来自不同的国家就最好了，这样就可以聚集来自世界各地的顶尖专家，而不仅仅是像通常情况下那样都是来自本国的专家。

能够解读成千上万关于营养的国际研究并且找出它们之间巨大的关联，这样独立而有主见的顶尖专家是非常罕见、难得的。医生们在健康营养和预防方面应该受到更好的教育，这很重要，因为医生通常是人们首先求助的医疗专业人员。一些美国大学已经为他们的医科学生提供了营养或烹饪医学课程。在理想的未来，医生将不仅可以开药，而且可以为超重患者、腺癌患者或糖尿病的患者开出具体的食谱。医生不应根据过时的、过于简化的，或打了折扣的官方健康建议来给自己的患者提供咨询和指导。

概　　要

减肥和防止超重的一般建议，即减少食量和增加锻炼，是不起什么作用的。

一个卡路里并不总是一个卡路里，因为：

- 不是我们吃的或饮用的所有饮食物都能完全被肠道吸收；
- 有一些食物并不能转化成热量，而是用来构建我们的身体或者完成身体的某些工作的；
- 我们肠道中的细菌也会消耗食物，或者相反地，也能释放它们；
- 在其燃烧成为热量之前，消化和转化食物本身也是要消费能量（热量）的；
- 许多食物会影响新陈代谢，使你消耗或燃烧更多或者更少的热量；
- 其他。

关于超重，有两个重要的原因或误区：

（1）误区1（广为了解）：以软饮料、糖果、薯条、烘焙食品和快餐的形式呈现的过量的快糖。

（2）误区2（不太熟悉）：以淀粉制品的形式，如面包、马铃薯、面食和米饭等呈现的过量的碳水化合物。

这些食物：

- 导致高糖和高胰岛素峰值，重新编程新陈代谢，使我们很快又变得饥饿并且容易疲劳（使我们吃得更多而运动更少）；
- 让人上瘾而又总感觉吃不饱；
- 让我们摄入更少的其他宏量营养素（如健康的脂肪和健康的

蛋白质);

- 是空热量(没有价值的热量):它们几乎不含有健康的微量营养素(维生素、矿物质、类黄酮、ω-3 脂肪酸等)。

其他误区还有:

- 动物蛋白质过多(特别是加工过的红肉类);

- 不健康的脂肪过多,如工业化制造的烘焙食品中的反式脂肪,以及富含 ω-6 的油脂如玉米油和向日葵油。

以下几点也很重要:

- 产品(通常是富含碳水化合物的)过剩和缺乏健康的替代品(如在食品售卖机或餐馆内);

- 缺乏时间准备健康、美味的食物;

- 营销不健康的食物,甚至给幼儿(所谓的全谷物麦片或含有 75% 碳水化合物的烘焙食品);

- 缺乏关于健康营养重要性的知识;

- 睡眠和昼夜节律紊乱(夜班或不规则轮班工作会增加超重和糖尿病的风险),温度(温度越高越容易发胖),情绪(压力、恐惧或不快乐会导致暴饮暴食),或怀孕期间不健康的营养(编程胎儿的新陈代谢,使其后来具有更大的超重风险)。

还有过时的、不充分的、无效的健康指南增加了许多人减肥的困难。

3.3.4 减少生长刺激与特定营养

超重人群患心脏病、糖尿病、痴呆或中风等各种衰老相关疾病的风险更高并不是一个巧合。原因是,加速衰老和超重都是生长刺激的结果,是糖、氨基酸和不健康脂肪等形式的生长信号连续轰击的结果。幸运的是,一些饮食的改变和营养物质可以减缓这种生长及其导致的结果,例如,在衰老过程中扮演着重要角色的、令人讨厌的蛋白质集聚。

第一项建议已经得到了充分的理解——消耗更少的快糖类碳水化合物如软饮料、糖果、烘焙食品、面包、面食、米饭和土豆。因此,你会受到更少的衰老开关的刺激，如胰岛素和 IGF，以及更少的糖交联。少吃肉，用坚果、豆类、豆腐或蘑菇的植物蛋白替代动物蛋白也是有利于健康的。这会导致较少的生长和衰老开关的激活[242]，如刺激蛋白质生产。这反过来又会导致蛋白质集聚减少。

所有的健康营养计划都已包含有这些建议，这不应该让我们惊讶。这些食谱的共同之处在于它们主要都是以植物为基础的，它们含有许多蔬菜、豆类、坚果和蘑菇，所有食物都很少含有快糖、动物蛋白质或其他生长诱导物质。此外，这些食谱包含各种物质，可以调低那些特定的生长诱导衰老开关。这些物质包括如槲皮素，一种在蔬菜、水果（特别是苹果）和刺山柑中发现的物质。槲皮素可以减少动脉粥样硬化（血管堵塞）和罹患癌症的风险[243]。绿茶和咖啡含有诸如 AGCG（表没食子儿茶素没食子酸酯）和咖啡因等物质，这抑制了一些重要的生长和衰老开关[244,245]。一项有 82 000 名 45～74 岁的日本人参与、平均历时 13 年的研究发现，每天喝几杯茶的人中风的风险降低了 35%[246]。另一项历时 21 年、有 1400 人参与的研究结果显示，每天喝 3～5 杯咖啡的人，其阿尔茨海默病的发病风险降低了 65%[192]。正是咖啡还有其他物质中所含的咖啡因减缓了蛋白质集聚，而后者是衰老的重要原因之一[247]。因此，最好是喝常规咖啡而不是脱咖啡因的咖啡。有些人需注意不要喝太多的咖啡，因为它会刺激胃和肠道的黏膜，引起消化不良。当然，这些食物和饮品都是有益健康的，并不仅仅因为其抑制了细胞中的生长刺激机制，而且还有其他各种原因，如它们还含有许多微量营养素、能够诱导毒物刺激效应，这些反过来又能减少炎症发生、更好地保护 DNA、改善机体解毒能力等。

除了咖啡因，当然还有许多其他物质可以减少蛋白质集聚，如姜黄中的姜黄素[248,249]。姜黄素是许多亚洲国家最喜爱食物中咖喱酱的典型黄色成分。喂食姜黄素，可以使小鼠诱发阿尔茨海默病发生的蛋白质集聚减少 43%[250]。有研究人员推测阿尔茨海默病在亚洲的老年人中发生较少，就是因为他们在食物和其他东西中使用了大量的姜黄素。

橄榄油是另一种经常用于健康饮食的产品，特别是在地中海国家。橄榄油中含有 oleocanthal，这是一种具有橄榄油特征性苦味的物质。研究表明，oleocanthal 也可以减缓蛋白质集聚[251,252]，这可能是富含橄榄油的饮食可以防止衰老相关疾病如阿尔茨海默病的一个重要原因。肉桂中也含有可以特异性减少蛋白质集聚的物质，肉桂提取物能够减慢老年痴呆症小鼠的认知衰退，改善糖尿病患者的血糖水平[253,254]。

健康饮食中还含有很多纤维、脂肪和酸性食物，如用于沙拉酱的醋或柠檬汁。这些物质可以减轻可能促进衰老的高糖峰。纤维能够包裹住糖，使其更缓慢地释放到血液中。脂肪和醋减缓胃排空，这也导致较低的血糖峰。在中世纪，醋茶是糖尿病患者的治疗方法之一。在饭前吃点醋——如一汤匙醋加半杯或一杯水——可以降低血糖峰，甚至可以减轻体重[255,256]。但是，不要过量，因为大量的醋会导致骨质流失并诱发骨质疏松。

值得注意的是，在那些平均寿命更长的地区，很多人倾向于吃得更少。减少摄入量是关闭细胞上所有生长刺激开关的绝佳途径。例如，在冲绳岛（日本海岸的一个岛屿）有着比西方高出 5 倍的百岁老人，人们通常只吃八分饱就不吃了。

热量限制则更进了一步——只摄入你真正需要的食量的 3/4。例如，如果一位女士平均每天需要大约 2000 卡路里的热量，那么在热量限制的情况下，她每天只需要摄入 1500 卡路里的热量就可以了。许多研究表明，热量限制对人体有很多好处：他们会有更健康的血管、更少的动脉粥样硬化，以及一个更加有弹性和灵活的心脏[256~259]。禁食也是一种形式的热量限制，这包括一天或几天不吃或基本不吃任何东西（但你需要喝一些流质），这能够暂时性地关闭我们细胞中的生长开关。正在进行大量的关于禁食的研究，看起来禁食有一些健康益处，如改善体内胰岛素的敏感性[260,261]。禁食可以以多种不同的形式进行。有些人不吃晚餐（因此可以看成是从中午到第二天早晨的禁食），或者每周中有一两天完全不进食。还有一些人每月禁食一天，或者每三个月禁食数天。有些人在禁食期间完全不摄入任何东西，而另外一些人则会在禁食期间每天摄入一两次极少的餐食（每餐大约 300 卡路里热量）。我个人建议禁食不必要太严格，也就是说，白天吃一两顿小餐或一点食物，而不是完全不吃任何东西。如果在几天内不吃东西，你就有可能使自己的肌肉溃坏的风险，这会使你的身体负担过重，而且你还会产生各种应激荷尔蒙，像去甲肾上腺素，同时总是感觉身体状况很糟糕。但如果仅仅是不吃晚餐，或者吃一顿非常清淡的晚餐，已经成为减肥和保持健康的好方法了。你常常会睡得更好，因为你不会受到肚满胃胀或反酸的折磨。

蔬菜、水果、豆类、蘑菇、橄榄油、香料、咖啡、茶和醋，而且不暴饮暴食，许多原因让这些都成为健康饮食的一部分。由于对衰老过程的认识，我们正在更好地理解为什么这些食物都是有利于健康的。例如，它们减缓了我们细胞的生长刺激或蛋白质集聚，或者它们具有刺激兴奋效应的功能（并进一步减少炎症的发生，诱导修复、保护或解毒等机制）。

为了凝练这些知识并使之更易于应用，我创造了一种我称之为"食物沙漏"的模型：它由两个三角形组成，其中顶部的三角形包含较少的健康食物，是我们应该少吃的；底部的三角形是我们应该多吃的、有益于健康的食品。两个三角形是彼此对应的，这意味着你很容易看出，如何用底部三角形里那些更健康的食物来替代顶部三角形中较为不健康的食物。例如，你可以用底部红色层的食物，比如多脂鱼、白肉（家禽）、豆腐或 Quorn（素肉，来自真菌的蛋白质）来替代顶部红色层里的红肉。

食物沙漏代表了 7 个简单的原则：

1. 尽可能少吃面包、土豆、面食和米饭；

2. 用燕麦粉或奇雅子与来源于植物的蛋白奶（大豆、榛子、杏仁奶）制成的布丁来代替面包。土豆、意大利面和米饭可以用（额外的）蔬菜、豆类、蘑菇、豆腐或素肉替代；

3. 用植物（大豆或坚果）源的奶制品或酸奶替代动物牛奶或酸奶，奶酪和鸡蛋可以适量摄入；

4. 基本不要吃红肉（牛肉、猪肉和羊肉），可以摄入更多的多脂鱼（鲑鱼、鲭鱼、鲱鱼、凤尾鱼和沙丁鱼）、家禽（鸡肉、火鸡）、豆腐或者食用菌来源的素肉；

5. 蔬菜是食物沙漏的基础保障，水果、豆类、蘑菇和藜麦都是健康的添加剂；

6. 每天喝大量的水、几杯绿茶或白茶，还有一杯鲜榨的水果或蔬菜汁。适量饮用一点咖啡和酒精；

7. 采取适当的膳食补充剂，如富硒酵母、维生素 D_3、维生素 K_2、B 族维生素、苹果酸镁和碘。

食物沙漏的目标是延缓衰老并降低衰老相关疾病的发病风险。该模型是基于对衰老研究的最新进展而得出的。我同许多医生和科学家分享了食物沙漏模型，如哈佛大学教授沃尔特·威利特（Walter Willett），他是世界上最具声望的、最著名的营养学专家之一，他认为食物沙漏模型"似乎与科学证据非常一致"。

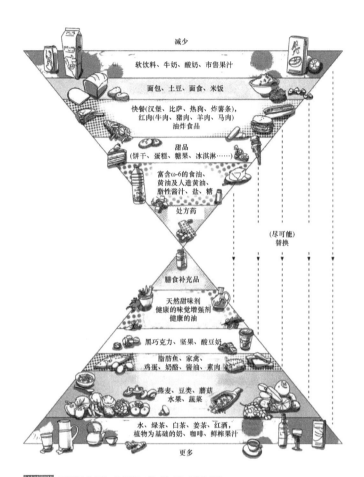

减少

软饮料、牛奶、酸奶、市售果汁

面包、土豆、面食、米饭

快餐(汉堡、比萨、热狗、炸薯条),
红肉(牛肉、猪肉、羊肉、马肉)
油炸食品

甜品
(饼干、蛋糕、糖果、冰淇淋……)

富含ω-6的食油、
黄油及人造黄油、
脂性酱汁、盐、糖

处方药

(尽可能)
替换

膳食补充品

天然甜味剂
健康的味觉增强剂
健康的油

黑巧克力、坚果、酸豆奶

脂肪鱼、家禽、
鸡蛋、奶酪、酱油、素肉

燕麦、豆类、蘑菇
水果、蔬菜

水、绿茶、白茶、姜茶、红酒、
植物为基础的奶、咖啡、鲜榨果汁

更多

最佳膳食补充剂:维生素D、碘、镁、硒、B族维生素

天然甜味剂:甜叶菊、塔格糖、赤藓糖醇、苹果酱、香蕉泥
健康风味增强剂:草药和香料(姜黄、荷兰芹、百里香、迷迭香、
罗勒、牛至、马郁兰、薄荷),大蒜、洋葱、柠檬汁、醋(香脂、
覆盆子、番茄)、钾盐
健康油:橄榄油、麻仁油、核桃油、亚麻子油、大豆油、紫苏籽油
富含ω-6的不健康的油:玉米油、向日葵籽油、棕榈油、芝麻油

多脂鱼:三文鱼、鲭鱼、鲱鱼、凤尾鱼、沙丁鱼
肉类替代品:大豆(豆腐、味噌、纳豆、豆豉)和素肉
有机肉类和乳制品(来自放养的草饲牛和鸡)

豆类:魔豆、豌豆、扁豆、大豆

水可以用柠檬、鼠尾草或百里香调味
植物性奶:豆浆、杏仁奶、米奶、椰奶
酒精:男性每天最多喝两杯,女性一杯
咖啡:每天最多三杯
茶:白茶、绿茶、姜茶、黑茶
冰沙:最是由低糖水果如蓝莓、黑莓、草莓以及蔬菜做成
热量限制:少摄入30%的热量可以使寿命延长30%
锻炼:强度不重要,规律性和坚持最重要
放松:做冥想、瑜伽,自我催眠,深呼吸
社会交往:与家人、朋友共度时光,加入俱乐部,做志愿者工作

原书彩图
请扫二维码

信息栏：关于牛奶、奶酪和黄油的几个需要澄清的问题

为什么可以吃奶酪，但并不推荐牛奶呢？难道奶酪不是由牛奶制成的吗？有这么几个原因。奶酪更像一种被部分消化的、发酵过的牛奶，所以你无法在它们之间进行比较。例如，与牛奶相比，奶酪含有大量的维生素 K、益生菌、较少的免疫原性（引发免疫系统的）蛋白和较少的半乳糖（一种加速老化的奶糖）。研究表明，并非所有的乳制品都是同样有利于健康的，而奶酪恰恰比牛奶更健康 [166,262]。同时，越来越多的科学家对牛奶的长期影响发出了警告 [263]。要警惕长期食用牛奶的一个重要原因是，牛奶是自然界创造的，目的是让小牛尽快成长，因此牛奶中含有许多生长刺激物质。在这本书中我们已经广泛地讨论过过多的生长意味着更快的老化，而且生长刺激物质如胰岛素和胰岛素样生长因子，会加速老化并缩短寿命。如果你饮用牛奶，你肯定会增加这些物质在体内的产生，激活各种生长开关和机制，从长远来看就会加速衰老（比如，牛奶的生长促进作用正是泰国政府想要提升其国民牛奶饮用量的原因，希望借此来提升其公民的身高，当然是在借助牛奶行业的推动下）。此外，牛奶含有半乳糖——一种加速老化的糖。半乳糖能够引发炎症、糖基化、交联和氧化应激（损伤细胞成分）等。科学家们甚至用半乳糖来诱导或加速实验动物的衰老来对其进行研究 [264~266]。他们这样做并不需要非常高的剂量，几杯牛奶就可以满足相当于人体的剂量（一杯牛奶平均含有 5 克半乳糖）[267]。

基于上述内容和诸多其他见解，许多研究都指出饮用牛奶会增加罹患癌症、衰老相关疾病和死亡的风险，也就不足为奇了 [267~270]。瑞典的一项研究发现，每天喝三杯或更多牛奶的妇女，其死亡风险几乎是每天喝不到一杯牛奶的妇女的两倍 [267]。这项研究非常有意义，因为它是少数几个样本如此庞大（超过 10 万参与者）、研究时间足够长（平均持续时间是 20 年）并且关注死亡率而不是特定疾病的研究之一。当然，也有研究表明牛奶可以产生健康效果，但它们常常是由乳业公司及其科研机构赞助的，而且它们的持续时间大多也太短，最多也就几年（而在人体内发现加速老化需要几十年），或者他们只关注那些在喝牛奶的人中可能减少的一些特定的疾病，而有意无意地忽略了最重要的临床结果，即死亡

（尽管瑞典的研究调查了这一点），或者忽略了某些饮用牛奶可能会增加发病风险的其他疾病。牛奶业总是乐于让人们知道牛奶可能会降低结肠癌风险的研究，但是他们却总是忽略了许多研究所表明的饮用牛奶与帕金森病[270]、前列腺癌的发病风险增加是有关的（这一效应在十多项研究中都得到了证实）[271]，还有其他的各种疾病，最重要的是，死亡的风险也会增加[267]。正如我前面已经告诉大家的那样，牛奶并不能预防骨质疏松症或骨质流失，尽管牛奶行业几十年来一直就告诉我们牛奶能够防止这些疾病[267,272]。当然，你不会经常听到这些研究，因为每次媒体上出现质疑牛奶的研究，都会受到严厉的批评或"必须做出极其谨慎的解释"，而当一位勇敢的科学家或医生公开质疑牛奶的长期影响时，她或他经常会受到大量的批评和评论，这也是许多研究人员避免公开批评牛奶的原因之一。

无论如何，从衰老科学的角度来看，以及从长远利益的角度来看，饮用动物奶都是不可取的。然而，要记住，获得足够的钙总是很重要的。幸运的是，大多数植物乳饮料（如榛子和杏仁奶）都富含钙。许多蔬菜含有大量的钙，尤其是像花椰菜、菠菜和甘蓝这样的绿叶蔬菜，其中的钙比牛奶中的钙吸收得更好。这就是为什么喜欢吃蔬菜的人患骨质疏松症的风险较小的原因之一。要确保你能得到足够数量的这种重要矿物质，你可以选择每天补充钙。但是，不要一次服用过量的钙，因为这会导致血液中高耸的钙高峰，可能会加速动脉钙化，增加心脏病发作的风险[273]。应该确保你的膳食补充剂每剂不超过 400 毫克的钙，并在一天中分成不同剂量服用。

此外，还要记住奶酪和鸡蛋也都含有动物蛋白，应该适度食用。

在食物沙漏中，黄油仍然被列在要减少的食物下面，尽管我们已经看到，各种饱和脂肪，比如黄油中的脂肪，并不像最初想象的那么不健康。黄油可以少量食用，比如用来烹饪，但是还有比黄油更健康的替代品，比如橄榄油、亚麻籽油和核桃油可以用于冷盘，鳄梨油、橄榄油和椰子油可以用于烹饪。

食物沙漏也构成了我所介绍的一个新的科学领域的基础——营养老年学[274]。营养老年学是研究营养在衰老过程中的作用的新兴科学学科。

更具体地说，它会研究某些食物、食材、食谱和饮食模式如何加速或减缓衰老过程，并影响衰老相关疾病如心脏病、糖尿病和痴呆的风险。我们对我们为什么衰老了解越多，我们能够提供的营养建议就会越好，因为西方的大多数疾病都是与衰老有关的疾病。通过研究衰老，我们也可以提供更好的长期建议，消除许多有关食物的神话和误区。我们知道，关于营养的许多建议都是基于短期研究和效果的，如减肥或降低胆固醇。这是有问题的，因为从短期来看，几乎所有的饮食或干预措施都会起作用，而从长期来看，情况并非如此。更糟糕的是，许多短期内显示出健康作用的饮食或干预措施从长期来看都可能产生负面影响。以高蛋白饮食为例，短期内它们能改善血糖水平、血脂、血压、体重减轻等。但是，由于对衰老过程的深入研究使我们现在知道蛋白质聚集在衰老和许多衰老相关疾病中都起着非常重要的作用。这使我们能够预测高蛋白饮食从长期来看是不健康的。越来越多的研究证实了这一点，尽管许多较早的短期研究显示出其有益健康的结果。

营养老年学对于衰老相关疾病的预防也是非常有用的，因为其聚焦于导致衰老的基本机制。想更多地了解食物沙漏及特定食物对衰老过程影响的读者可以阅读我的著述《食物沙漏》。

现在我们准备到下一个步骤，也是最后一个步骤。这个步骤涉及更强大的方法来减缓衰老过程。它主要是关于新技术的，这些新技术未来会改变衰老和各个世代的生存。

概　　要

步骤3：减少生长刺激。

生长刺激是由生长诱导物质如葡萄糖、氨基酸、胰岛素、IGF、生长激素和睾丸激素引起的，其能够：

- 激活细胞中的衰老机制和开关；
- 失活细胞中的修复、保护和维护机制。

这会导致更多的蛋白质集聚、糖交联形成和线粒体损伤等。

生长刺激可以通过以下方式减少：

- 摄入较少的碳水化合物，包括快速碳水化合物（软饮料、糖果、薯片、烘焙食品、商售果汁）和慢速碳水化合物（面包、土豆、米饭、面食等）；

- 减少动物蛋白的摄入量；

- 通过以下方式减缓胃排空和释放糖分进入血液：

  - 纤维（蔬菜、水果、蘑菇等中的）

  - 健康的脂肪（橄榄油、亚麻籽油、核桃油、橄榄、鳄梨、坚果等）

  - 醋（或其他酸性食物，如柠檬汁等）

- 存在于苹果、续随子、姜黄、蓝莓、咖啡、茶、西兰花等中的减少生长刺激的具体物质（黄酮、姜黄素等）；

- 餐后锻炼（骑自行车、步行、举重等）会降低血糖峰值；

- 热量限制：比你所需要的少吃 1/4 左右；

- （间歇）禁食，如每周 1、2 天或在每个季节结束时禁食 2、3 天。

食物沙漏就是一个整合了上述这些要点的营养模型。

3.4　步骤 4：逆转衰老过程

如果我们可以逆转衰老过程，结果会怎么样呢？不是简单地减缓它，而是真的逆转它，那么人们会变得更年轻，起皱的皮肤会重新变得柔滑和光泽，之前衰弱的心脏可以重新有力地泵血以使其通过有弹性的动脉，阿尔茨海默病患者可以清晰、准确地记住一切，就像其二十多岁时候那样。逆转衰老过程将是医学的终极突破。我们不仅寿命更长，而且我们不会受到衰老相关疾病的伤害而保持更加长久的健康。这可能吗？

有研究者认为这是可能的。这就是为什么说长寿阶梯的第四步是非常特别的。以前的几个步骤旨在减缓衰老过程，而这一步则更进了一步——这里描述的方法是为了逆转衰老。这里我只想讨论一些已经相当合理而具体的、具有先进性和成熟性的方法，而不是那些仅存在于研究论文上的，或者那些白日做梦的科幻作家的梦想方法。一些方法已经成功地在实验动物中进行了研究测试，另外一些正在进行临床研究实验，并已经花费数百万美元来开发。还有一些其他研究已经在人类中应用，尽管可能有其他原因，如治疗致命性疾病等。所有这些研究和方法都有潜力让人变得更年轻。我们来看看其中的一些方法。

3.4.1　清理蛋白质碎片

如前所述，我们细胞内和细胞周围的蛋白质集聚是衰老的重要原因。这种蛋白质碎片能够扼杀我们的细胞，使得它们不能正常发挥功能，甚至可能死亡，就像典型的老年疾病之一——老年痴呆症那样。如果我们可以及时清理这些蛋白质碎片，我们的细胞可能会变得年轻，像它曾经的那样。怎么清理？一种方法就是接种疫苗。

通常会针对导致麻疹或流行性感冒的病毒，或导致百日咳或结核病的细菌开发疫苗。疫苗的原理实际上非常简单但却非常有效：疫苗含有被中和的病毒或细菌，或其一部分，然后将其注射入体内，身体的免疫系统就会在学习识别这些病毒和细菌的过程中攻击病毒或细菌的部分；如果将来我们感染了真正的、完整的病毒或活细菌，免疫系统就可以攻击并消灭它，甚至在我们出现病状之前。

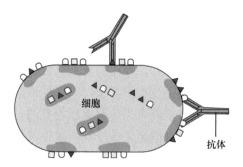

抗体（蛋白质）会把它们自己附着在细菌上来损害和干扰细菌。

这种攻击是通过抗体进行的。抗体是由白细胞产生的某些蛋白质，其形成免疫系统的一部分。这些蛋白质具有特定的形式，使得它们仅黏附于免疫系统想要清除的那些病毒或细菌上。如果细菌被抗体所阻滞、妨碍，它就不能再起作用了，它就会被分解，或被白细胞清除。抗体就像鱼钩或船锚那样为白细胞工作。

疫苗是迄今最伟大的医疗突破之一，它已经挽救了数亿人的生命。以小儿麻痹症疫苗为例。小儿麻痹症是由一种病毒引起的、导致儿童发生的严重病症，有时可能会使部分身体，甚至整个身体麻痹、瘫痪而只能靠轮椅活动，或者如果呼吸肌发生了麻痹和瘫痪，患者可能就得靠"铁肺"（一种能够帮助呼吸肌麻痹患者进行呼吸的体外机械性辅助设备——译者注）度过余生了。脊髓灰质炎疫苗是在 1952 年发明的，从那时起，这种疾病事实上已经在西方世界消失了。然而，最成功的故事是彻底消灭了天花。天花折磨了人类数千年，是一种非常可怕的疾病。如果感染了天花，有 1/3 的患者可能会死亡。即使是在 20 世纪，天花也造成了 3.5 亿人死亡。超过 2/3 的感染幸存者常常有长期的并发症，如关节炎或失明，或由于水泡而在脸部或身体上留下丑陋的疤痕，或在疾病发生几年后他们仍然疲惫和虚弱。自 1978 年以来，经过全球密集的疫苗接种运动，天花已被彻底根除。最后的天花死亡病例是一名英国研究人员，由于她在一个仍然在进行天花研究的实验室的上面一层工作，天花病毒透过通风系统进入了她的实验室（该女子的上级随后也因此而自杀）。

疫苗在医学中起着非常重要的作用。那么对于衰老这种情况，这种到最后具有百分之百死亡风险的终末疾病，疫苗能否再次发挥这样的作用呢？科学家正在朝这个目标努力。我们可以针对那些在身体内集聚并加速衰老的蛋白质开发疫苗。这种疫苗含有特定的蛋白质（当我们衰老时，它们在体内集聚）或其片段。如果你将其注射入体内，免疫系统会针对这种衰老相关的蛋白质产生相应的抗体，就像针对任何病毒或细菌一样。这些抗体将自身附着在衰老相关蛋白上，免疫系统中的白细胞就会识别这些蛋白质并及时清除它们，这样它们就不能在体内积聚了。

众多的大型制药公司都正在努力开发这种疫苗，其中也包括针对阿尔茨海默病（最可怕的衰老相关疾病之一）的疫苗。一些疫苗可以清除阿尔茨海默病患者脑内集聚的蛋白质。在一项研究中，针对阿尔茨海默病相关蛋白能够产生足够抗体的那些实验参与者，在接种疫苗后的几年中只表现出很少的认知衰退 275。然而，这些研究并不总是能够顺利进行的。另一项研究中，15 名患者中会有 1 名患者会因接种后免疫系统的大规模过度反应而诱发脑部发炎（导致"脑炎"或脑部炎症）。因此，重要的是要开发出一种不会对蛋白质碎片产生过度反应从而损害大脑的新的疫苗。

不幸的是，一些研究表明，他们的阿尔茨海默病疫苗不起作用。实验参与者在认知上并没有显示出足够的改善。一些研究人员表示，这是因为这些所谓的淀粉样蛋白疫苗只是靶向聚集在脑细胞周围的一种蛋白质，而阿尔茨海默病是由脑细胞内集聚的不同类型的蛋白质引起的，因此该疫苗不能产生效果。另外一种可能性是，这些疫苗接种的时间太晚了，数十亿的脑细胞已经被破坏并死亡了。如果是这种情况的话，提前数年接种疫苗可能会更好，这样蛋白质在任何地方就都没有机会发生集聚了。

不过可能的是，众多的研究确实表明可以开发出清理蛋白质碎片的疫苗。制药公司在这些研究方面花费了数十亿美元，他们不仅要开发针对阿尔茨海默病的疫苗，还要开发针对其他衰老相关疾病如帕金森症的疫苗，以及针对甲状腺素运载蛋白的疫苗，这些蛋白质能够积累并引起身体各处的蛋白质集聚，这一过程即使是在最老的超级人瑞中也是如此。这些抗衰老疫苗能够从身体中清除这些蛋白质碎片，从而使其更年轻。也许将来，人们每隔十年就会得到一种抗衰老疫苗，以清理血管、脑部和其他器官中的蛋白质残屑垃圾，使其能保持年轻。

然而，仅仅是靶向细胞外蛋白质的疫苗是不够的。蛋白质也会在细胞内积聚，而不仅是在细胞周围。细胞内的那些蛋白垃圾更难以清理，因为抗体通常不能进入细胞，它们只是在细胞外围流转。为了解决这个问题，有可能使用另外一种方法——溶酶体酶疗法。

之前我们谈过溶酶体。溶酶体是在我们的细胞中浮游的小囊。它们是细胞里的焚烧炉，将细胞内的垃圾分解成更小的碎片并随之将其消化掉。破碎的片屑包括蛋白质、脂肪，有时还会有细胞的组成部分如线粒体。然而，问题在于我们的年龄越长，溶酶体的效率就越低。它们内部也逐渐积累了一些它们自己也不再能分解消化的蛋白质和其他碎屑。结果，越来越多的蛋白质和碎片渐渐充满了溶酶体，随后又慢慢填满了细胞，所以它们变得衰老。我们需要找到一些方法和途径来帮助溶酶体，而这确实是可行的。例如，可以向人们注射溶酶体酶——专门用于分解其他蛋白质和物质的特异性蛋白质。一旦注射，这些溶酶体酶就会自动进入溶酶体，并帮助它们分解累积的碎片和垃圾。更好的是，我们可以将溶酶体从未有过的某些蛋白质定向运入以帮助它们分解那些最难对付的碎片垃圾，从而防止溶酶体自身被垃圾填满。

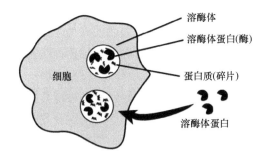

将额外的或更有效的溶酶体酶注射到血液中，并发现它们进入溶酶体的途径。它们在那里分解最难对付的碎片垃圾。

这并不像看起来那么不着边际。研究人员确实发现了这些蛋白质，有时是在最奇怪的地方，如墓地。当老年人死亡时，尸体的溶酶体含有许多坚不可摧的碎片，这些碎片积累在体内几十年，对其衰老和死亡产生影响。肉体最终落入墓地并开始降解。这就提出了一个问题，所有这些坚不可摧的溶酶体碎片根本上会发生什么？在本质上，所有的一切都是可以被利用的，所以在某个地方一定会有某些细菌能够分解这些溶酶体碎片。没有比墓地更好的地方能够找到它们了，因为在这里有很多来自尸体的溶酶体碎片。科学家们拿起铲子来到墓穴，希望能找到这些非凡的细菌，实际上，经过一些挖掘、寻找之后，他们发现了含有独特酶的细菌，即使是最难对付的碎片，它们也能将其分解（并转变成其自身的食物）。这显示了大自然如此这般的创造力。大多数情况下，在发现并解决某些问题方面，大自然比我们人类要遥遥领先。

唯一需要做的是找到一种将这些细菌的酶引入人溶酶体的方法。这是有可能的——可以将一个小分子（一种标签或标志）挂在细菌的酶上，确保这些酶能够自动转运到溶酶体。抵达后，它们可以帮助分解那些即使是最坚韧的、不可破坏的蛋白质和其他碎屑，不然这些碎屑就会积聚在身体中并引起衰老。使用这种方法，不仅可以减缓衰老，甚至可以一定程度地逆转衰老。这样，死者——和那些寄居在他们墓地土壤里的细菌——就可能帮助生者来延缓死亡。

溶酶体酶疗法看上去似乎是一个新颖而异乎寻常的治疗方法，可能在遥远的未来会成为现实。但其实并不是这样的。就像蛋白疫苗一样，现在已经有一些溶酶体酶被用于治疗某些代谢疾病。当然也存在有一些溶酶体不能有效地发挥作用的致死性的疾病——这些被称为溶酶体存储障碍。它们是由于某些溶酶体酶功能障碍或缺失而使碎片垃圾堆积在溶酶体中而发生的。一个众所周知的例子就是戈谢病（又称葡糖脑苷脂沉积病，是一种"较常见"的溶酶体储积病，为常染色体隐性遗传病——译者注），它是由于某些溶酶体酶不能正常发挥功能而导致的一种遗传病。通常酶会降解溶酶体中的某些特定物质。当其不再能工作时，这种物质就会积聚在溶酶体中，当然也就是细胞中。这尤其会影响那些高产这种物质的细胞，如肝脏、脾脏、骨骼、眼睛、脑部和肺部。这些细胞越来越被垃圾填满，并且变得越来越无能，导致严重的骨痛、瘀伤（因为肝脏通常产生凝血蛋白）、腹部肿胀（因为功能不佳的肝脏发生肿胀）、感染风险更大（因为生产白细胞的脾脏和骨髓功能恶化）或癫痫发作（因为脑细胞由于垃圾碎屑的积累而无法正常发挥功能）。直到现在，这些疾病都是致命性的。然而，科学家已经成功地在实验室中生产出了因溶酶体缺陷而缺乏的酶。将这些酶注射到患者的血液中，它们就会自动进入溶酶体并开始分解有害物质。这种溶酶体酶疗法显示其可以修复有缺陷的溶酶体。

目前的问题是，这种疗法还是非常昂贵的。一小瓶溶酶体酶价格约1400美元。戈谢病患者每2周需要用12瓶，每年就得差不多40多万美元。患者的余生一直需要这种治疗来维持，否则他就会死亡。而20年的治疗费用每位患者约为800万美元。未来，更新、更便宜的生产方式及专利到期等将使这种治疗的费用降下来。同样的事情也曾发生在抗生素上。第一种抗生素在1942年左右研发出来，由于其当时极其难以制造而价格昂贵，第一位使用抗生素的患者尽管最初的反应非常成功，但还是由于抗生素生产极其困难、不能及时供应得上而死亡。医生甚至收集了头一批使用抗生素的患者的尿液，然后把抗生素过滤出来，再给予其他患者使用。而今天，抗生素的生产一批量就是数吨，成本降至几乎为零。

因此，存在这样的可能性，未来你可以每隔一年静脉输注一次溶酶体酶来保持你的年轻和健康，然后这些溶酶体酶能够自动定向转运至细胞内的溶酶体，分解所有细胞的垃圾碎片，以使你的细胞恢复青春活力。现在，输液仍然需要往静脉内插入针头，但是将来那些让人疼痛不适的针头可能会被替换掉，如使用透皮的微针阵列的贴片，所以你根本不会有任何疼痛的感觉。在你乘自己的自动驾驶汽车去上班的路上，你只需要将一个具有返老还童药效的微针贴片贴到你的手臂上就可以了。

3.4.2 交联破碎剂：清除那些顽冥不化的糖交联

在本书前面的章节里，我们详细讨论了糖类是如何加速衰老过程的，其中一个很重要的途径就是通过交联。交联就是一些糖类化合物把构成我们身体的蛋白质粘合在一起，这会导致我们的组织变得僵硬、皮肤形成皱纹、使血管硬化（导致高血压）、肺的弹性丧失（肺炎的风险更大）、关节挛缩（由于软骨中发生的交联）或白内障（由于眼睛中的透镜内发生交联，使它变得模糊不清）。这些交联的形成似乎是不可避免的，因为我们需要糖作为身体的燃料，但本质上并不是不可避免的。飞禽就是一个很好的例子：大量的糖分在它们的血液中循环，因为它们需要很多的能量才能飞翔。鸟类血液中的糖水平比人类高出 4 倍，这么高的血糖对人类来说很快就会致命。然而，鸟类的平均寿命比按它们体型大小所预期的要长 3 倍。它们一定是找到了减少交联的方法。鸟类中的血糖水平只不过是一个例子，说明大自然如果想这样做的话，它就一定会有办法巧妙地应对衰老。

那么我们如何摆脱这些交联呢？我们可以通过开发交联破碎剂来实现这一点。这些物质可以破坏或切断交联，使构建我们身体组织的蛋白质能够恢复相互解散放松、恢复常态，使我们的组织不再那么僵硬、皱纹消失、肺脏再次变得富有弹性、心脏和血管变得顺畅通达。首先开发的交联破碎剂之一是一种叫做 N-苯酰噻唑溴化铵（PTB）的物质。在给予这种物质的啮齿动物中，交联被成功地打断了。它们衰老的血管重新变得富有弹性，它们僵硬的心脏重新变得柔韧有力，又能更好地有效泵血使之周流全身。最使研究人员惊讶的是，PTB 不仅减缓了衰老过程，而且实际上逆转了它——心脏和血管返老还童、恢复活力了。

然而，问题是 PTB 在人类体内的功效并不那么好——人体对这种物质的代谢太快了！随后科学家们又开发出了这种物质的变体，称为 alagebrium（也称为 ALT-711）。在实验动物中，alagebrium 比 PTB 更加有效，不仅使心脏和血管返老还童，而且还使已经形成了一些交联的肾脏恢复了活力。在给予 alagebrium 的实验狗中，心脏的柔韧性增加了 40%，这大大提高了心脏泵血并使之周流全身的能力。这些狗的心脏变得几乎与年轻时一样富有弹性[276]。在用 alagebrium 治疗的恒河猴中，结果更加令人惊叹——猴子的心脏和血管返老还童，柔韧性竟然提高了 60%[277]。科学家对这些结果非常兴奋，他们第一次成功地逆转了实验动物的衰老过程。

不用说，人类的第一次实验很快就跟着来了。数百名患者被给予了 alagebrium，但结果令人相当失望！患者的血管仅仅轻微改善，血压没有下降，心脏功能也基本上没有什么改善。在最好的情况下，实验也仅仅是显示有轻微的改善，并不像在大鼠、狗和猴子的实验结果中那么令人印象深刻[278,279]。这怎么可能呢？一个可能的解释是，人类与狗或猴子可能有不同类型的交联。猴子体内主要是 α-二酮交联，而人类具有更多的戊糖苷和葡萄糖嵌板（glucosepane）的交联。尤其是葡萄糖嵌板在人体内的积累，这种交联非常难以破除。很可能人类有与大多数动物不同的交联形式，因为人类寿命更为长久。由于人类可以生活 80 年或更长时间，我们的身体有更多的时间形成比动物体内的交联形式更难破除的、非常顽固的交联形式，相比之下动物的生命周期一般只有几年（小鼠）或十几年（狗）。

这些实验表明，交联确实可以被破除，我们可以打断衰老的链条。老年动物可以返老还童，它们的心脏可以更强健地泵血，肾功能能得以改善，血管也变得更富有弹性。科学家目前正在寻找可以打破人类体内坚韧硬实的葡萄糖嵌板型交联的药物。最近研究人员成功地在实验室里生产出了葡萄糖嵌板，这是向前迈出的重要一步，因为如果你可以制备出你研究所需要的尽可能多的葡萄糖嵌板型交联物质，你就可以使用这些来测试各种候选物质，以检测哪些物质能够最有效地破坏掉这些交联。根据一些研究人员所推测，开发出第一个用于人类的可靠有效的交联破碎剂，这只是个时间问题。然后，我们可以以药丸的形式服用或将其直接注射到我们的血液中。这种药物几乎会立即生效并使身体恢复活力——血管和肺脏会变得富有弹性，软骨会变得柔韧，白内障晶体会变得清澈透明，皮肤皱纹也会消失无踪。

3.4.3　维修我们的能量发生器

我们衰老的另一个重要原因是我们的线粒体，就是我们细胞中的能量发生器发生了损伤。我们在本书前面已经讨论了这个过程：线粒体中的DNA（其中包含有线粒体自身的构建指令）受到了一个真正的打击，例如来自（作为我们能量代谢的副产品而不断产生的）自由基的打击。受损的DNA越积越多，线粒体不再能维持和修复自身，它们自身就会恶化。它们生产的能量减少，就会导致各种衰老症状，如疲劳、注意力集中困难或肌肉无力。

那么我们应该如何保持线粒体的健康呢？通常人们首先想到的就是抗氧化剂。抗氧化剂是能够中和自由基的物质，如维生素 A 或 E。然而研究表明，大多数抗氧化剂都是无效的——它们并不能延长实验动物的寿命，也不能延长人类的寿命。原因之一是这些抗氧化剂不能以足够的剂量进入到线粒体中，而那里才是最需要它的地方。因此，研究人员尝试通过增加线粒体中抗氧化蛋白（我们身体自己产生的能够清除自由基的蛋白质）的数量，以便清除线粒体内的自由基。然而结果是矛盾的，有时受试动物寿命会延长，有时则不会。真要逆转衰老过程，线粒体中损伤的 DNA 就需要得到修复。

接下来，研究人员尝试了不同的方法。他们放弃使用无效的抗氧化剂来防止线粒体损伤，而是试图直接修复受到损伤的线粒体并恢复其活力，比如可以通过用新生的线粒体 DNA 来置换衰老的线粒体 DNA。这是通过将线粒体 DNA 片段直接注射到血液中，同时注入将 DNA 引导到线粒体的标记物质来完成的。那么新的 DNA 就可以替换掉受损伤的 DNA 并使线粒体恢复活力。通过这种方法，研究人员能够修复帕金森病患者的衰老细胞，并使他们恢复健康[280]。

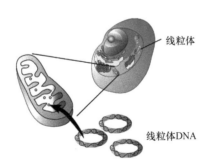

线粒体 DNA（圆圈）含有构建线粒体的指令，随着年龄的增长逐渐变得损伤。新的线粒体 DNA 可以转运到线粒体中使其恢复活力。

另一种方法是将线粒体 DNA 移动到更安全和更稳定的细胞核内。正如我们已经看到的那样，线粒体 DNA 堪堪受到伤害，正是因为它位于线粒体中，连续地暴露于作为线粒体中副产物而产生的有害的自由基。这个问题可以通过注入线粒体 DNA 来解决，这些线粒体 DNA 不会转运到线粒体内（其被自由基损伤的地方），而是定位在更安全的细胞核中。因此，我们的细胞得到线粒体 DNA 的备份，它们可以很安全地存留在我们的细胞核中。

这听起来好像不太可能或不太现实，但研究人员已经完成了这一点。他们使用这种方法治愈了被认为是不治之症的线粒体疾病来源的细胞。其中一个称为 Leber 氏遗传性视神经病变，该病会导致年轻人失明，也可能导致运动障碍，因为患者的脑神经也会受损。发生该疾病是因为线粒体中的某种蛋白质功能不正常。研究人员成功地将 DNA（其中包含构建线粒体蛋白的指令）植入细胞核。随后线粒体蛋白质就会在细胞核内产生，并自动进入线粒体，它们在那里可以替换掉那些有缺陷的蛋白质，结果是细胞的线粒体功能比以前强了好几倍[281]。

上述及其他一些研究都表明，衰老的线粒体是可以恢复活力的。或许在未来，人们将能够通过注射线粒体 DNA 或其他物质的治疗来使自己的细胞线粒体返老还童[282]。当然你也可以定期地注入这些物质，保持你的线粒体功能就像你年轻时那样良好和强大：你可以步行几个小时而不会感到疲累，就像一个孩童；你的注意力和思维速度是最佳的；你的视力和听力也能够保持锐利灵敏（这当然需要与其他的抗衰老治疗联合协作才能达到这样的效果）。

3.4.4 其他方法

我们现在讨论的用于逆转衰老过程的这些方法并不是未来的梦想，而是已经在开发和实验中的；有一些已经成为以前属于不治之症或致命性的某些疾病的标准治疗方案。今天，世界各地的科学家都正在努力开发其他减缓或逆转衰老的方法。其中受到媒介广泛重视的一种方法就是干细胞治疗。

我们在本书前面的部分讨论过干细胞。它们是能够形成其他功能性细胞的原始细胞。干细胞可以分裂成两类细胞：一类仍然是干细胞；而另一类成为某种特定的细胞，如皮肤细胞、白细胞或肠细胞，因此干细胞不断更新和维持我们组织中的各种细胞。但就像我们身体中的其他细胞一样，干细胞也会衰老（由于蛋白质集聚、线粒体退化、端粒缩短等）。因此，当我们的干细胞不再运作良好时，我们就会因此而衰弱、凋谢：健康的皮肤细胞再生不足以防止皮肤变得枯弱和长满皱纹，新生的白细胞不足以维持我们的免疫系统，新生成的肌肉细胞不够充分而难以保持肌肉细胞的年轻与活力。

我们可以给人们注入年轻、健康的干细胞，这些干细胞会定居在我们的组织里并在那里产生新的组织细胞。然而，问题是如何获取干细胞。研究人员很难在人类身体里发现它们，因为通常在数以万计的细胞中可能只有一个是干细胞，而且其看起来也非常像任何其他的细胞。在过去，干细胞可以从早期的胚胎获得，而胚胎本身就会损失掉。这遇到了许多道德和伦理的问题，因为为了胚胎干细胞而有可能牺牲掉整个胚胎。此外，这些干细胞来自外源的胚胎，而不是来自你自己的身体，所以它们可能会被你的身体所拒绝。幸运的是，日本科学家山中伸弥找到了一个解决的办法，他发现了一种将常规的体细胞转化为干细胞的方法。这是一个惊人的突破。比如我们现在可以从某人身上取出一个皮肤细胞，然后在这个细胞里加入四种物质，这个皮肤细胞就会变成干细胞，然后这个干细胞转而又可以形成心肌细胞、脑细胞或胃细胞。这些干细胞并不会被我们的身体所拒绝，因为它们就是由你自己身体上的细胞制备而来的。所以并不奇怪山中伸弥在其重要发现之后的没多久就获得了诺贝尔奖，而一些科学家必须等待50年后才可能获得诺贝尔奖。

得益于山中伸弥的方法，我们在不必使用胚胎的情况下就可以更容易地制备出干细胞。如此容易获得的干细胞可以用来构造新的组织和器官，既可以通过注射用于在体内直接构建，也可以在实验室中体外进行构建。研究人员在实验室中已经成功地由干细胞培养出了完整的心脏。为了做到这一点，他们从小鼠中取出了一颗心脏并除去了其中所有的细胞，只留下了主要由胶原蛋白组成的心脏框架。你可以将其与一个所有人（活的细胞）都迁出了的混凝土公寓楼（框架）进行一下比较。然后，干细胞开始贴紧框架，并自动开始生产出心肌细胞，这些细胞又一起形成了心脏，结果就是产生了一个新的、正在跳动的心脏[283]。

将来，我们也可能会利用猪的心脏（因为它与人类的心脏非常类似），首先去除所有的猪心脏细胞，接着在剩下的胶原蛋白构成的心脏框架里填充上你自己的干细胞（通过将几个皮肤细胞转化为干细胞制备而成）。然后，你可以在实验室里培养出一颗新的心脏，再植入到你的身体里。其最大的优点就是，这种心脏不会被你的免疫系统所拒绝（就像从另一个人那里移植来的心脏那样，当然直接移植猪的心脏也肯定是一样的），因为心脏是用你自己的干细胞培养成的。通过这个工序，我们就可以在实验室中培养出完整的器官来替换你磨损和衰老的器官和组织。也可以通过注射年轻的干细胞，使其定位到组织中来再生许多新的、健康的细胞以组建和维持身体组织。破旧老朽的关节？没关系，你的家庭医生可以将干细胞注入你的膝盖里来制造出新的软骨。记忆丢失？没问题，可以将干细胞注入你的大脑来制造出新的脑细胞。有轻微的心脏病发作吗？没大碍，可以直接把干细胞注射到心脏受损的部位来修复心脏肌肉就行了。

另一种有前景的技术是 CRISPR 蛋白。也许目前大多数人都还没有听说过这个，但科学家们每当听到这个词时都会两眼冒光。CRISPR 是最近的一项新发现，它使研究人员能够对基因（含有蛋白质构建指令的 DNA 片段）进行编辑。通过这种方法，你可以快速、方便和精准地改变人们的 DNA。直到最近，这一直是一个非常费力和耗时的过程。有时我们必须在实验室中制备某种基因（就是可以治愈由该基因的缺失或功能不良所引起的疾病的 DNA 片段），然后再把该基因插入到一个作为运载工具的病毒中，并将该病毒注入某个人体中。注入的病毒随即感染体内的细胞，并在 DNA 链的任意位置随机地插入该基因。由于这是一个完全随机的过程，如果基因插入到了一个控制细胞生长的 DNA 区域，那就可能会导致癌症，因为失控的细胞生长是会导致癌症的。

通过 CRISPR 蛋白，现在可以非常快速而精确地完成这些过程。它们旨在搜索和重编码 DNA 中的某些特定的基因。科学家们通过简单地将 CRISPR 蛋白从尾部注入，已经成功地治愈了患有某种遗传性代谢疾病的小鼠。这些蛋白质重新编码了小鼠的 DNA，使得它们不再患有这种遗传性疾病。

在将来，可能会重编程所有在衰老中发挥作用的基因。有些人可能会表示异议，认为这是非常困难的，因为他们相信有成千上万的基因参与了衰老过程，要同时改变所有这些基因将是十分困难的事情。但看来我们没有必要这样做，延长寿命通常只需要对某一个基因加以改变，正如在许多受试动物实验中所显示的那样。仅改变一个基因，如控制胰岛素代谢的基因，就可以使小鼠活得更久，比如可以延长寿命约 50%。这些基因通常是可以影响数百个其他基因活性的主基因，因此你只需要改变这些主基因。用毕生研究衰老的大卫·格姆（David Gems）教授的话来说：

> 近几十年来生物学领域最引人瞩目的发现之一，令人惊讶的是竟然很少有人知道：就是我们的确可以延缓实验动物的衰老过程。事实上，也很简单。

CRISPR 蛋白和类似的 DNA 重编码技术可以在重编码或重编程我们的身体以延缓衰老时起重要的作用。我们正在进入一个全新的时代，我们可以重编码我们自己的身体，就像我们可以编码我们的计算机一样。实际上，重编码似乎是相当容易的，因为我们已经确认了延长我们寿命的重要的主基因。最后，对于那些好奇于 CRISPR 到底意味着什么的读者来说，它是"规律成簇的间隔短回文重复"（是对数百万年来细菌通过 CRISPR 蛋白来识别并攻击不良病毒 DNA 的描述）。

还有其他一些有趣的技术用来逆转衰老。其中一个看起来更像是一个廉价的吸血鬼电影，即给老年人输入年轻人的血液。科学家们已经发现，当衰老鼠被给予年轻鼠的血液时，它们就能够恢复活力 [284]。这可以通过将一只衰老鼠和一只年轻鼠缝接在一起来实现，以使它们共享相同的血液循环。

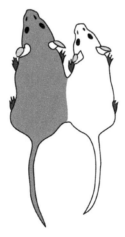

异时异体共生就是将一只衰老鼠和一只年轻鼠缝合在一起，使它们能够分享对方的血液循环。结果是衰老鼠变年轻了，但不幸的是，年轻鼠变老了。

缝合在一起几个星期后，衰老鼠的组织已经恢复活力，其肌肉和器官如心脏、脑和肝脏，可以更新和修复自身使其变得更好[285]。肌肉细胞恢复得像年轻鼠一样健康，肝细胞能够以与年轻时相同的速率增殖。但反过来也是如此：与衰老鼠共享血液循环的年轻鼠其衰老过程变得更快，同时这些年轻鼠的细胞丧失了一些更新和恢复健康的能力。

这些实验表明，某些在年轻动物的血液中循环的物质，可以重编程衰老细胞使其重返年轻，而衰老动物血液中含有的物质则会引起衰老（科学家们仍在争论哪种机制才是最重要的）。这再次证实衰老并不是不可避免的，既有的损害也可以修复。具有讽刺意味的是，许多老人、萨满、庸医，甚至一些杰出的治疗师都会建议他们的患者用鲜血洗浴，或者直接饮用年轻人（最好是年轻处女）的鲜血，以使自己返老还童。许多传说就起源于这些想象的鲜血返老还童效果，例如那些每天晚上必须喝一点人血以保持永生的吸血鬼。当然，这种方法并不会奏效，因为即使你洗鲜血浴或直接饮用鲜血，血液也不会进入你的血液循环——它并不能透过你的皮肤，并且在消化系统中就被降解了。

科学家们目前正在进行新的实验，他们给阿尔茨海默病患者每周输注一些年轻人的血液，观察到底会发生什么。问题是，这些吸血鬼似的实验是否会产生任何效果，因为给予年轻血液只能是非常简短的事情。而在小鼠的研究中，因为是将衰老鼠与年轻鼠缝合在一起的，血液循环系统是共享的，所以衰老鼠每天24小时都可以分享到年轻鼠的血液滋养。而在人的实验中，他们每周仅能得到一次短暂的年轻血液的输入，而且仅持续4周。幸运的是，其他科学家同时确定了年轻血液中几种恢复活力的物质。当你将这些物质注入小鼠时，它们的组织如心脏和大脑就会恢复活力。

这些研究表明，身体中的细胞可以通过将其置身于年轻的环境（如年轻血液中）来恢复活力。不远的未来，人们就有可能定期输入年轻血液或一些特殊的恢复活力的物质，使我们的身体保持年轻和健康。其优点在于，这些物质可以使整个身体恢复活力，而不仅仅是某一个特定的器官。引用哈佛大学艾米·瓦格斯（Amy Wagers）教授所言，"不是为你的心脏服用药物，不是为你的肌肉服用药物，也不是为你的大脑服用药物，也许你可以想出可以同时影响所有这些器官的一些东西来。"

最后，另一种可以部分逆转衰老的有趣的方法涉及表观遗传时钟。我们在本书的前面内容中提过，来自 30 岁母亲的 30 岁受精卵细胞如何能够重新编程自身为 0 岁，从而由这个受精卵细胞诞生的婴儿是 0 岁而不是 30 岁？卵细胞实现这一目的的途径之一是通过精细胞受精后对其自身的表观遗传学重编程。正如我们所看到的，表观基因组是围绕 DNA 的复杂分子机器，它调控哪些基因（DNA 的一部分）要激活、哪些不需要。我们年龄越大，这个系统就越混乱：应该失活的基因被激活了（像促进癌症生长的基因），反之亦然。科学家能够对老年小鼠的细胞进行表观遗传重编程，从而使其衰老过程部分逆转。肌肉和胰腺细胞都恢复了活力，加速老化综合征小鼠的寿命增加了 30%[286]。将老年小鼠的肌肉细胞与返老还童小鼠的肌肉细胞进行比较是非常令人吃惊的：老年小鼠的肌肉细胞很小，萎缩，被纤维组织包围着，而返老还童小鼠的肌肉细胞看起来重返了青春，很多细胞都既新鲜又健壮，与周围的纤维组织泾渭分明。用哈佛大学教授大卫·辛克莱（David Sinclair）的话说："这项工作是我们能够活几个世纪的第一线曙光。"像这样的研究远不止试图减缓衰老，实际上他们试图要逆转衰老。

总之，在本章中，我们简要地讨论了一些可以逆转衰老的干预措施。还有许多其他的方法，它们都有一个共同点，那就是它们表明，增龄并不是走向衰弱和惨淡无望的单程车票，总是随老而衰，增龄也是一种可塑的、甚至可以逆转的过程。

概　　要

动物试验和人体药物试验表明，我们不仅可以减缓衰老过程，而且可以逆转衰老过程。

可以通过以下方式来使人们返老还童：

- 抗蛋白质集聚疫苗；
- 溶酶体酶，帮助溶酶体在细胞中消化废物；
- 交联破碎器，破碎交联，以使我们的组织可以再次变得灵活；
- 线粒体 DNA 片段，用以替代受损的线粒体 DNA，从而使线粒体更年轻；

- 干细胞，可以替代衰老的或丢失的干细胞；
- CRISPR 蛋白，可以准准地修复或重编程 DNA；
- 输注年轻的血液或血液中能够使身体更年轻的特定物质；
- 表观遗传重编程细胞；
- 其他。

3.5 结　　论

我们已经讨论了一些不仅仅是减缓，而且可能逆转衰老过程的方法。这些方法看起来都很有前途，但有一个问题，那就是它还需要很多年的时间才能为每个人服务。到目前为止，这些方法都还没有被用来延缓健康人的衰老过程。

这使得我们的生活方式成为我们目前可以延缓衰老的最有力的工具。营养是延缓衰老过程的各种方法中最有效的途径，运动也很重要，还有其他的一些健康的生活习惯，如不吸烟、积极向前看、睡眠良好等。

健康的生活方式是目前延缓衰老的最佳方式，并在未来多年的岁月里依然如此。许多研究表明，我们的生活方式对我们的寿命影响力有多么强大。一项涉及 2 万多男人、持续了 11 年研究发现，遵循 5 项简单指南（饮食健康、不吃罐头类食物、不喝太多的酒类、不抽烟、定期锻炼）生活的男人比那些不这样做的人，其心脏病发作风险下降了 86%[287]。主持这项研究的首席研究员阿格涅塔·阿克森（Agneta Akesson）教授就这些研究结果评价说："选择健康生活方式导致了心脏病发病风险的降低并不奇怪。令人惊讶的是，竟然可以将这些风险降得如此之低。"

像沃尔特·威利特（Walter Willett）教授和大卫·卡兹（David Katz）教授这样的著名科学家数年来一直倡议的那样，80% 的心脏病发作风险和 90% 的糖尿病发病风险都是可以预防的。有 23 000 人参加、平均持续 8 年以上的 EPIC 研究发现，遵循 4 条简单指导方针（不吸烟、每周至少锻炼 3.5 小时、遵循健康的饮食习惯、不超重）的人与不遵循这些方针的其他人相比，其糖尿病发病风险降低了 93%，心脏病发作风险降低了 81%，卒中风险降低了 50%，而癌症的发病风险降低了 36%[288]。

另一项著名的研究是 NHANES III（第三次国家健康和营养调查）研究，其中涉及超过 16 000 人、平均时间 18 年以上，结果表明那些健康的生活方式（不吸烟、健康饮食、足够的运动、饮酒适量）在研究进行的这 18 年中使死亡风险降低了 63%[289]。研究人员得出结论认为，"遵循这四个简单的生活方式要素对预防慢性疾病有极大的影响。"而对于仍然不信服的人来说，还有一个 INTERHEART 研究，有 3 万人参与。根据这项研究，生活方式要素在心脏病发作风险中负有 90% 的责任[290]。持续 26 年、有 81 000 名女性参与的类似研究发现，不超重、不吸烟、经常锻炼并且健康饮食的妇女，其心脏病发作风险比对照组的妇女降低了 92%[291]。这项研究和其他研究促使一些科学家相信，80 岁以前发生的每一次心脏病发作或中风都是有可能预防的（至少在那些没有遗传易感倾向的人群中）。

然而，即使你遵循了健康的生活方式，你仍然可能会因心脏病发作、中风、癌症或痴呆而死亡，但不同的是，这只是在衰老的晚期、很高龄的时候才会发生。健康的生活方式可以确保你不会在 64 岁时就心脏病发作，尽管当你 82 岁时也许会发生。一个健康的生活方式不仅可以确保你的生理寿命更加长久，而且还会使你的健康寿命保持得更长久，罹患慢性病的时间会大大缩短，科学家称之为"疾病压缩理论"（morbidity 是指"发病率"，mortality 一词意味着"死亡率"）。西方人在他们 40 岁出头时，往往已经是慢病缠身。慢性疾病并不一定意味着你得坐在轮椅上或者天天吊着输液瓶，它还包括许多人甚至不太注意到的症状，如高血压、糖尿病（前期）、血管狭窄，或肺纤维化。

这些人在四十几岁就已经慢病缠身是一个很重要的点，因为反对健康生活方式的经典谬论是，尽管我们的饮食习惯不够健康，但我们仍然可以活得越来越长。诚然，在过去的 100 年中，预期寿命几乎翻了一番，从 40 岁到 80 岁。然而，这种增长主要是由于卫生条件的改善、更好的食物供应、更好的居住环境、工作环境和强度的改善，以及抗生素和疫苗的发明，这大大降低了感染性疾病和儿童死亡的风险。预期寿命的进一步增加是得益于诸如心脏手术和药物（阿司匹林、降血压药物和化学疗法）等医疗科技的发展，使得那些之前必死无疑的人仍然可以闯过一道道病关。

因此，现在我们的寿命更长，但健康状况却并不乐观。也就在 25 年前，人们在 50 岁之前一般是不会得什么慢性病的——比现在的我们晚了整整 10 年。我们活得更长了，但我们病得也更长。据一些科学家如哈佛大学教授丹尼尔·利伯曼（Daniel Lieberman）所说，这主要是由于我们不健康的食物和生活方式而引起的许多文明病，实际上并不是正常衰老过程的一部分，因为它们不应该在我们去世前几十年就出现的，他提到了诸如糖尿病、血管狭窄、某些癌症、脂肪肝、阿尔茨海默病、高血压、痔疮、骨质疏松症、便秘、肺气肿（烟鬼肺）或代谢综合征等疾病，而这仅仅是一个简略名单。

据利伯曼（Lieberman）教授介绍，不仅老年人，而且越来越多的年轻人甚至儿童都患有这些文明病，包括扁平脚、背部问题、胃酸过多、抑郁症、哮喘、炎性肠病（克罗恩氏病、溃疡性结肠炎）、失眠、痛风、肠易激综合征、褥疮、乳糖不耐症、牙齿错位咬合和阻生智齿。我们认为这些疾病几乎是正常的，因为它们非常常见，但在过去，在我们的食品工业化之前，甚至更早，在农业发展之前，它们并不常见。一个很好的例子是牙齿问题，如阻生齿和咬合错位（在咬合错位时，上牙与下牙不能齐整地咬合在一起）。许多年轻人需要使用牙箍来纠正这个问题，或者由于没有足够的生长空间，他们可能必须把智齿拔掉。我们也认为这是正常的，但在史前时代，这是不可能发生的，而现在阻生智齿只能被判死刑。过去，智齿问题和咬合错位都非常罕见。而今天为什么会有那么多的人使用牙箍、拔掉智齿呢？因为孩子的颌骨发育已经不那么正常了，而这又是因为摄取了过多的、没有足够的食用纤维的软食品所导致的。涂满果酱的白面包、饼干和含糖早餐麦片等都不需要充分地、太多地咀嚼，因此颌骨得不到充分地发育，导致给口腔医生、正齿医生和牙外科医生增添了大量的工作。

无论如何，所有这些既影响年轻人又影响老年人的衰老相关疾病和文明病，都不算是一种优雅的衰老方式。理想情况下，老年人应该是独立的和健康的，经过短暂的依赖和疾病而离世——通常不到一两年。现在的人们不仅从年轻的时候就慢病缠身，而且在一些富裕的地区，寿命也在走下坡路，这是数个世纪以来的第一次。研究表明，在美国的一些地区，孩子的预期寿命竟然比父母的寿命还要短。这并不奇怪，因为美国是世界上饮食习惯最糟糕的国家之一。

　　换句话说,"不健康的饮食并不是那么非常的重要,因为我们的预期寿命一直在延长",这种诡辩已经不能说得通了。我们活得长了,但我们病得时间更长,尤其是那些生活方式不健康的人群。

　　反对健康生活方式的另一个论据——通常由那些想继续抽烟或不想放弃快餐的人提出——是有百岁人瑞也抽烟、喝软饮料、吃热狗,但他们仍然可以活到 100 岁以上。确实存在这样一些百岁老人。一个例子就是伊丽莎白·沙利文(Elizabeth Sullivan),她在 104 岁的时候每天仍然喝几罐 Dr Pepper(胡椒博士。美国著名软饮料品牌)的软饮料。在她 104 岁的生日,她甚至还从制造商那里收到了一个软饮料罐形状的生日蛋糕,还有大量的她最喜欢的软饮料。但是,把自己与百岁老人进行简单的比较并不是一个好主意,因为百岁老人们都有一些特别的基因使他们能够活得那么久长(而且我们也不应该忘记,如果他们遵循了健康的生活方式,他们可能会活得更久)。遗憾的是,大多数具有正常、平均寿命的人都没有这样的一些保护性基因。研究表明,我们中绝大多数人的寿命75%取决于我们的生活方式,25%是遗传决定的[292]。但是,对于那些非常罕见的人瑞来说,这一条并不适用。他们的长寿命主要是由遗传决定的。这就解释了为什么那些超级人瑞的直系家庭成员会有 12 倍的机会达到这个百岁里程碑,因为他们拥有很多共同的遗传因子。引用衰老研究专家史蒂文·奥斯泰德(Steven Austad)教授的话,"如果你想健康地活到 80 岁,你需要遵循健康的生活方式;如果你想健康地活到 100 岁,你就需要遗传合适的基因。"因此,除非你的父母刚刚庆祝了他们百岁的生日,否则你最好还是明智地选择健康饮食、不要抽烟,并且充分锻炼。

　　健康生活方式是目前我们保持健康和长寿最有力的方法。如果你想从长寿逃逸速率(longevity escape velocity,LEV)中受益,这是非常重要的。"长寿逃逸速率"意味着你能够持续活得足够长时间,使你每次都能从让你延寿的新的医学突破中获益,这又让你能活更长的时间。假设健康饮食可以让你多活 10 年以上,这可能足以使你有机会受益于一种新的治疗方法,如新的交联破碎剂或溶酶体酶疗法,这又延长了你 15 年的寿命。而这次受益又可能使你足以活到下一个新的延寿疗法出现并再次从中受益,这使你的寿命至少又延长了 10 年以上,长此以往、连绵不断。简而言之,许多生活在 21 世纪初的今天的人,今后都可能会受益于未来 100 年所发生的重大突破。每一次，他们可能都会活得足够长时间，直到从下一个创新中再次受益，最终达到推进他们更加长寿的逃脱速率。

当然不幸的是，在这些新技术可被人类利用之前，也会有很多人死去。一些研究人员声称，这适用于今天活着的每一个人；其他人则认为，寿命可达一千岁的第一批人已经诞生了。无论如何，在未来几十年，许多人还是会因为我们今天所面临的衰老相关疾病而逝去。对此，我们是无能为力，还是要抓紧最后一根救命的稻草呢？

有些公司就声称可以提供这样的"稻草"。他们提供一些选择可以让你把自己的身体冷冻保存起来。你被冰冻的身体可以一直被储藏，直至科学进步到足以让你恢复生命、治愈疾病或返老还童。这种方法叫做 cryonics（尸体冻存）。在刚刚去世之后，让你的体温迅速下降，并用含有防腐剂和防冻剂的冷却液置换掉你的血液。当身体冷却到零下 320℃时，再把你放进一个充满液氮的大型罐中储存起来。在美国和俄罗斯，都有一些公司提供这样的服务。

计划死后将自己的身体冰冻储存起来的人都希望在未来的某个时候，科学将会有长足的进步，使身体复活如初，健康完全复原。如果这得不到成功，有些人则希望通过扫描他们保存下来的大脑，使他们的意识依然可以在虚拟现实中得到模拟再生。因此，有些人采取较便宜的选择，只把他们的大脑或头部冻结储存起来。

人体冷冻已经吸引了科学家数百年。1626 年寒冷的冬天，科学家兼哲学家弗朗西斯·培根（Francis Bacon）乘着四轮马车在路上疾驰，突然冒出了这样一个想法：可以用雪来保存动物吗？他在路边看到一只鸡，便让马车停了下来。他宰杀了这只鸡，然后用冰雪将其填满，这可能是他第一次也是唯一的一次冷冻实验。可悲的是，培根的代价是他的生命，因为他在寒冷中感染了严重的支气管炎，不久之后便去世了。因此，这个第一次的 cryonics（尸体冻存）实验没有得到任何的结果，但科学家们仍然非常好奇。1967 年，第一例真正的人体冷冻实验得以实施，第一次把一个人的身体给冻存了起来。这第一个冰冻人体是詹姆斯·贝德福德（James Bedford），当时是一位 73 岁的心理学教授。他保存完好的身体至今仍然漂浮在一罐液氮之中。

虽然科幻小说作家和科学乐观主义者们经常以人体冻存作为创作素

材，但却也出现了一些困难的问题。首先，你必须先死亡之后才能冻存，冻存一个活生生的人等于谋杀或协助自杀。从死亡到冻结，其间通常需要几个小时，有时候甚至是几天。问题是，当你死亡时，你的细胞在分子水平上会被严重破坏——你的 DNA 会分解断裂，细胞的零部件破裂分离，钙原子进入细胞并到处黏附，细胞中的酸度发生变化并导致蛋白质结构随之发生改变，等等诸如此类。当死亡降临时，你的细胞会变得混乱污浊。因此，将来你所需要的不仅仅是解冻（这本身不是一个大问题），重要的是你还需要进行恢复，并修复那些损坏的细胞，这是一个难以克服的障碍。唯一的解决方案是冻结活着的、尚未死去的人，如 85 岁的终末期癌症患者，断定他不会活过几个星期的时候。通过冻存某个活着的人，你有可能防止由于死亡而造成的身体损害，但这又是法律所禁止的。此外，即使你冻结一个尚未断气儿的人，你仍然会有冻结本身可能造成损害的问题。当你冻结一个活着的人时，会在细胞内和细胞周围形成微小的冰晶，这些冰晶能够破坏细胞。当然你可以通过注入大量的防冻剂并通过非常迅速地降低温度来部分解决这个问题，但即使这样也很难防止冰晶的形成，这将造成细胞壁、DNA 和蛋白质的损伤。

然而，自然界中有几种动物能够在冻结几个月之后再解冻，而不会死亡甚至不会遭受任何的伤害。一个例子就是林蛙（*Rana sylvatica*）。当冬天来临时，林蛙就会隐藏在一些树叶下面，并让自己冻起来。它的心跳停止，不再有任何大脑活动，林蛙变成了坚硬的冰块。来年春天，林蛙会解冻，它还是活的，又再次蹦跳而去。为了能在这种冻结中生存下来，林蛙用防冻剂（即葡萄糖）来填充其血管。葡萄糖是一种非常有效的防冻剂，它可以防止冰晶的形成。一些科学家认为这可以解释为什么糖尿病在非常寒冷的地区如芬兰和西伯利亚更为普遍。因为那里气候更冷，像葡萄糖这样天然的防冻剂就可以防止指尖和鼻子冻伤，因此居住在那里的人们有可能其血液中会有更多的葡萄糖在循环，以保护他们抵御寒冷。但这种对寒冷的保护也有副作用，就是增加了罹患糖尿病的风险[293]。

无论如何，人体冷冻仍然有很多障碍要克服。支持者认为，未来科学一定会解决这些问题的。他们还认为，如果你死了而没有把你的身体冻结储存起来，那么就目前来看你再回到这个世上的概率就是零。但是，如果你被冻结储存了起来，你至少有了一个机会，尽管现在看来并不大的机会

（我们其实还没有提到一些潜在的危险，比如未来如果发生了地震、毁坏了你的液氮罐怎么办，或者如果冻结你的冷冻公司在 200 年内破产了怎么办？）。对许多人来说，另一个障碍就是价格。冻结人体的费用目前约为 15 万美元（并不包含在你的健康保险范围内）。然而，这些冷冻公司对此也有一个解决方案：你可以在你还活着的时候按月付款。

人体冷冻是希望活得更长的人的最后一个希望渺茫的途径。其他人则希望他们能够活到可以看到显著延缓衰老过程的突破。然而，到目前为止，我们的饮食习惯仍然是我们长久健康生活中最重要的一张王牌。可以肯定，将来我们会活得更长、更健康。这样的未来是下一章的主题。

概要：长寿阶梯

避免缺陷：许多微量营养素是身体正常运作所必需的。

蔬菜，而不是面包、面食、土豆或米饭（"空卡路里"），应该是你饮食的基础。

吃健康而种类繁多（其中含有大量的微量营养素）的饮食，如蔬菜、水果、豆类、蘑菇、坚果、种子、富含 ω-3 的鱼、橄榄油、白肉（家禽）、香草和香料。

适当服用食品补充剂（正确的剂型和剂量）：

- 例如，维生素 D_3、维生素 K_2、硒酵母、B 族维生素、苹果酸镁、碘。

- 如果你没有摄取足够的钙强化植物奶和富含钙的蔬菜，可以考虑补充钙（但不要每次摄取超过 400 毫克的钙，以避免血液中的钙峰值过高）。

刺激兴奋效应：诱导体内的修复、维护、抗炎和解毒机制。

食用含有刺激兴奋效应性物质的食物：茶（最好是白茶和绿茶）、咖啡（最好是含有咖啡因）、绿叶蔬菜（花椰菜、羽衣甘蓝、卷心菜、菠菜、甘蓝芽）、番茄、蓝莓、草莓、覆盆子、石榴、黑巧克力、香料（牛至、姜黄、迷迭香、姜、蒜、欧芹、百里香、罗勒）。

锻炼：高强度间歇训练（HIIT）、步行、举重等。

冷热暴露刺激，如冷水淋浴、桑拿。

减少生长刺激：使细胞衰老减缓、维护更好。

用植物蛋白代替动物蛋白（肉、鱼、蛋、奶酪），如蔬菜（花椰菜、甘蓝）、豆类（豌豆、豆类、扁豆）、大豆制品（豆腐、味噌、纳豆、坦贝）、以真菌为基础的肉类替代品、坚果（核桃、杏仁）和种子（亚麻籽）。

用低糖植物奶（如大豆、榛子、杏仁奶）代替动物奶。

少吃含糖食物，如苏打水、糖果、糕点、小吃棒、高糖酸奶、酱料和调味品。

用不会产生糖峰的、天然（非人工）甜味剂（如甜菊、赤藓糖醇和塔格糖等）代替糖。

用蔬菜、豆类或蘑菇代替淀粉类食物（面包、面食、土豆、大米）。

- 早餐：用燕麦片、坚果、种子［奇雅籽（芡欧鼠尾草籽）布丁、亚麻籽］、水果、黑巧克力、一盘豆腐或扁豆等蔬菜代替面包和谷类。

- 午餐和晚餐：用蔬菜（花椰菜或西兰花泥或其他蔬菜）、豆类（豌豆、豇豆、扁豆）、蘑菇（如各种香菇）代替意大利面、土豆和米饭。

用餐后使用醋、油脂（橄榄油、坚果、黑巧克力）和纤维来降低糖峰。

喝茶、咖啡、香草和香料（如姜黄）、吃蔬菜和水果，以减少生长刺激途径和蛋白质集聚。

少吃，减少食量，不吃或减少晚餐，实行热量限制或（间歇性）断食。

用新技术来逆转老化

健康地生活，这样你就可以活得足够长，长到你能够从下一个延长寿命的更新的生物技术中获利（长寿逃逸速率）。

新技术的实例：抗衰老疫苗、溶酶体酶疗法、交联破碎剂、线粒体再生、来自年轻血液的某些物质、基因编辑（CRISPR 蛋白）和表观遗传重编程。

随着未来几十年人类寿命的显著增加，要尽可能做好教育、工作、退休和个人理财方面巨大变化的预期和估测，并为此做出相对应的计划。

其他

充足的恢复性睡眠，开心（有目标、有意义、正常的社会交往，坚持终身学习，退而不休、乐于助人等），减少精神压力和忧虑（冥想、瑜伽、认知行为疗法、深呼吸练习、自我催眠），保持良好的形体姿势 [普拉提（类似瑜伽的一种健身锻炼）、瑜伽、亚历山大技巧（一种均衡地进行锻炼培养正确形体姿势的技术）、理疗等]。

4

关于衰老、长寿和不朽的一些想法

　　我们所有人都会经历衰老，因此很多人认为衰老是正常的。然而，越来越多的医师和科学家开始将衰老视为一种疾病，或者至少也是一个"异常"的常态。

　　大多数人会认为衰老不可能是一种疾病，因为衰老是一种自然现象。但这是真的吗？首先在自然界中，存在着很少或根本不衰老的生命类型，如珊瑚虫、水母、海龟、龙虾和癌细胞，这表明永生不朽或者超长寿命也是一种自然现象。其次，即使衰老是自然过程，也不一定就必然会对人类产生影响。其实人类是一个非常不自然的物种，他们有那么多并非自然的东西，诸如报纸、餐桌礼仪（用餐刀和叉子进食）、飞机（人类本身并没有飞行的能力）和隐形眼镜。从最早开始，人类就一直在开发出一些智胜自然和延长寿命的方式：我们发明了火、服装和鞋类，还有抗生素、疫苗、糖尿病药物和心脏外科手术。所有这些非自然的干预措施都是为了延长生命，没有什么人会认为我们应该让大自然顺其运行，让人们因感染、癌症或心脏病发作而死亡，尽管这些都是很自然的事情。第三，衰老其实并不是那么自然的，因为大自然似乎并不真的希望你衰老，或者至少从大自然的角度来说她宁可让你活得更长久。大自然母亲——或者说进化过程——

只对一件事情感兴趣——繁殖。你活得时间越长，你生产的后代就可能越多。永生不朽的，或至少有数千年或更长的寿命才是大自然的理想，因为你可以无限期地生产后代。然而，大自然迫使你变老，那是因为没有别的办法。在史前时代，世界充满了各种各样的危险，如疾病、掠食者、侵略性攻击者、雷击和饥荒等。我们的祖先没有启用那些个可以使他们延寿成千上百岁的基因，因为他们还没能活到那么长久就已经死于那些与衰老无关的原因，如丧命于剑齿虎的利爪或是坠落入深沟险壑之中。但是，如果大自然可以选择的话，那么它更愿意让人们尽可能地长寿，我们很容易就可以认识到这一点。一旦有机体开发出一种在野外能够长时间生存的方法，如盾甲、翅膀，或者一个安全的社会，人类的寿命都会显著增加，因为延长寿命的自发突变（DNA 变化）会被选择（每一个使你活得更长的突变都会有时间得到表达并发挥其效用）。因此，你可以认为衰老是一种由大自然设计的权宜措施，因为说到底世界毕竟不是一个安全的港湾，你可以在那里养狮子当宠物，或者说在那里肉食细菌就不会存在了。但是，这样一个世界即将到来，因为我们的世界已经成为一个非常安全的地方，拥有温暖的家园、抗生素和没有野兽出没的街道。每一个使你能够活到 100 岁的突变现在都是有用的，因为现在人们实际上都有机会活得那么长久。然后，人类的繁殖可以越来越多、适育周期越来越长，这些突变也将遗传给他们的后代。这意味着平均年龄会一代又一代地增加。从生物学的角度来看，这并不是必须要终结的，实际上只要能从食物中持续不断地获得能量和构建身体的材料，原则上说身体就可以无限期地不断修复和维持。如果大自然可以使我们从一个微小的受精卵细胞生长成整个身体，当然也就应该可以找到应对我们细胞中那一点点蛋白质集聚的纠正措施。通过这种机制，每一新生代的人不仅会活得更久，而且也会使健康保持得更长。使我们更长寿的相同机制毕竟也降低了衰老相关疾病的发病风险，只要我们不要因为我们不健康的生活方式而破坏掉这种效果的话。

简而言之，不能因为它是自然的过程，就把衰老当成一种疾病，这种说法并不令人信服。永生不朽在自然界中也有存在，甚至它还是大自然的愿望。此外，从一开始，人类已经发明了各种并非自然的方法来尽可能地延长寿命，从长矛和鞋袜，到抗生素和人造心脏瓣膜。

然而，还是会有许多人依然不认同衰老是一种疾病。我们不是都在变老吗？衰老相比疾病看上去完全不同，人人都要衰老，而疾病并不是人人都会得，更不会所有人都得同样一种疾病。这个人可能得脑膜炎，而另一个人可能得关节炎。有些人会得多发性硬化症（一种神经系统疾病），而有些人可能根本就没有得过任何严重的疾病。但是衰老影响的是所有人。然而，这并不是一个非常有说服力的论据，因为即使每个人都会衰老，最终每个人也都会罹患与衰老有关的疾病。

衰老与衰老相关疾病之间其实并没有一条明确的界限。能够控制正常衰老的机制，如控制蛋白质集聚和糖交联，也同样可以控制衰老相关疾病如阿尔茨海默病、白内障和血管堵塞的出现。衰老与衰老相关疾病是同一硬币的两面，这意味着实际上每个人都会因为衰老而得病，这个过程其实从年轻的时候就开始了。尸体解剖显示，18 岁的青年已经有动脉粥样硬化（动脉变得硬化的病症）的初始症状。这一过程发生在每个人身上，最终每个人都会发生动脉阻塞，1/3 的人会死于心脏病发作。阿尔茨海默病也是如此，大脑中蛋白质的集聚将发生在我们每个人身上。这就解释了为什么从 65 岁起，阿尔茨海默病的发病风险每五年就会翻一番，因此大约 1/3 的 85 岁以上的人都患有这种疾病。换句话说，如果你活得足够老，每个人都会患有某种形式的疾病，可能是阿尔茨海默病，也可能是动脉粥样硬化。因此，具有讽刺意味的是，我们不把衰老本身称为是一种疾病，但是我们实际上把某些特定器官的衰老称为疾病，如动脉粥样硬化症、阿尔茨海默病，或白内障等疾病。衰老的器官生病了，但衰老的人却不是患者，而是一个健全正常的人。

认为衰老不是一种疾病的另一个观点，是因为一种疾病通常只影响一个特定器官或身体的一部分，而衰老则是影响全身。克罗恩病影响肠道，骨质疏松症影响骨骼，多发性硬化症影响神经，牛皮癣影响皮肤等等。而衰老影响了一切。当然也有许多疾病会影响不止一个器官或身体的一个部位，我们称之为多系统疾病。一个例子就是类风湿性关节炎。这种疾病通常会影响关节，但通常也会影响身体的其他部位。在类风湿性关节炎中，心肌可能也会被感染，还有肺膜、眼睛、动脉壁、指甲和皮肤（导致皮肤结节或肿块）等都可能会被感染。肺可能发展成硬化症，肝脏可能肿大，神经会不再发挥功能，肾脏也可能被损伤而导致肾衰竭。总之，在类风湿性关节炎这样的疾病中，几乎没有器官或身体系统是不受影响的。许多遗传疾病也是如此，可能会影响整个身体。

　　这就是为什么有些研究人员称衰老为多系统疾病。衰老研究者戴维·杰姆（David Gems）教授称衰老是一种特殊的疾病，即一种"100%遗传和 100%死亡的多因素疾病"，这是一种几乎影响每个器官的疾病，你不能确切地知道你是如何死于衰老的，就像类风湿关节炎患者可以死于肾衰竭或心脏病发作一样，衰老的人可能死于中风或肺部感染，因为几乎所有器官都受到衰老的影响，其中必定有一个器官首先衰竭而导致死亡。

　　现在，我们终于认识到了对于很多人而言，实际上他们不想将衰老称为疾病的最重要的原因，即老年人潜在的耻辱感和衰老的不可避免性。如果说衰老是一种疾病，你可能会冒犯老年人，因为你可能把他们贴上病患的标签。然而，这是一种每个人都终将会遭遇的疾病，因此没有什么让人感到羞耻或愤怒的；另一个原因是衰老的必然性。这就是为什么人们不希望你将衰老称为疾病的原因，因为这会给你造成一种印象：你可以而且应该为此做些什么事情，它可以鼓励人们寻求治愈衰老，并与这种在任何情况下都不可避免且不可根治的疾病做斗争。因此，为了使我们自己安心，我们不想面对衰老是一种疾病的事实，我们认为这是我们必须接受和认命的事情。

　　有些人可能认为你不应该说衰老是一种疾病从而给人以虚幻的希望，这意味着可以而且应该做些什么事情来应对。然而，一些研究人员认为，重要的就是把这种情感愿望丢在一边而承认衰老就是一种疾病——实际上这不会在科学讨论中起什么作用。这将是衰老研究中的一大进步，从而也会带动对衰老相关疾病的研究。从官方来说，衰老不是一种疾病，作为一名科学家或医药制造商，你也不能正式地开发相关药物或治疗方法来应对。对抗衰老的药物和治疗方法也不能被医疗保险所覆盖，因为衰老根本就不算是疾病。对于研究者来说，很难获得资助来进行有关应对或治疗那些被认为是自然和正常状况的研究。这就是为什么几十年来衰老相关研究的资金都严重不足，这实际上是一个不合理的情况，因为在西方大多数那些折磨人的疾病都是由衰老所导致的。这些就是衰老相关疾病，如心血管疾病、2 型糖尿病和阿尔茨海默病。通过研究衰老，实际上你同时也一起研究了所有相关疾病，因为它们都具有与衰老本身相同的根本原因。一些研究人员和公司试图摆脱这种困境，在一些特定的衰老相关疾病中测试它们靶向衰老的药物，如针对高血压或心脏病的交联破碎剂。简而言之，由于衰老不是一种官方认可的疾病，数十年来一直难以为其提供充足的研究资金。

还有一件无奈的事情就是，几十年来，衰老研究也一直是科学家们之间的一个禁忌。为什么要研究那些应对自然而生的东西呢？你最好还是把时间和金钱投入那些真正的疾病研究上。但是，即使你能找到一种能够治愈所有心脏病的医疗措施，平均寿命也只会增加 2.8 年，因为人们仍然会因其他与衰老相关的疾病而死亡[294]。即使你能够发现治疗心脏病的奇迹，你的患者还是可能在 2 年之后死于髋关节断裂或额颞叶痴呆症。这就是为什么最重要的是应该开展对衰老本身的研究。

此外，许多科学家认为衰老太复杂了，很难进行科学研究，更不用说找到解决衰老的办法了。这在 1990 年发生了改变，当时第一次研究显示受试动物的寿命可以通过简单的基因突变大大延长。从那以后，一切都开始快速发展。

感谢不再避讳衰老研究禁忌的先驱者和科学家们，使得衰老研究已经受到越来越多的关注并得到越来越多的资金支持，也可以公开声称我们正在寻找药物或治疗方法来延缓或逆转衰老过程。有些人在科学研究和思想引领的水平上都发挥了开创性的作用。科学家奥布雷·德格雷（Aubrey de Gray）甚至认为，能活 1000 岁的第一个人已经诞生了。2013 年，大型互联网公司谷歌的母公司 Alphabet 为了应对老龄化，与杰出的衰老研究人员和大型制药公司合作成立了一家名为 Calico 的新公司。《时代》杂志迅即刊登了以"谷歌可以解决死亡问题吗？"为题的封面文章。科研院所和诸多大学组织了各种学术会议，请著名的生物化学家、分子生物学家和医学专家来演讲有关衰老及延长寿命途径的问题。渐渐地，科学界已经越来越意识到，对抗衰老相关疾病也意味着对抗衰老本身，反过来也一样，对抗衰老的研究也促进了对抗衰老相关疾病的发展。越来越多的科学家预测，未来我们将在延缓生命和维持健康领域经历巨大的突破，甚至可能会逆转衰老。问题是，我们真的想要这一切吗？

概　　要

衰老可以认为是一种 100%致命、100%遗传、多因素、多系统的疾病，是进化疏忽的结果。

许多人不想将衰老视为一种疾病，因为它可能使老年人受辱，也因为这意味着衰老可以而且应该治愈。

然而，流行于西方世界的大多数疾病都是衰老的结果：心血管疾病、2 型糖尿病、阿尔茨海默病、帕金森病、黄斑变性、肌肉减少症（肌肉消失）、骨质疏松症和中风都是与衰老相关的疾病。

导致衰老的机制与诱发衰老相关疾病的机制是相同的。

延缓衰老过程也能大大降低衰老相关疾病的发病风险，因为它们本质上是相同的。

4.1　我们真的想活到那么老吗？

许多人可能会讨厌活到 120 岁。如果你问他们为什么，通常的答案是他们不想坐在轮椅上，或者是失禁、秃头、半盲、耳聋和秃齿，身边还得有一个护士给他们喂食一些易于吞咽的东西。那是人们衰老之后的典型形象。但是，如果你换个问法说，"如果你仍然能保持头脑灵光、体型优美和健康有活力，并且能够独立地完成你所有的日常活动，那么你希望活到 120岁吗？"答案可能就会更加积极。如果你问"在你 120 岁的时候，看起来还是像你 30 岁左右那样，拥有 30 岁时的身材、健康、活力水平，你愿意活到 120 岁吗？"那么答复会更加积极。正如我们所看到的，当交联破碎剂、抗衰老疫苗、端粒治疗剂、干细胞疗法或溶酶体酶，还有其他的疗法可以被使用时，上述最后一种情形可能并不像看上去那么不着边际。简而言之，同时失去体力和思想能力的老年人携手而行的观念，就是为什么大多数人根本不想活那么久的原因了。但是，如果能老而不衰、高龄而健康，人们就会有更积极的态度来迎接老年。

即使如此，很多人也并不想活到 100 岁以上。想到要在同一个岗位上连续工作几十年，或不得不与一个永远都像打了鸡血、处于兴奋状态的婆婆生活在一起，或者由于无聊难耐而不得不无数次地去同一个博物馆或咖啡店，这使得许多人觉得手上有这么大把的时间，他们会厌倦生活，变得越来越无聊。当然，这是非常可能的，但是还有其他一些人发现生活是如此美好迷人和具有挑战性，他们担心 80 岁可能还没有活够，他们还想阅读更多的书籍，学习各种东西，游览更多国家，认识各种各样的人，让自己的视野更开阔、思想更充实。此外，还有一些应对可能出现的无聊寂寞等问题的解决方案，如将来也许会有一种药物来治疗无聊，通过使你生产更多的多巴胺或内啡肽，让你总是充满精力、热情或快乐。新技术如虚拟现实等，可以确保你永不会无聊，让你沉浸在新的世界里而忘记时间的流逝。研究表明，那些几乎从来不会让我们感觉到负担的活动也是能使我们最感幸福的活动，如友谊、支持公益事业、运动锻炼或者与爱人亲热，而所有这些事情都不会产生任何成本（尽管只是通常情况下）。

有意思的是，年轻人尤其想要尽可能长时间地活着（当然是在身体健康的情况下），而老年人则常常说活得更长久并不是他们真正想要的。这可能是因为老年人经历了足够的人生。然而，他们这样想也可能有重要的生物学原因。老年大脑的工作方式与年轻大脑并不一样，年龄越大，脑内的神经递质就越少，如多巴胺和 5-羟色胺，你的大脑细胞相互交替激活。多巴胺尤其重要，因为它能确保生活中的乐趣和动力。70 岁的老年人比 25 岁的年轻人脑内产生的多巴胺要少很多，许多老年人对延长生命缺乏兴趣也就并不奇怪了。但这并不意味着他们缺乏生活的动力，相反，老年人对他们的生活常常非常满意。但老年人的大脑对老龄的思考有所不同，其中一个原因正是因为他们确实年龄大了。他们具有不同的神经递质比例，产生的神经多肽和神经激素也都比较少。这也可以解释为什么对于许多老年人来说，凡事都要适可而止，而年轻人则充满热情、激情和动力来改变或发现世界。但是，试想一个 80 岁的老人如果仍然有一个与 20 岁的孩子完全一样的灵敏、健康和年轻的大脑，那个人可能对生活仍然具有典型的年轻人的热情和动力。

有些人非常反对延长寿命和逆转衰老的研究。他们认为衰老和死亡应该保持原样，否则生活就会失去很多的魅力。终将到来的死亡和有限寿命使我们能够更加认真地生活，更加享受和珍惜我们每一个短暂时刻，因为它不会永远延续甚至会很快流逝。

真的就是这样的吗？我们需要时刻提醒自己，生命是有限的、我们应该及时行乐吗？这实际上是一种奇怪的推理方法，因为大多数人都不会天天想着衰老和死亡的事情而生活。大多数人生活得就好像他们是永生不朽的那样。他们必须这样，否则如果你知道你无论如何都会很快死去的话，那为什么你还会按时起床呢？总是想着自己的生命将会结束这样的事情，这是令人不能忍受的。这让我想起了一位患者，她因为不能忍受终将死亡的事实而被送进了一家精神病学机构。某天终会离开这个世界的想法对她来说简直无法忍受，所以她总是想自寻了断。幸运的是，大多数人都有一个认知防御机制来应对人类这种有限生命的命运——尽量不去想这些事情！他们总觉得前面还有无限的日子，即使他们只是一个围绕恒星运转不休的、凝集成行星地壳上的数万亿短暂的、凡人的生命形式之一，而这样的恒星在我们银河系中不少于 300 亿颗。用比利时小说家瓦尔特·范·布罗克（Walter van den Broeck）的话说，"我们知道我们必将死去，但每天早上我们依然迎接新的一天，就好像那并不是真的。无论我们做什么——对于谁将赢得奥斯卡金像奖或巴黎-鲁贝赛而兴奋不已——他们只是在想办法转换自己的注意力，以便不去思考这个可怕的结局——死亡。我们只要简单地集集邮或写写书，我们就可以把那个想法抛开。"

当然，我们会考虑死亡，也许一天会想很多次，但是我们能把这个想法及时抛开，以便集中思想去考虑当天的日程安排。我们需要这样做，否则这样一个沉重的负担就会消磨掉我们生活的动力和热情。只有当我们突然遇到了晚期疾病时，我们才意识到我们的存在竟然是如此短暂，死神正在敲响我们的房门。

生命短暂而死亡必临，这反而使我们的生活更加美好，对此另一个反对的观点是，当我们专注于某些事情而不是必死的命运的时候，我们才是最幸福的。研究幸福的科学家会使用"忘我流（Flow）"这个术语。这是指人们非常高兴或者真正享受自己的时刻，比如在看一部引人入胜的电影、读一本精彩有趣的书籍，或者当我们绘画、雕刻、写作或烹饪的时候，沉浸在我们忘记了自己存在的经历之中。我们蜿蜒穿行在无数个瞬间组成的流动之中，时间似乎已经不存在，这些都是一种体验，在快要结束的时候我们边看时钟边想，已经这么晚了吗？当我们忘记自我和时间，也因此忘记了属于我们自己的时光是如何慢慢流逝、我们自身的存在是多么有限的时候，我们常常是最幸福的。这与哲学家伯纳德·威廉姆斯（Bernard Williams）的话形成鲜明对比，他说："如果我们作为凡人而不再能够死亡，那么过着幸福生活还会有什么意义呢？"但是，我们最幸福的时刻通常是我们忘记了时间无限但生而有时的瞬间，完全生存于斯、生存于当下。

这些见解也驳斥了"死亡是必要的，以便能够规划我们自己的人生"的观念。对许多人来说，生活有一个固定的模式，通常看起来如下：童年，上学，找到伴侣，组建家庭，工作，退休，短暂地享受自我，然后驾鹤西去。没有这大约80年的有限生命的希望，我们将漫无目的地彷徨在我们的人生之路上，不知道我们的每一个生命阶段何时开始又何时结束。死亡可以作为引导我们生活方向的指路明灯，我们勇往直前，就像飞蛾扑向光明。然而，因为我们总想尽可能地忽视死亡，当我们不再意识到时间的时候，我们往往是最幸福的，这也意味着所有这些规划都是相对的。如果人们能够活到200岁，生活总还是会有更多的意义和美丽，尤其是因为使我们开心的时时刻刻将会是我们重要的经历。

人们需要有正常的生命周期和死亡才能幸福，这并不是正确的。即使是认为死亡赋予了生命意义的哲学家伯纳德·威廉姆斯也意识到，在他生命的终末阶段，他仍然会觉得很难接受病魔缠身，并即将死亡。他承认，"也许我更多地是想否认这个真相，而不是想要面对它。"也许我们需要停止说服自己，没有生命时限和凡人有终，我们的生活将是不太有价值的，只是认识到死亡和衰老就感到不那么愉快，但是我们必须尝试在我们的有限生命中给它留下一席之地。

除了无聊和死亡作为生命意义的来源之外，还有一个经常会听到的反对长寿的观点：人口过剩。如果每个人都长寿，那么这个世界将会变得比现在更加拥挤。当然，总的来说你也可以以此理由来反对接种疫苗、抗生素和保健服务——通过这些干预措施使人们活得更加长寿，而这又加重了人口过剩。不过，大多数人都不会拒绝医生和抗生素的。

我们确实面临着人口问题。然而，这个问题或许不是人口过剩而是人口不足，因为人们生的孩子人数减少了。在我们这个物种发展的历史上的任何时候，都没有出现过这么低的出生率。其结果就是人口将会缩减，事实上在大多数工业化国家人口缩减已经发生了。在那些国家和地区，出生率大约为2。平均而言，一名西方女性会生下2个孩子，而这个数量太少，不足以维持人口总数——因为并不是所有这些孩子都会有下一代的孩子。在亚洲各国，出生率甚至低于欧洲。例如，新加坡的女性平均一生中只生一个孩子。新加坡当局希望为提高出生率而采取一切措施，他们甚至补贴每一个出生的宝宝。当局给予每名初生儿童的父母的出生奖励是 12 000 美金，而从第三个孩子开始奖励 20 000 美元。不过，这些奖励起到的作用并不大。

即使在发展中国家，随着人们的生活越来越富裕和接受过良好教育（教育是减少家庭人口最强有力的措施之一），出生的儿童数目也越来越少。发展中国家的平均出生率徘徊在 4 左右，这远远低于每个妇女都会生十个八个孩子的陈旧意识。全世界的平均出生率（包括发达国家和发展中国家）是每个女性 2.36 个孩子，非常接近 2.1，后者是维持人口总数所需的基本数量。非洲是唯一一个在未来几十年人口可能大幅度增长的大陆，但是从这个大陆一旦变得足够富裕繁荣的时候起，其出生率也将会大幅度下降。这在伊朗和巴西这样的国家已经发生了。

全球的人口出生率下降已经持续了几十年。这是因为富裕的增加（你年老的时候不需要再单纯依靠你的子女来照顾你）、废除童工（过去孩子们都在农场或工厂里帮忙劳动，那么你家孩子越多，帮手也就越多）、教育、计划生育，而且还有女性也会接受更长时间的教育并且需要工作的事实，这使她们的生育年龄越来越往后延，生养的孩子数量也越来越少。这些都是很好的发展和进步，但结果就是，与过去相比，人们养育的孩子数量在大大减少。

因此，我们正在走向人口革命。据估计，到 2300 年，欧洲人数将从4.55 亿下降到 5900 万；在俄罗斯或意大利等国家，人口将下降 10 倍。一些科学家认为，这种人口不足对人类灭绝的威胁比陨石袭击或超级火山爆发更大。也许这也是尼安德特人灭绝的原因，他们是另外一种曾经生活在地球上的类人种。尼安德特人也是一个有智慧的人种，他们有他们自己的语言，能够创造音乐和制作珠宝。然而，这些人在 3 万年前就已经灭绝了，可能就是因为他们根本没有生养足够多的孩子，结果他们就慢慢地但确实无疑地消失无踪并彻底被遗忘了。

在短期内，也就是说，在未来的百年里，世界人口将会继续增加。然而，从长远来看，从 300 年甚至更长的时间来看，我们不应该担心人口爆炸，而应该担心人口内裂。延长人类寿命可以减缓这场巨大的人口内裂。长寿可能会自动导致人口过剩的论点是不堪一击的，因为我们还必须要考虑到出生率的下降。当然，如果每个人都能活 1000 年以上，长此以往这可能会导致人口过剩。然而，即使每个人都会突然变得长生不老，人口的增长仍将会非常缓慢，也不会出现人口爆炸[295]。我们的社会有足够的时间找到解决方案。通过更好地控制出生和死亡以保持人口的平衡，完全可以避免人口过剩的出现。我们也可以通过新的发展来补偿可能出现的人口过剩，如更好的农业和粮食生产方法、更多的再循环，以及其他环境可持续发展技术等。

简而言之，人口过剩并不像人们想象的那样是非常严重的问题。寿命的延长可以为人口出生率的下降提供一个解决方案，管理出生率是防止或减缓人口过剩的重要工具。而一个潜在的、更棘手的问题是，长寿的人也可以长时间保持活力。像残暴的独裁者、腐败的部长、保守的教授或无能的董事那样的人不愿意让位于有现代的、新鲜的和进步思想的年轻人。这当然是一种可能性。著名的物理学家马克斯·普朗克（Max Planck）已经指出，科学的进步就是通过长江后浪推前浪来推动的。如果希特勒或斯大林可以持续统治几个世纪的话，那么没有人会愿意；但你可以看看硬币的另一面，诸如莫扎特或爱因斯坦这样的天才也会继续以他们的智慧和创造力在很长时间之内为我们展现更多的惊喜和奇迹。

对于残酷的独裁者、腐败的部长或不称职的 CEO 们来说，我们可以想到解决这个问题的办法，例如，限制高层人士在岗的时间。对许多国家的总统来说已经是这样，他们最多只能出任两个任期。他们必须为其他人让路。也可以在大学、公司或其他机构建立类似的政策。大学教授或者 CEO 不能无限期地保持自己的职位，在一定的时间，他们必须得腾出空间，无论他们是老朽无能了，或者看起来仍然像一个 30 岁的年轻人。关于独裁者永远不会自愿下台的担心，既成事实就是这样的。有些独裁者把控权力的时间已经远远超过了合理的范围。大多数时候，他们会被武力清除掉，大大早于他们因衰老而死亡之前。这可能需要时间，但善良终将获胜，无论是借助燃烧弹还是讽刺漫画。

我们已经讨论了延长寿命的一些利弊。有些人不愿意活得更久——这是他们自己决定的。有些人则反对延长寿命，因为无聊，因为死亡赋予了生命意义，或因为人口过剩等。但是正如我们所看到的，这些末日情景并不像他们可能看到的那样不证自明，对于许多问题，也都有解决的方案。

概　　要

许多人即使身体健康也不想活那么久，往往会带来诸如无聊、生命目的丧失、智力停滞或人口过剩等争论。

很多这些问题都可以找到解决的方案。

如果看得足够长远的话，未来（300 年或更长）的人口预测显示，并不是人口过剩而是人口不足才是潜在的真实情形，甚至最终可能意味着人类的灭绝。

4.2　一个新社会

通常我们认识得还不够清楚，其实人类面临有一个巨大的问题。在我们人类存在的这二十多万年的时间里，我们能够创造出一个以前从未曾有过的、如此富裕和安全的文明。这使得几乎每个人都能够活着直到寿终正寝。过去老年人在自然界并不存在，数十万年来，我们绝大多数的祖先因各种外在原因而死亡，他们被野兽吃掉，或者感染患病，或者因为没有电话、没有医院或超市而在广袤的旷野或森林之中迷路走失。大自然从来都不曾预见人类可以建立起这样一个成功的文明，使我们大多数的人都可以寿终正寝。这也就是为什么我们现在面临越来越多的衰老相关疾病流行的原因，诸如老年痴呆症、心脏病、糖尿病和中风等，所有这些疾病都可能持续数十年，从而降低生活质量，消耗数百万元的医疗费用。对此一方面我们感到遗憾，另一方面令我们感到高兴的是，得益于我们富裕的文明，我们可以活到那么老，老到老年痴呆症或心脏病发作的年龄。各国政府并不高兴——卫生保健费用的 66%用在了与衰老有关的疾病上，而且这些费用还将会继续上升，并且总是超出预算之外。

无论我们喜欢还是不喜欢，人类的寿命还将持续增长。不仅因为持续发展的繁荣、更好的医疗条件，以及我们前面讨论过的各种新技术，也还有进化的原因——每一个增加寿命的自发突变现在都可以存活下来，因为人们的寿命更长了。现在寿命增加的速率已达每天 6 小时，这就意味着每周你会获得一个额外的周末。这种进化已经持续了一段时间。一个多世纪里，人类的寿命已经翻了一番。在 1900 年，人们的预期寿命约为 40 岁，而现在是 80 岁！短短一个世纪，人们活到 65 岁的机会就增加了 2 倍，从 30%达到了 90%。百岁老人的数量正在增多。一个 1932 年出生的人有 4%的机会活到 100 岁，而 2011 年出生的孩子则有 30%的概率能活到 100 岁。因此，2011 年出生的婴儿比其曾祖父成为百岁老人的概率高了 7 倍。能够活到 135 岁的第一批孩子已经诞生了。

我们正在走向一个人们变得越来越长寿的世界，我们的社会也会因此需要大幅度的变革。第一件要面对的事情就是退休年龄。随着人们年龄的增长，退休人数将会增加。1970 年，平均 13 个工作着的人对应 1 位退休人员（65 岁或以上），而到了 2030 年，在许多发达国家，1 位退休人员将只有 2 个工作着的人来对应。

两个工作的人必须支撑一个退休人员，很显然这是无法负担的。人们不可避免地会延迟退休。在许多国家，退休年龄是 65 岁。然而，这是 100 年前的陈规旧律。在最近的这 100 年中，人类的平均寿命大幅增加，活到 65 岁的机会增加了 2 倍，而退休年龄还保持不变。

过去，退休年龄不仅与寿命有非常密切的关联，而且人们对退休的看法也不同。20 世纪初，许多工人不愿意退休，因为退休就意味着他们不再有用，他们不得不自己去寻找一些东西来充实他们的一天。另一方面，对于工人退休，工厂老板会很喜欢，因为工业化的推进，使工作也变得越来越复杂和越来越快。对于视力下降或手颤臂摇的老年工人来说，运转复杂的机器会变得非常困难，而且工作速度也不能像年轻人那样迅捷。因此，老板们都很高兴让老年工人退休。现在呢，已经是另一回事儿了：工人们期待着退休，但是雇主们并不喜欢看到有经验的员工早退休，只要他们身体和精神都还健康和有能力的话。

所以无论我们喜欢与否，我们都不得不把工作年限推得越来越长。也许这对我们的健康实际上并没有那么不好。研究表明，退休对健康并不那么有利，无论身体上或精神上都不那么有益健康。人们是非常社会化的生物，当他们有明确目标并且归属于某一个群体时，其功能状态最佳。做一份工作让你有归属感（属于某一个部门、你的同事、公司或一个企业集团），它使你感到自己是有用的，它让你能规律地过好每一天。此外，你不断与人交往，这是我们的大脑认知所需要的，同时也能使我们的脑力保持健康和敏捷。人们经常低估退休的长期后果：当你突然间不属于任何地方、不再有任何职责或任务时，你必须依靠自己（也许还有你的伴侣）来充实你的每一天。头几个月可能没有问题，但几年后呢？甚至几十年后呢？

一段时间以来，医生们都已经知道超过退休年龄而仍然在继续工作的患者的健康状况要好很多。问题是，人们是因为继续工作才能保持健康呢，还是因为他们比较健康才能继续工作呢？然而研究表明，退休可能会破坏人的健康。跟踪 1000 名老年人的大型研究表明，70 岁以后仍在工作的人活到 82 岁的机会比 70 岁以后不再工作的人高了 2.5 倍（考虑到研究开始时参与者的健康状况）[296]。根据另一项有 5000 多名老年人参与的研究结果显示，与继续工作的人相比，退休者的心脏病发作或中风的风险增加了 40%[297]。有超过 40 万名参与者的另一项研究发现，一个人继续工作的每一年，其痴呆症的发病风险都会下降 3.2%（相比较研究开始时大脑的健康状况）[298]。研究人员得出结论认为，老年人与退休年龄相关的痴呆发病风险显著降低的强有力的证据，符合"用进废退"的假说。"一项工作会让你更多地使用你的大脑、对其进行训练并维持其活力，从而减少阿尔茨海默病的发病风险。继续工作的人在心理上和身体上都更加健康"。2017 年 3 月，《纽约时报》上的一篇头条文章将其总结如下："为了健康的退休生活，请继续工作吧"。

尽管如此，还是有很多人是真的想退休。有些人不喜欢他们的工作，有些人觉得他们的工作时间已经够长了，还有另外一些人则从事了令人精神或身体上疲惫不堪的工作。但退休是唯一的解决方案吗？ 也许人们不一定非要停止工作，但他们可以换个不同的工作，或者他们可以找到另一份工作，比如更好的、没那么累的、非全职工作，或做志愿工作，使他们仍然能够感到生活充实，这对身体和灵魂都是健康有益的。

基于这样的认识，退休方案需要变得更加灵活：允许人们自己选择什么时候退休，或允许人们暂时退休（例如，你可以 65 岁退休，10 年后 75 岁时又决定愿意返回劳动岗位从事兼职工作）。另一种可能性是完全废除退休制度，给予 18 岁以上的每个人以基本的收入，不管你是否在工作，这都可以是你获得的收入，或者是随着你通过工作赚取更多而减少的基本金额。给予所有人一个基本的收入，国家不再需要支付退休金、失业、疾病、残疾或公务员的工资。

除了使养老金计划更加灵活以外，还可以鼓励老年人重新培训、学习新技能，以便退休后可以做一些完全不同的事情，比如原来的公务员可以成为导游、图书管理员、翻译人员或销售人员。许多老年人已经在这样做，特别是在美国，因为不能保证有全额养老金。一个例子是牛顿·默里，一个 99 岁的美国人，仍在继续工作。每天，他需要 3 个小时才能到达他停车场服务生的工作岗位。这份工作的收入并不多，但他不想听到有关定期退休的谈话："我真的不能宅在家里呆坐在沙发上。我还可以做些什么呢？整天看电视吗？"他做过较长时间的维修工，他的雇主并不介意他年龄大，因为他总是很准时，而且因为年龄大而受到年轻员工的尊重。另一个例子是特德·迪努齐奥（Ted Di Nunzio），他现在 100 岁。他在一家购物中心里的时尚服装店工作，穿着一件漂亮的西装恭迎客户。他曾经是一个屠夫，但是他很喜欢他的新工作，所以他把这家商店叫做他的第二个家。还有萨拉·达彭（Sara Dappen），是一位在快餐店工作的 92 岁的活泼女士，在那里她不时清理餐桌、炸汉堡包、与顾客交谈。她在那里工作了 5 年。当她 87 岁时，她决定从事一份兼职工作，她说，因为这比总是在街头散步或者只是呆坐不动要好很多。坐着发呆也不是洛伦·韦茨（Loren Wades）想要的享受，他 101 岁，在一家超市工作，平均每天要走 3 英里，不停地转来转去整理物品和为客户服务。

有一份工作让这些人能有一些事情可以做，有一个例行工作、有一个目标，让人满意并且还能有一些社交的接触，这对身体和智力都是非常健康的。我们的大脑喜欢目标和社交接触。在一项研究中，所有早期认知衰退（常常是老年痴呆症的前兆）的老年人参加了一个志愿者计划，时间是 6 个月，每周 15 小时，他们帮助教师来给一年级学生上阅读课。6 个月后，参加实验的志愿者在认知测试方面得分明显好转，脑部扫描也显示他们的额叶皮质明显增加[299]。保持一定程度的忙碌有益于你的大脑。

在未来，退休会有不同的意思。养老金和工作都将变得更加灵活。有些人退休后可以继续全职或者兼职工作，他们还可以从事一些不同的某类工作。一些科学家提倡适当给老年人一些药物和膳食补充剂，以便他们可以保持更多年的身体健康、智力敏锐和生育力。如果将来生命周期大幅增加——因为新技术或许能让人们健康活到 200 岁——退休生涯也将会发生巨大变化。也许人们会在一生中退休数次。例如，经过 30 年的工作，人们退休了 10 年，经过几年培训后，然后又在一个完全不同的岗位上工作了好几年，之后又退休了一段时间，如此以往。

我们已经在向这样一个世界迈进，在我们整个生涯中，教育和退休不再是我们生活的开始和结束的里程碑，而是编织进了我们的生活之中。由于知识的增长如此之迅速，人们需要持续不断的学习、学习、再学习，因为你 20 年前学到的东西可能已经过时了。人们应该能够随时去上学听课，与休假或微型退休交替进行，可以在各种工作、项目和培训课程之间穿插休假。

概　　要

由于自然（进化）机制，以及医学、技术和社会科学的突破，人们的平均寿命将会继续增长。

从生物学角度来看，我们的物种并没有什么终极年龄限制。

我们的寿命将会越来越长的事实将带来重大的社会和经济变化。

最健康的退休方式是继续工作（全职、兼职或志愿工作）。

如果说有什么亿万富豪们不喜欢的事情的话，那就是死亡的必然性。对他们来说，宇宙中最宝贵的东西不是金钱、红色的钻石，或者一片白矮星，而是时间！这就是为什么像克雷格·文特尔（Craig Venter）和谷歌（Google）的创始人这样的亿万富豪会采取各种举措来延年益寿，他们创立多家公司和研究所，其目标就是延长人类的寿命。文特尔是最早绘制人类基因组（就是我们全部的 DNA）图谱的先驱者之一，已经创立了一家叫"人长寿"的公司（Human Longevity Inc.），利用超级计算机来寻找在衰老过程中发挥作用的 DNA。谷歌的创始人已经任命了神经生物学家和投资者比尔·马里斯（Bill Maris）为谷歌风险投资（Google Ventures）的首席执行官，每年为参与该项研究的公司和研究机构投资数亿美元，以解决老龄化问题。2015 年，比尔·马里斯说："如果你今天问我是否能够活到 500 岁，答案是肯定的。"谷歌还与 AbbVie（一家大型制药公司）签订了价值 15 亿美元的合同，其合作的目标就是开发相关药物和技术来延缓衰老。同时，脸谱（Facebook）的创始人马克·扎克伯格和中国互联网企业家马云携手几位亿万富豪设立了"生命科学突破奖"。该奖每年颁发给那些在延长人类寿命方面有所发现的顶尖科学家，奖金是 300 万美元，是诺贝尔奖奖金的3 倍。这些年轻的企业家们已经通过谷歌、脸谱和安卓（Android）智能手机等大大改变了我们的生活，现在又想改变我们的身体和我们的寿命。

有些人会辩解说，渴望长寿和永生的欲望并不是什么新鲜事。过去，法老和皇帝们建造金字塔和陵墓希冀获得永生；今天，亿万富豪投资数亿美元给研究老龄化的公司机构。不过现在有一个明确的区别：在人类近 20万年的历史上，我们第一次发现了 DNA 和蛋白质，分子生物学得到了发展，现在我们知道生命是怎样的、如何运作的，生命和衰老不再是一个很大的谜。此外，我们已经得到了令人惊讶的结论，即延长寿命或逆转衰老过程并不像我们以前想象得那么困难。实际上，这也不应该让我们感到惊讶，因为远在我们之前，大自然就创造过许许多多基本不衰老或根本不衰老的生物，这项工作甚至很快就可能完成，就像迁移到某个没有捕食者生存的岛屿上的负鼠的情况那样，从那以后它们衰老就变得非常缓慢了。

人类已经经历了一些重大的变化：我们从游牧狩猎-采集者转变为定居的农民，最终成为城市居民——现在世界上一半以上的人口居住在城市。不仅我们的生存方式发生了巨大变化，我们的死亡方式也同样发生了改变。过去，大多数人都会死于传染性疾病。儿童、青少年，甚至年富力强的成年人都可能会死于肺结核、霍乱、鼠疫、肺炎、胃肠炎、脊髓灰质炎、白喉或天花等。即使到了 20 世纪，殡仪馆还在为儿童和婴儿大量提供小型棺材。幸运的是，今天已经很少见到这种情况了，现在去世的主要是老人，不是因为感染性疾病，而是由于心血管疾病、痴呆症和癌症。

然而，新的变化已然出现在地平线上。人们会活得越来越长，他们将会活到他们的祖先做梦都不会想到的长寿。这不仅是新的、人为的突破，而且是因为大自然的进化机制让人们活得更久。未来，家庭团聚会非常庞大：儿童、父母、祖父母、曾祖父母和玄祖父母将同时坐在一个长长的餐桌上。老年人看起来都会比他们的实际年龄年轻得多。一些科学家预言，不断出现的新技术将使 90 岁的人看起来像 30 岁。重要的是我们必须为迎接这样一个世界做好准备，并为此做好规划。我们的退休制度将会改变，还有我们的工作方法、生活方式及饮食习惯。人们将会对自己的健康、退休和看护负责。

对于许多人来说，最重要的不是活得尽可能长久，而是要尽可能长时间地保持年轻、强壮和健康。正如我们所看到的，健康的生活方式在其中起着重要的作用。健康的生活方式能降低超重的风险，这并不是巧合，因为衰老和超重其实就是同一个硬币的两面。对于那些想要长寿的人来说，健康的生活方式是实现这一目标的最佳途径。他们甚至可以从 LEV（长寿逃脱速率）中受益，以获得更长的寿命。每一次受益，他们都会活得足够长久以从下一个最新的延寿技术中再次受益。用谷歌投资的"独角侠"比尔·马里斯的话来说，"我就是希望活得足够长久到不死"。

人类已经经历了数次重大的革命，每次都大大地改变了我们的生活方式。大约 1 万年前，农业革命带领我们从狩猎野生动物和寻找、采集浆果的游牧生存状态定居在了农场。在 18 世纪，第一次工业革命迎来了第一台高效蒸汽机的出现，它用发动机的功率取代了人体肌肉的力量。之后不久的 19 世纪，电力的发明和普及紧随其后，为工业化大批量生产货物铺平了道路，其中包括从钉子和鞋子到打字机和汽车（第二次工业革命）。1960年左右，第三次工业革命以计算机芯片、个人计算机和互联网的形式将我们带入了电子时代，这再次改变了我们的社会。

有人认为我们现在正处于第四次工业革命的初始时期。这场革命有两个支柱：智能机器的出现和生物技术的进步。智能机器的出现包括人工智能（AI）在内，人工智能可以自我学习、具有创造性、能找到解决复杂问题的方法，并能够发现新见解。因此，它绝不只是简单守旧的、更快的计算能力。不，AI 是完全不同的。其工作方式类似于人类的大脑，它是由数字神经细胞组成的，其形成神经网络，可以学习、理解新的模式和建立新联系，并得出自主的结论，就像人类一样。这些程序已经能够写出原创故事和诗歌，发明新型材料，并且谱写出了一般老百姓不能区别其是否人类作曲家作品的动听的音乐。

人工智能将在健康保健和医药的未来中发挥更重要的作用。AI 将帮助医生进行诊断、分析医疗记录和解析医学影像，这将有助于研究人员开发新的药物和治疗方法。这也带给我们第四次工业革命的第二个支柱——生物技术。未来几十年，这一领域将会发生巨大的革命——可能颠覆医学和保健的新的突破。首先就是，在人类历史的长河中，医师将第一次开始能够真正治愈许多疾病。目前，大多数疾病无法治愈。心脏病发作或中风发病的后果目前不能扭转，死亡的心脏或脑组织也无法恢复。我们几乎无法治愈数以千计的现有的遗传性疾病，我们也不能通过重编程基因来消除这些疾病。对于大多数神经障碍如多发性硬化症（MS）或 ALS（肌萎缩性脊髓侧索硬化症）也同样如此，还有炎性疾病如克罗恩病、溃疡性结肠炎、类风湿关节炎和狼疮，肺部疾病如肺气肿，以及许多侵袭性癌症。我们甚至不能治愈普通的感冒。药物主要是缓解症状，但不能解决导致疾病的病因。

这些状况终将会改变。在不久的将来，医生将首次通过我们在本书中论及或未论及的各种新技术、新方法治愈许多上述的疾病，如 CRISPR 蛋白、干细胞疗法、线粒体 DNA 修复技术、来自血液的某些返老还童物质等。追踪医学文献的人都可以感觉到，我们现在正处于一个转折点，我们看到一篇又一篇论文以前所未有的速度涌现，报道一些在几十年前被认为是不可能的事情：研究人员可以大大减少中风的后遗症，失明者重新获得了部分视力，从胚胎中消除遗传性疾病，可以重编程的干细胞，过去通常会夭折但得益于近几年出现的癌症治疗方法而至今仍健在的孩子，等等。第四次革命正在蒸蒸日上，其大部分成果都源于这场革命的两大支柱之间的跨界杂交——人工智能和生物技术。

Calico 公司是谷歌公司的姐妹公司，其目标旨在减缓衰老过程，最近聘请了一位专门从事人工智能的著名的计算机科学家达芙妮·科勒（Daphne Koller）。Calico 希望通过人工智能来寻找延长人类寿命的方法。一个计算机公司冒着风险闯到生物技术和生物科学领域，这个意义是非常深远的。生命正在数字化——人类基因组（我们细胞中的所有 DNA）需要功能强大的计算机进行图谱绘制和存储。新技术可以重新编码生命，如 CRISPR 蛋白技术，其可以重写 DNA 序列，就像编写计算机程序那样。人工智能能够分析我们的健康和身体状况，因为人体这个有机体过于复杂，人类大脑无法完全理解、评估和监测。

人工智能和新的生物技术不仅可用于治疗疾病，还可用于延缓衰老过程。毕竟，衰老是造成与衰老相关的所有疾病的根本原因，从心血管疾病到阿尔茨海默病再到眼睛疾病和骨质疏松症。因此，解决衰老本身的问题将彻底改变我们的健康，因为通过着重解决这些疾病背后的根本原因，衰老及这些衰老相关疾病将会更好地得以一并解决。这种做法会大大改变医学、卫生保健和我们的整个社会。

然而，我们不一定人人都需要超级计算机、AI、DNA 扫描仪和第四次工业革命的其他尖端技术来研究或减缓衰老。一支笔或一只狗也是有所裨益的。人们可以通过提交血液样本并填写关于他们的饮食习惯和生活习惯的问卷调查来参与老龄化研究，这将有助于科学家探索为什么一个人比另一个人寿命更长。养狗的人也可以参与到犬类老龄化研究项目中（www.dogagingproject.com），在这个项目中狗会给予雷帕霉素，这种药物在各种研究中都延长了受试动物的寿命，人类的类似研究项目也已经启动。最近 TAME（targeting aging with metformin，二甲双胍靶向衰老）研究获得了批准。这项课题将研究一种被用于治疗 2 型糖尿病的药物（即二甲双胍）是否也可以延缓衰老。这是专门设计用于受试药物能否延缓衰老的第一项研究。既往的研究，其目的仅在于检测针对某种特定疾病的药物，而不是整体衰老。越来越多的项目、课题和公司都正在研究人们如何能够活得更长、活得更健康，而这项研究就是一个典范。

我们正处于第四次工业革命的黎明时期，这将使人们第一次能够活得更长久、更健康。正像以前的农业和工业革命一样，第四次革命将引发我们社会的巨变。但这场革命本质上与之前的又是完全不同的，这将是第一次不仅会改变我们的社会，而且会同时改变我们身体和大脑的革命。为此做好准备是非常重要的。更重要的是，我们要以负责任的方式运用我们的新知识和新见解来实现这样一个社会：每个人都能充分享受生命和健康的全部内涵，每个人都能够实现自己许许多多的愿望，而不是疾病缠身、陷于痛苦之中而只能有一个愿望——我什么时候才能康复。

王 钊

2017 年 10 月

初译稿完成于美国波士顿牛顿镇

2018 年 9 月

校译稿完成于西班牙马德里太阳门广场

2019 年元旦

再校稿完成于北京清华园

什么是蛋白质？

此信息适用于想对蛋白质了解更多的读者。但首先，我们需要解释什么是原子和分子。我们所有的食物都是由这些材料组成的。

我们周围的一切都是由原子组成的：一块铁由铁原子组成；金戒指由金原子组成；树木是由碳、氢和氧等原子组合而成的；钻石是由非常紧密地结合在一起的碳原子组成的，这使钻石变得如此之坚硬；铅笔中的石墨芯是由与构成钻石完全相同的碳原子组成的，但是石墨中的碳不是很强硬，因为它是以不同于钻石中的方式结合在一起的，因此石墨很容易破碎而钻石是自然界中发现的最坚硬的材料；更复杂的事物如生物体，则是由多种原子的组合而构成，其中包括氢、氧和碳原子。

总共有 92 种原子类型，包括氢、碳、氮、铁和金原子（除了在核反应堆中短暂存在的一些非常罕见的原子）。所有这些原子根据其重量进行排序。最轻的是氢（原子编号 1），最重的是铀（原子编号 92）。每个原子都有一个缩写名称：H 是氢原子，C 是碳原子，O 是氧原子，N 是氮原子，等等。原子有与其他原子结合的倾向。当两个或多个原子结合在一起时，我们称之为分子。最简单的分子是二氢（H_2）——两个键合在一起的氢原子。水是由水分子构成的，后者是由两个氢原子和一个氧原子（H_2O）组成的。那些水分子也喜欢松散地黏在一起，如果你把数千万亿的水分子（H_2O）放在一起，你会得到一个稍微有点儿黏稠的分子集聚，我们称之为一滴水。

像世界上其他一切物体一样，蛋白质也都是由原子组成的。蛋白质可以由数百或数十万个原子组成。这些原子自身排列成某种形状，以确定蛋白质的功能和名称。一些蛋白质的形状像一个中空圆柱体，垂直于细胞壁。这些蛋白质作为一种进出通道，允许某些物质进出细胞。其他一些蛋白质的形状像球一样，如果我们把这个球切成两半，我们会看到它的中间是空的。这是因为这种类型的蛋白质（称为铁蛋白）是用来存储铁原子的。就像苹果储存在篮子里，铁原子被储存在这个球形蛋白质中。当你进行血液化验以检查你的血液中是否含有足够的铁时，我们就会检测你的血液中这种类型的蛋白质的浓度。

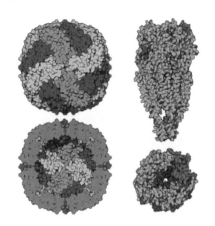

两种类型的蛋白质：圆筒形蛋白质和球形蛋白质。每个小球都代表一个原子。
（来源：**David S. Goodsell，the Scripps Research Institute**）。

更具体地说，蛋白质是由氨基酸组成的。这些都是始终根据某种特定模式而构建的原子团。氨基酸的骨架总是具有相同的雏形，不同的原子团可以将其自身附着在骨架上以形成不同的氨基酸。身体中有 20 种氨基酸（以构成蛋白质），每种氨基酸都有自己特定的原子团。

$$H - H^+ - C - C \Big\langle {O \atop O^-}$$

所有氨基酸的基本结构。H 表示氢原子；C 表示碳原子；O 表示氧原子；N 表示氮原子。R 是官能团——这可以是 20 种类型的小原子团中的任何一个，据其来确定氨基酸的名称。

氨基酸可以形成一个长链，像项链上的珍珠。每一个这样的长链就是一个蛋白质。字符链上的氨基酸序列决定了蛋白质的类型。一种蛋白质可以以甘氨酸-精氨酸-色氨酸……开始，而另一种蛋白质则以色氨酸-色氨酸-精氨酸……开始，如此等等，有许多不同的组合。20 种氨基酸在我们体内形成约 10 万种不同类型的蛋白质。一些蛋白质仅由几十个氨基酸组成，例如，胰岛素就是一个由 51 个氨基酸组成的链。还有其他一些蛋白质则是巨大型的，例如，肌联蛋白（titin）就是一种由 3 万个氨基酸组成的重要的肌肉蛋白质。

什么是碳水化合物？

像蛋白质一样，碳水化合物也是由原子组成的。碳水化合物就是糖。葡萄糖是最简单的碳水化合物之一。它既可以独立存在，也可以作为形成碳水化合物（长链糖）的基本单位。葡萄糖本身是由 6 个原子组成的六边形分子，附有几个松散的原子。

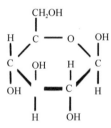

葡萄糖。C 表示碳原子；O 表示氧原子；H 表示氢原子。

食用方糖可以由数十亿到数万亿个独立的葡萄糖单位组成。果糖像葡萄糖一样也是一个基本单位，但不同的是它是由 5 个原子组成的一个五角形分子，周边也附着有几个松散的原子。

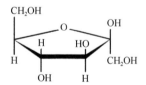

果糖。C 表示碳原子，O 表示氧原子，H 表示氢原子。

以与多个氨基酸结合在一起串成长链形成蛋白质相类似的方式，单糖如葡萄糖和果糖也可以结合在一起形成糖链。当一个葡萄糖分子和一个果糖分子结合在一起时，它们就形成了蔗糖。蔗糖就是我们经常在咖啡和茶中使用的糖块儿的科学名称。

蔗糖（白糖）是由一个葡萄糖分子和一个果糖分子结合在一起组成的。

碳水化合物可以由更长的链组成。例如，淀粉是由数千个葡萄糖分子串联在一起组成的，在面包、土豆、大米或意大利面中发现的淀粉就都是由葡萄糖构成的。

淀粉是由数千个葡萄糖分子组成的，它们串联在一起形成长链。这就是为什么淀粉也被称为长链碳水化合物（注：在每个链条交叉的角落，总有一个碳原子 C，按照标准的科学表示法，其不包括在图中）。

三磷酸腺苷（ATP）：维持所有体内东西运行的生命分子。ATP 分子通过黏附在蛋白质上与蛋白质进行反应，导致这些蛋白质结构改变，从而执行某些特定的功能。例如，一个 ATP 分子可以附着在细胞壁的一个通道蛋白上，然后打开它，以使某些分子能够进出细胞。

阿尔茨海默病：见"痴呆"。

氨基酸：氨基酸是构建蛋白质的组成部件。一个氨基酸是由大约 10 个有相同基本骨架结构的原子组成的小分子再加上一些特定的原子构成的，后者决定氨基酸的类型。人体中有大约 20 种氨基酸，它们结合在一起形成链状结构的蛋白质。一种蛋白质由数十个或数千个氨基酸组成。

抗氧化剂：一种能够迅速与自由基反应并将其中和的物质。见"自由基"。

动脉粥样硬化：动脉阻塞，尤其是心脏和大脑中的动脉阻塞。当心脏中一条动脉完全阻塞时，一部分心脏就会因缺氧而死亡，在医学中这就是心脏病发作。当大脑中一条动脉完全阻塞时，就会发生中风。

原子：所有物质的基本构建成分。一个原子由一个原子核和围绕着核心的电子组成。它的核心是质子和中子。核中的质子数决定了原子的名称。氢只有 1 个质子，铁有 26 个，铀有 92 个。

ATP：见"三磷酸腺苷"（ATP）。

细菌：一种既没有细胞核也没有线粒体的单细胞生物。

碱基或碱基分子：包括鸟嘌呤（G）、胞嘧啶（C）、腺嘌呤（A）或胸腺嘧啶（T）。每个碱基由大约 15 个碳、氮、氢和氧原子组成。两个碱基形成一

---

① 原文是按英文字条的字母顺序排列的。

个 DNA 阶梯的横档。

十亿：1000 个百万（1 000 000 000）。

大脑细胞：见"神经元"。

卡路里（cal）：能量的计量单位。卡路里为我们的身体提供保持正常运转的能量。我们摄入食物的一部分会转化为卡路里。卡路里可以代表 ATP 或热量。1 卡路里定义为加热 1 升的水升高 1 摄氏度所需要的能量。一个人每天要消耗大约 2200 卡路里。也有一些国家 1 个卡路里意味着 1000 卡路里，在这种情况下，一个人每天需要大约 2200 千卡的热量。参见"三磷酸腺苷（ATP）"。

癌症：见"突变"。

碳水化合物：一种碳水化合物可能由一种糖分子（如葡萄糖）或两种糖分子（如砂糖，或由葡萄糖和果糖组成的蔗糖），或成千上万的糖分子（如淀粉，由成千上万的葡萄糖分子组成）所组成。参见"葡萄糖"。

心血管疾病：经常指的是血管堵塞或硬化。当心脏上的血管突然被完全阻塞，这就是心脏病突发。当大脑中一条动脉完全阻塞或破裂，就会发生中风。见："心脏病和中风"。

细胞：细胞就像是个微小的水袋，里面装有核（含有 DNA）、许多线粒体、数以百万计的蛋白质和许多其他成分。我们的身体是由细胞组成的，每一种细胞都有特定的形态和功能，如胃细胞、肝细胞、眼细胞等。细胞的平均直径是 1 毫米的 1/50。第一个史前原始细胞可能含有一些线粒体，但还没有细胞核（后来才出现）。

细胞液：也叫细胞质，是指细胞核外、细胞内的区域。在我们的细胞中，细胞液由水组成，其中蛋白质、线粒体和其他一些细胞部件漂浮在周围。

细胞核：我们的细胞内都有一个包含 DNA 的核。见"DNA（脱氧核糖核酸）"。

细胞骨架：也称为 cytoskeleton。它是由蛋白质组成的长而相互连接的管道。像 ATP 这样的小分子（见"三磷酸腺苷（ATP）"）附着在细胞骨架上，导致它改变其结构，从而改变整个细胞。这使得细胞有可能变成可移动的、可附着在其他细胞上或能够捕获细菌。见"三磷酸腺苷（ATP）"。

细胞壁：细胞壁通常称为细胞膜，主要由脂质分子构成。它把细胞与外界隔开。

大脑皮层：大脑的外层，约几毫米厚，由细长的金字塔型的细胞层状排列组成，其在我们的意识产生中发挥着重要的作用。外科医生在做大脑手术的过程中让电流通过大脑皮层时，我们感觉到似乎被触碰到了某个地方，或突然间被遗忘的久远的记忆可能会重新浮现。

皮质醇：在应激下肾上腺分泌的一种激素。见"激素"。

交联：两个蛋白质之间的连接。这种联系可能是由糖分子构成的。皮肤中的胶原纤维之间的交联可以降低皮肤的弹性，在皱纹产生过程中起到了重要的作用。

细胞质：见"细胞液"。

细胞的骨架：见"细胞骨架"。

痴呆：脑细胞的死亡，通常是由蛋白质聚集在大脑细胞周围并使其窒息而死所致。在其他形式的一些痴呆症中，蛋白质积聚在血管壁中，使它们脆弱易破。根据蛋白质的类型和受影响最严重的区域，它可能被称为阿尔茨海默病、路易体痴呆、额颞叶痴呆或血管性痴呆。见"中风"。

糖尿病：一种过多的糖在血液中循环的疾病。I型糖尿病是由免疫系统引起的，它错误地攻击胰腺中的胰岛素生产细胞从而导致胰岛素的生产严重不足。而如果没有足够的胰岛素，细胞就不能吸收并处理糖，所以糖就会积聚在血液中，对身体造成损害。这种类型的糖尿病通常发生在儿童身上。90%的糖尿病病例是2型糖尿病。在这种类型的糖尿病中，主要是肝脏、脂肪和肌肉细胞不再对胰岛素有足够的反应，因此细胞不能正确地吸收和处理糖分。这导致糖在血液中循环时间过长，损害其他身体细胞，如肾脏、眼睛或神经细胞。肝脏、脂肪和肌肉细胞对胰岛素不再有足够反应的原因，是它们变得对胰岛素产生了抵抗力或变得"麻木不仁"，因为它们暴露于过高的胰岛素水平中长达数年或数十年，而胰岛素水平居高不下是由不健康的食物导致的，因为这些食物含有太多的糖、淀粉和动物蛋白。

DNA（脱氧核糖核酸）：一个巨大的分子，呈圆形阶梯状。DNA 包含了构建蛋白质的指令，这些蛋白质在细胞中执行几乎所有的任务。DNA 包含有数以万计的蛋白质的"字母"编码（由鸟嘌呤[G]、胞嘧啶[C]、腺嘌呤[A]或胸腺嘧啶[T]组成）。

多巴胺：一种充当神经递质的小分子。它能维持神经细胞之间的交流，包括成瘾和奖励等。见"神经递质"。

电子：一个非常小的、带负极的粒子。电子和原子核构成了一个原子。电子是原子用来粘在一起形成分子的黏合剂。见"原子"。

元素：见"原子"。

内啡肽：一种能在愉悦感中发挥作用的物质。当人们的身体产生内啡肽时，人们会感觉良好，或者对疼痛的感知也会减少。也有合成的内啡肽，有类似的作用，如海洛因或吗啡。

酶：见"蛋白质"。

进化：使生物体能更好地适应它们所处环境的生物特征的改变。这种变化可能是 DNA 随机突变的结果，这种突变偶尔会产生积极的结果，使得生物体可以更好地生存和繁衍。发生突变的 DNA 决定着如何去制造蛋白质，而蛋白质反过来又决定着细胞的功能、形态和细胞间的协作，从而形成一个完整的有机体。

脂肪：一种由一个头部和几个尾巴组成的分子。这些尾巴是有氢原子附着的碳原子的长链。尾部被称为脂肪酸。当脂肪酸在两个碳原子之间包含一个或多个双键时（双键意味着一个更强的键），它被称为不饱和脂肪。当脂肪酸没有双键时，它被称为饱和脂肪（因为碳链完全被氢原子所饱和）。反式脂肪由不饱和脂肪酸组成，其中两个氢原子位于双键的对面。由于这种不寻常的结构，反式脂肪不易在身体中分解处理。反式脂肪可以在工业加工食品中找到，比如烘焙食品和快餐食品。

类黄酮：这些是让鲜花、蔬菜和水果呈现红色、蓝色或其他特定颜色的物质。类黄酮通常对身体有好处，这是因为它们有轻微的毒性，或者因为它们会影响细胞中的某些蛋白质，而并不仅仅因为它们是抗氧化剂。

自由基：自由基是一种高度反应性的原子或分子。也就是说，自由基能够非常快速地与环境中的稳定分子（如蛋白质或 DNA）发生化学反应。因此，如果自由基与细胞壁中的蛋白质、DNA 或分子发生反应，就会导致它们受损。自由基是细胞代谢的副产物，特别是在线粒体中。见"氧化与抗氧化剂"。

基因：一段作为制造某种蛋白质代码的 DNA 序列。人类的 DNA 包含大约 24 000 个基因。见"DNA（脱氧核糖核酸）"和"蛋白质"。

葡萄糖：葡萄糖是由碳、氧和氢原子组成的六边形分子。见"碳水化合物"。

血糖指数：一种测定食物中糖分在血液中的含量、消除速度及其导致的血糖峰值的计量指标。尤其是由许多单糖或加热的淀粉构成的产品如软饮料、土豆和比萨饼，能够在肠道内被迅速分解，从而使糖分在血液中迅速升高，导致陡峭的糖峰值。

血糖负荷：计量食物中糖分进入血液的速度和食物中可消化碳水化合物的含量的指标。尽管对于许多食物来说，血糖指数是足够的，但这是一个更好的衡量食物健康程度的指标。

生长激素：见"胰岛素样生长因子（IGF）"。

生长刺激：刺激细胞的生长和活动。这主要是通过诸如 IGF、胰岛素、生长激素、糖或氨基酸等物质而发生的。

心脏病发作：由于多年的慢性堵塞而狭窄，血管突然完全关闭。这种阻塞是血管壁中胆固醇和炎性细胞积聚的结果。

智人：起源于 18 万年前的人类物种。

（毒物）刺激兴奋效应：一种轻度损害可能有益于健康的现象。摄入低剂量的有毒物质可能有益于健康，因为它们能激活体内的防御和修复机制。

激素（荷尔蒙）：一种激素可以是一个（小的）蛋白质，也可以是脂肪分子，如皮质醇或睾丸激素。很多激素都产生于腺体，如甲状腺或肾上腺，并释放到血液中。然后，它们会到达身体的目标器官，在那里它们影响细胞机器的活动：制造更多或更少的蛋白质，使细胞获得新的功能。

胰岛素样生长因子（IGF）：IGF 由短链氨基酸组成，它能刺激细胞生长。过量的 IGF 会增加罹患癌症和 2 型糖尿病的风险。生长激素能够刺激 IGF 的产生。

免疫细胞：见"白细胞"。

免疫系统：一种由数十亿个白细胞组成的系统，其在组织和血液中往复循环以清除体内的一些外来侵入物质如细菌和病毒。免疫系统也能够靶向肿瘤发挥作用。

胰岛素：见"糖尿病"。

溶酶体：细胞内的一种小囊，可以分解细胞的垃圾碎片，是细胞的废物处理焚化炉。

黄斑变性（AMD）：是由于细胞中垃圾碎片的堆积造成的眼球后视网膜细胞的死亡。

微米：百万分之一米或千分之一毫米。

线粒体：一个细胞通常含有数百个线粒体。线粒体是细胞的能量生成器。它们吸收氧气、脂肪和糖来生产富含能量的分子，即 ATP。这些 ATP 分子黏附在蛋白质上，引起它们结构的改变，使它们能够执行某些特定的功能。见"三磷酸腺苷（ATP）"。

分子：当两个或两个以上的原子结合在一起时，我们称之为分子。水分子由两个氢原子（H）和一个氧原子（O）组成，形成 H_2O。一个 DNA 分子由数百万个原子组成。

mTOR：一种衰老开关。它是细胞内的一种蛋白质，主要由氨基酸（来自我们所吃的蛋白质）激活，糖也能激活 mTOR。当它被激活时，mTOR 开启各种机制使细胞"生长"（工作更努力）并加速衰老过程。

突变：细胞中 DNA 的改变。DNA 包含有蛋白质的构建指令，DNA 的变化会影响到蛋白质的变化，继而使得细胞或整个身体可以获得不同的特征。突变可能是细胞在增殖过程中发生的小错误，也可能是由于太阳的辐射或化学物质的作用造成的。有时，常规体细胞的突变会使细胞持续分裂，这就是导致癌症的原因。癌细胞持续不断地分裂，最终扩散到全身。见"蛋白质"和"DNA（脱氧核糖核酸）"。

纳米： 百万分之一毫米。

尼安德特人： 一种史前类人类，他们在地球上生活了大约 25 万年，直到 3 万年前才灭绝。尼安德特人穿着衣服，埋葬死者，能够制造复杂的狩猎工具。

神经元： 即脑细胞或神经细胞。神经元可以沿其细胞壁发出神经信号（脉冲）。这种情况是通过带电原子（离子）如钠经打开的蛋白质通道（特定蛋白质）进入细胞内而发生的。它们还可以打开其他的通道，让更多不同的带电原子（离子）进入细胞，如此以往，这样神经冲动就可以沿着细胞壁通过开放的蛋白质通道进行移动传递了。

神经递质： 神经递质能够维持神经细胞间的通讯。它们是散布在两个神经元之间的分子，从而一个神经元可以激活另一个神经元。神经递质有很多，如血清素（5-羟色胺）和多巴胺。

氧化： 一个原子失去电子的过程。这可能是因为自由基从原子中窃取了一个电子从而破坏了原子或该原子构成的分子。见"抗氧化剂"和"自由基"。

安慰剂： 一个虚设药品。当一种药物的有效性在研究中需要进行测试时，一组人将接受真正的药物治疗，而另一组人（对照组）则服用安慰剂。这是必要的，因为人们通常只要得到任何药物都会感觉变好了，即使它不含有任何活性物质（这被称为安慰剂效应）。

蛋白质： 一种由成千上万个氨基酸组成的巨大分子，当然也就是由成万上亿个原子组成的。蛋白质可以呈现各种形状和功能，并能在我们体内完成各种各样不同的工作。当它们被植入细胞壁（膜）时，它们会作为通道而发挥作用，在肌肉细胞中它们可以收缩来使肌肉运动，而在血液中它们又能够运输氧气或攻击细菌。

质子： 原子核是由中子和质子组成的，质子是其中相对较重的、正负荷的粒子。

饱和脂肪：见"脂肪"。

血清素（5-羟色胺）：一种神经递质，也是一种小分子，能够维持大脑中数十亿神经细胞之间的通讯。参见"神经递质"。

干细胞：干细胞能够产生新的细胞来维持或修复我们的组织。当一个干细胞分裂时，它会产生两类细胞：一个干细胞和一个常规细胞，后者可以构建我们身体的各种组织，如皮肤细胞、肠细胞或肝细胞。

中风：中风发生在大脑中的血管破裂或完全堵塞的时候，中断了部分大脑的血液供应，结果导致该区域脑细胞死亡的一种病症。

糖：见"碳水化合物"。

糖峰：见"血糖指数"。

端粒：DNA 链的末端片段。端粒是由 DNA 组成的。随着每次细胞分裂，它们变得越来越短。当它们变得太短的时候，DNA 就会失去稳定性并解散，就像鞋带儿末端的固定卡箍丢掉时那样。

反式脂肪：见"脂肪"。

不饱和脂肪：见"脂肪"。

白细胞：这些细胞是免疫系统的组成部分，它们对抗侵入身体的外来物质如细菌和病毒。

参考文献

为了防止引用的文献列表比本书的正文还厚，这里呈献的仅仅是引用文献的摘要列表。对于想要了解本书中讨论主题的读者来说，这可能只是一个起点。

1   C. E. Finch, "Update on slow aging and negligible senescence——a mini-review." *Gerontology* 55, no. 3(January 2009): 307–13.

2   V. Ziuganov et al., "Life span variation of the freshwater pearl shell: a model species for testing longevity mechanisms in animals." *AMBIO: A Journal of the Human Environment* 29, no. 2(March 2000): 102.

3   K.-J. Min et al., "The lifespan of Korean eunuchs." *Current Biology* 22, no. 18(September 2012): R792–93.

4   J. B. Hamilton et al., "Mortality and survival: comparison of eunuchs with intact men and women in a mentally retarded population." *Journal of Gerontology* 24, no. 4(October 1969): 395–411.

5   M. S. Willis et al., "Proteotoxicity and cardiac dysfunction—Alzheimer's disease of the heart?" *New England Journal of Medicine* 368, no. 5(January 2013): 455–64.

6   L. S. Coles et al., "Supercentenarians and transthyretin amyloidosis: the next frontier of human life extension." *Preventive Medicine* 54 Suppl(May 2012): S9–11.

7   J. Azpurua et al., "Naked mole-rat has increased translational fidelity compared with the mouse, as well as a unique 28S ribosomal RNA cleavage." *Proceedings of the National Academy of Sciences of the United States of America* 110, no. 43(October 2013): 17350–55.

8   R. C. Grandison et al., "Amino-acid imbalance explains extension of lifespan by dietary restriction in *Drosophila*." *Nature* 462, no. 7276(December 2009): 1061–64.

9   B. P. Yu et al., "Nutritional influences on aging of Fischer 344 rats: I. Physical, metabolic, and longevity characteristics." *Journal of Gerontology* 40, no. 6(November 1985): 657–70.

10   S. Leto et al., "Dietary protein, life-span, and biochemical variables in female mice." *Journal of Gerontology* 31, no. 2(March 1976): 144–48.

11   M. Ross et al., "Food preference and length of life." *Science* 190, no. 4210(October

1975): 165–67.

12   J. P. Richie et al., "Methionine restriction increases blood glutathione and longevity in F344 rats." *FASEB Journal: Official Publication of the Federation of American Societies for Experimental Biology* 8, no. 15(December 1994): 1302–7.

13   M. López-Torres et al., "Lowered methionine ingestion as responsible for the decrease in rodent mitochondrial oxidative stress in protein and dietary restriction possible implications for humans." *Biochimica et biophysica acta* 1780, no. 11(November 2008): 1337–47.

14   D. Fau et al., "Effects of ingestion of high protein or excess methionine diets by rats for two years." *Journal of Nutrition* 118, no. 1(January 1988): 128–33.

15   S. M. Solon-Biet et al., "The ratio of macronutrients, not caloric intake, dictates cardiometabolic health, aging, and longevity in ad libitum-fed mice." *Cell Metabolism* 19, no. 3(March 2014): 418–30.

16   E. Parrella et al., "Protein restriction cycles reduce IGF-1 and phosphorylated Tau, and improve behavioral performance in an Alzheimer's disease mouse model." *Aging Cell* 12, no. 2(April 2013): 257–68.

17   A. Pan et al., "Red meat consumption and mortality: results from 2 prospective cohort studies." *Archives of Internal Medicine* 172, no. 7(April 2012): 555–63.

18   S. Rohrmann et al., "Meat consumption and mortality—results from the European Prospective Investigation into Cancer and Nutrition." *BMC Medicine* 11, no. 1(January 2013): 63.

19   E. W.-T. Chong et al., "Red meat and chicken consumption and its association with age-related macular degeneration." *American Journal of Epidemiology* 169, no. 7(April 2009): 867–76.

20   M. E. Levine et al., "Low protein intake is associated with a major reduction in IGF-1, cancer, and overall mortality in the 65 and younger but not older population." *Cell Metabolism* 19, no. 3(March 2014): 407–17.

21   S. Zhang et al., "Dietary fat and protein in relation to risk of non-Hodgkin's lymphoma among women." *JNCI Journal of the National Cancer Institute* 91, no. 20(October 1999): 1751–58.

22   E. Cho et al., "Red meat intake and risk of breast cancer among premenopausal women." *Archives of Internal Medicine* 166, no. 20(November 2006): 2253–59.

23   William Manner et al., "Effects of dietary regimen and tissue site on bovine fatty acid profiles." *Journal of Animal Science* 59, no. 1(February 1984): 109–21.

24   A. P. Simopoulos et al., "n-3 fatty acids in eggs from range-fed Greek chickens." *New England Journal of Medicine* 321, no. 20(November 1989): 1412.

25   C. B. Hauswirth et al., "High omega-3 fatty acid content in alpine cheese: the basis for an alpine paradox." *Circulation* 109, no. 1(January 2004): 103–7.

26   U. Ericson et al., "High intakes of protein and processed meat associate with increased incidence of type 2 diabetes." *British Journal of Nutrition* 109, no. 6(March 2013):

1143–53.

27 T. T. Fung et al., "Low-carbohydrate diets and all-cause and cause-specific mortality: two cohort studies." *Annals of Internal Medicine* 153, no. 5(September 2010): 289–98.

28 P. Lagiou et al., "Low carbohydrate-high protein diet and mortality in a cohort of Swedish women." *Journal of Internal Medicine* 261, no. 4(April 2007): 366–74.

29 P. Lagiou et al., "Low carbohydrate-high protein diet and incidence of cardiovascular diseases in Swedish women: prospective cohort study." *BMJ(Clinical Research Ed.)*344(June 2012): e4026.

30 F. Tremblay et al., "Identification of IRS-1 Ser-1101 as a target of S6K1 in nutrient- and obesity-induced insulin resistance." *Proceedings of the National Academy of Sciences of the United States of America* 104, no. 35(August 2007): 14056–61.

31 F. Tremblay et al., "Overactivation of S6 kinase 1 as a cause of human insulin resistance during increased amino acid availability." *Diabetes* 54, no. 9(September 2005): 2674–84.

32 N. E. Allen et al., "The associations of diet with serum insulin-like growth factor I and its main binding proteins in 292 women meat-eaters, vegetarians, and vegans." *Cancer Epidemiology, Biomarkers and Prevention: A Publication of the American Association for Cancer Research, Cosponsored by the American Society of Preventive Oncology* 11, no. 11(December 2002): 1441–48.

33 M. J. Orlich et al., "Vegetarian dietary patterns and mortality in Adventist Health Study 2." *JAMA Internal Medicine* 173, no. 13(July 2013): 1230–38.

34 M. F. McCarty et al., "The low-methionine content of vegan diets may make methionine restriction feasible as a life extension strategy." *Medical Hypotheses* 72, no. 2(February 2009): 125–28.

35 S. S. Hall, "Longevity." *National Geographic*, May 2013.

36 A. Fasano, "Surprises from celiac disease." *Scientific American* 301, no. 2(August 2009): 54–61.

37 A. N. Pedersen et al., "Health effects of protein intake in healthy elderly populations: a systematic literature review." *Food and Nutrition Research* 58(January 2014).

38 M. Holzenberger et al., "IGF-1 receptor regulates lifespan and resistance to oxidative stress in mice." *Nature* 421, no. 6919(January 2003): 182–87.

39 C. Hale, "Oldest living mouse dies at home in SIUC laboratory." *Southern Illinoisan*, January 15, 2003.

40 L. Salaris et al., "Height and survival at older ages among men born in an inland village in Sardinia(Italy), 1866–2006." *Biodemography and Social Biology* 58, no. 1(January 2012): 1–13.

41 Q. He et al., "Shorter men live longer: association of height with longevity and FOXO3 genotype in American men of Japanese ancestry." *PloS One* 9, no. 5(January 2014): e94385.

42 J. Green et al., "Height and cancer incidence in the Million Women Study: prospective

cohort, and meta-analysis of prospective studies of height and total cancer risk." *Lancet Oncology* 12, no. 8(August 2011): 785–94.

43 J. Guevara-Aguirre et al., "Growth hormone receptor deficiency is associated with a major reduction in pro-aging signaling, cancer, and diabetes in humans." *Science Translational Medicine* 3, no. 70(February 2011): 70ra13.

44 H. Gardener et al., "Diet soft drink consumption is associated with an increased risk of vascular events in the Northern Manhattan Study." *Journal of General Internal Medicine* 27, no. 9(September 2012): 1120–26.

45 Q. Yang et al., "Added sugar intake and cardiovascular diseases mortality among US adults." *JAMA Internal Medicine* 174, no. 4(April 2014): 516–24.

46 W. C. Willett et al., "Rebuilding the food pyramid." *Scientific American* 288, no. 1(January 2003): 64–71.

47 H. Wu et al., "Association between dietary whole grain intake and risk of mortality." *JAMA Internal Medicine* 175, no. 3(January 2015): 373–84.

48 E. W. Manheimer et al., "Paleolithic nutrition for metabolic syndrome: systematic review and meta-analysis." *American Journal of Clinical Nutrition* 102, no. 4(October 2015): 922–32.

49 E. L. Lim et al., "Reversal of type 2 diabetes: normalisation of beta cell function in association with decreased pancreas and liver triacylglycerol." *Diabetologia* 54, no. 10(October 2011): 2506–14.

50 "Beter eten en meer bewegen kunnen diabetes type 2 genezen"(Better nutrition and more exercise can cure type 2 diabetes). NOS News/Voeding Leeft, November 25, 2016.

51 R. D. Feinman et al., "Dietary carbohydrate restriction as the first approach in diabetes management: critical review and evidence base." *Nutrition* 31, no. 1(July 2014): 1–13.

52 S. Liu et al., "A prospective study of dietary glycemic load, carbohydrate intake, and risk of coronary heart disease in US women." *American Journal of Clinical Nutrition* 71, no. 6(June 2000): 1455–61.

53 J. W. J. Beulens et al., "High dietary glycemic load and glycemic index increase risk of cardiovascular disease among middle-aged women: a population-based follow-up study." *Journal of the American College of Cardiology* 50, no. 1(July 2007): 14–21.

54 S. Sieri et al., "Dietary glycemic load and glycemic index and risk of cerebrovascular disease in the EPICOR cohort." *PloS One* 8, no. 5(January 2013): e62625.

55 R. O. Roberts et al., "Relative intake of macronutrients impacts risk of mild cognitive impairment or dementia." *Journal of Alzheimer's Disease* 32, no. 2(January 2012): 329–39.

56 N. Cherbuin et al., "Higher normal fasting plasma glucose is associated with hippocampal atrophy: the PATH Study." *Neurology* 79, no. 10(September 2012): 1019–26.

57 C. Enzinger et al., "Risk factors for progression of brain atrophy in aging: six-year

follow-up of normal subjects." *Neurology* 64, no. 10(May 2005): 1704–11.

58　D. D. Perlmutter, *Grain Brain*(New York: Little, Brown, 2013).

59　S. Austad, *Why We Age*(Wiley, 1997).

60　D. Lieberman, *The Story of the Human Body*(New York: Pantheon, 2013).

61　J. Diamond, "The worst mistake in the history of the human race." Discoverma-gazine.com, May 1, 1999.

62　R. Villegas et al., "Prospective study of dietary carbohydrates, glycemic index, glycemic load, and incidence of type 2 diabetes mellitus in middle-aged Chinese women." *Archives of Internal Medicine* 167, no. 21(December 2007): 2310–16.

63　R. Kuipers, "Fatty acids in human evolution: contributions to evolutionary medicine." PhD diss., Rijksuniversiteit Groningen, 2012.

64　K. Rees et al., "Mediterranean diet for the prevention of cardiovascular disease." *Cochrane Database of Systematic Reviews* 8(August 2013): CD009825.

65　R. Smith, "Are some diets 'mass murder'?" *BMJ*(*Clinical Research Ed.*)349 (December 2014): g7654.

66　J. Mattei et al., "Substituting homemade fruit juice for sugar-sweetened beverages is associated with lower odds of metabolic syndrome among Hispanic adults." *Journal of Nutrition* 142, no. 6(June 2012): 1081–87.

67　Q. Dai et al., "Fruit and vegetable juices and Alzheimer's disease: the Kame Project." *American Journal of Medicine* 119, no. 9(September 2006): 751–59.

68　M. Aviram et al., "Pomegranate juice consumption for 3 years by patients with carotid artery stenosis reduces common carotid intima-media thickness, blood pressure and LDL oxidation." *Clinical Nutrition* 23, no. 3(June 2004): 423–33.

69　R. Krikorian et al., "Blueberry supplementation improves memory in older adults." *Journal of Agricultural and Food Chemistry* 58, no. 7(April 2010): 3996–4000.

70　P. Riso et al., "Effect of a wild blueberry(*Vaccinium angustifolium*)drink intervention on markers of oxidative stress, inflammation and endothelial function in humans with cardiovascular risk factors." *European Journal of Nutrition* 52, no. 3(April 2013): 949–61.

71　A. J. Stull et al., "Bioactives in blueberries improve insulin sensitivity in obese, insulin-resistant men and women." *Journal of Nutrition* 140, no. 10(October 2010): 1764–68.

72　R. A. Whitmer et al., "Central obesity and increased risk of dementia more than three decades later." *Neurology* 71, no. 14(September 2008): 1057–64.

73　M. Ashwell et al., "Waist-to-height ratio is more predictive of years of life lost than body mass index." *PloS One* 9, no. 9(January 2014): e103483.

74　L. C. Aiello et al., "Energetic consequences of being a *Homo erectus* female." *American Journal of Human Biology: The Official Journal of the Human Biology Council* 14, no. 5(January): 551–65.

75　J. M. Seddon et al., "Cigarette smoking, fish consumption, omega-3 fatty acid intake, and associations with age-related macular degeneration: the US Twin Study of Age-Related Macular Degeneration." *Archives of Ophthalmology* 124, no. 7(July 2006): 995–1001.

76　J. P. SanGiovanni et al., "The relationship of dietary lipid intake and age-related macular degeneration in a case-control study: AREDS Report No. 20." *Archives of Ophthalmology* 125, no. 5(May 2007): 671–79.

77　K. M. Connor et al., "Increased dietary intake of omega-3-polyunsaturated fatty acids reduces pathological retinal angiogenesis." *Nature Medicine* 13, no. 7(July 2007): 868–73.

78　E. Cho et al., "Prospective study of dietary fat and the risk of age-related macular degeneration." *American Journal of Clinical Nutrition* 73, no. 2(February 2001): 209–18.

79　D. Di Giuseppe et al., "Long-term intake of dietary long-chain n-3 polyunsaturated fatty acids and risk of rheumatoid arthritis: a prospective cohort study of women." *Annals of the Rheumatic Diseases*(August 2013).

80　C. Raji et al., "Regular fish consumption is associated with larger gray matter volumes and reduced risk for cognitive decline in the cardiovascular health study." Conference paper, December 2011.

81　B. M. van Gelder et al., "Fish consumption, n-3 fatty acids, and subsequent 5-y cognitive decline in elderly men: the Zutphen Elderly Study." *American Journal of Clinical Nutrition* 85, no. 4(April 2007): 1142–47.

82　A. Chauhan et al., "Walnuts-rich diet improves memory deficits and learning skills in transgenic mouse model of Alzheimer's disease." *Alzheimer's and Dementia* 6, no. 4(July 2010): S69.

83　B. Muthaiyah et al., "Dietary supplementation of walnuts improves memory deficits and learning skills in transgenic mouse model of Alzheimer's disease." *Journal of Alzheimer's Disease* 42, no. 4(January 2014): 1397–405.

84　J. O'Brien et al., "Long-term intake of nuts in relation to cognitive function in older women." *Journal of Nutrition, Health and Aging* 18, no. 5(May 2014): 496–502.

85　P. Pribis et al., "Effects of walnut consumption on cognitive performance in young adults." *British Journal of Nutrition* 107, no. 9(May 2012): 1393–401.

86　F. B. Hu et al., "Nut consumption and risk of coronary heart disease: a review of epidemiologic evidence." *Current Atherosclerosis Reports* 1, no. 3(November 1999): 204–9.

87　A. Leaf, "Clinical prevention of sudden cardiac death by n-3 polyunsaturated fatty acids and mechanism of prevention of arrhythmias by n-3 fish oils." *Circulation* 107, no. 21(June 2003): 2646–52.

88　H. Cao et al., "Omega-3 fatty acids in the prevention of atrial fibrillation recurrences after cardioversion: a meta-analysis of randomized controlled trials." *Internal Medicine* 51, no. 18(January 2012): 2503–8.

89   H. Aarsetøy et al., "Low levels of cellular omega-3 increase the risk of ventricular fibrillation during the acute ischaemic phase of a myocardial infarction." *Resuscitation* 78, no. 3(September 2008): 258–64.

90   R. Marchioli et al., "Early protection against sudden death by n-3 polyunsaturated fatty acids after myocardial infarction: time-course analysis of the results of the Gruppo Italiano per lo Studio della Sopravvivenza nell'Infarto Miocardico(GISSI)-Prevenzione." *Circulation* 105, no. 16(April 2002): 1897–903.

91   C. M. Albert et al., "Blood levels of long-chain n-3 fatty acids and the risk of sudden death." *New England Journal of Medicine* 346, no. 15(April 2002): 1113–18.

92   G. P. Amminger et al., "Long-chain omega-3 fatty acids for indicated prevention of psychotic disorders: a randomized, placebo-controlled trial." *Archives of General Psychiatry* 67, no. 2(February 2010): 146–54.

93   E. C. Rizos et al., "Association between omega-3 fatty acid supplementation and risk of major cardiovascular disease events: a systematic review and meta-analysis." *JAMA* 308, no. 10(September 2012): 1024–33.

94   Q. Chen et al., "Effects of omega-3 fatty acid for sudden cardiac death prevention in patients with cardiovascular disease: a contemporary meta-analysis of randomized, controlled trials." *Cardiovascular Drugs and Therapy* 25, no. 3(June 2011): 259–65.

95   M. C. Morris et al., "Consumption of fish and n-3 fatty acids and risk of incident Alzheimer disease." *Archives of Neurology* 60, no. 7(July 2003): 940–46.

96   E. J. Schaefer et al., "Plasma phosphatidylcholine docosahexaenoic acid content and risk of dementia and Alzheimer disease: the Framingham Heart Study." *Archives of Neurology* 63, no. 11(November 2006): 1545–50.

97   P. Barberger-Gateau et al., "Dietary patterns and risk of dementia: the Three-City cohort study." *Neurology* 69, no. 20(November 2007): 1921–30.

98   H. M. Krumholz et al., "Lack of association between cholesterol and coronary heart disease mortality and morbidity and all-cause mortality in persons older than 70 years." *JAMA* 272, no. 17(November 1994): 1335–40.

99   A. C. M. Jansen et al., "The contribution of classical risk factors to cardiovascular disease in familial hypercholesterolaemia: data in 2400 patients." *Journal of Internal Medicine* 256, no. 6(December 2004): 482–90.

100   R. Champeau, "Most heart attack patients' cholesterol levels did not indicate cardiac risk." newsroom.ucla.edu, January 12, 2009.

101   A. C. M. Jansen et al., "Genetic determinants of cardiovascular disease risk in familial hypercholesterolemia." *Arteriosclerosis, Thrombosis, and Vascular Biology* 25, no. 7(July 2005): 1475–81.

102   P. K. Elias et al., "Serum cholesterol and cognitive performance in the Framingham Heart Study." *Psychosomatic Medicine* 67, no. 1(January 2005): 24–30.

103   A. W. Weverling-Rijnsburger et al., "Total cholesterol and risk of mortality in the oldest old." *Lancet* 350, no. 9085(October 1997): 1119–23.

104   Y. Takata et al., "Serum total cholesterol concentration and 10-year mortality in an 85-year-old population." *Clinical Interventions in Aging* 9(January 2014): 293–300.

105   L. M. L. de Lau et al., "Serum cholesterol levels and the risk of Parkinson's disease." *American Journal of Epidemiology* 164, no. 10(November 2006): 998–1002.

106   L. Dupuis et al., "Dyslipidemia is a protective factor in amyotrophic lateral sclerosis." *Neurology* 70, no. 13(March 2008): 1004–9.

107   X. Huang et al., "Low LDL cholesterol and increased risk of Parkinson's disease: prospective results from Honolulu-Asia Aging Study." *Movement Disorders: Official Journal of the Movement Disorder Society* 23, no. 7(May 2008): 1013–18.

108   D. S. Ng et al., "HDL—is it too big to fail?" *Nature Reviews Endocrinology* 9, no. 5(May 2013): 308–12.

109   N. Barzilai et al., "Unique lipoprotein phenotype and genotype associated with exceptional longevity." *JAMA* 290, no. 15(October 2003): 2030–40.

110   P. W. Siri-Tarino et al., "Meta-analysis of prospective cohort studies evaluating the association of saturated fat with cardiovascular disease." *American Journal of Clinical Nutrition* 91, no. 3(March 2010): 535–46.

111   M. U. Jakobsen et al., "Major types of dietary fat and risk of coronary heart disease: a pooled analysis of 11 cohort studies." *American Journal of Clinical Nutrition* 89, no. 5(May 2009): 1425–32.

112   R. P. Mensink et al., "Effects of dietary fatty acids and carbohydrates on the ratio of serum total to HDL cholesterol and on serum lipids and apolipoproteins: a meta-analysis of 60 controlled trials." *American Journal of Clinical Nutrition* 77, no. 5(May 2003): 1146–55.

113   J. E. Hokanson et al., "Plasma triglyceride level is a risk factor for cardiovascular disease independent of high-density lipoprotein cholesterol level: a meta-analysis of population-based prospective studies." *Journal of Cardiovascular Risk* 3, no. 2(April 1996): 213–19.

114   M. U. Jakobsen et al., "Intake of carbohydrates compared with intake of saturated fatty acids and risk of myocardial infarction: importance of the glycemic index." *American Journal of Clinical Nutrition* 91, no. 6(June 2010): 1764–68.

115   E. E. Canfora et al., "Short-chain fatty acids in control of body weight and insulin sensitivity." *Nature Reviews Endocrinology* 11, no. 10(August 2015): 577–91.

116   A. Andoh, "Physiological role of gut microbiota for maintaining human health." *Digestion* 93, no. 3(February 2016): 176–81.

117   A. Menotti et al., "Food intake patterns and 25-year mortality from coronary heart disease: cross-cultural correlations in the Seven Countries Study. The Seven Countries Study Research Group." *European Journal of Epidemiology* 15, no. 6(July 1999): 507–15.

118   C. B. Ebbeling et al., "Effects of dietary composition on energy expenditure during weight-loss maintenance." *JAMA* 307, no. 24(June 2012): 2627–34.

119   R. Estruch et al., "Primary prevention of cardiovascular disease with a Mediterranean diet." *New England Journal of Medicine* 368, no. 14(April 2013): 1279–90.

120   D. C. Wallace, "A mitochondrial paradigm of metabolic and degenerative diseases, aging, and cancer: a dawn for evolutionary medicine." *Annual Review of Genetics* 39(January 2005): 359–407.

121   B. Bernardes de Jesus et al., "Telomerase gene therapy in adult and old mice delays aging and increases longevity without increasing cancer." *EMBO Molecular Medicine* 4, no. 8(August 2012): 691–704.

122   G. Atzmon et al., "Evolution in health and medicine Sackler colloquium: genetic variation in human telomerase is associated with telomere length in Ashkenazi centenarians." *Proceedings of the National Academy of Sciences of the United States of America* 107 Suppl(January 2010): 1710–17.

123   M. Crous-Bou et al., "Mediterranean diet and telomere length in Nurses' Health Study: population based cohort study." *BMJ(Clinical Research Ed.)*349(January 2014): g6674.

124   P. Sjogren et al., "Stand up for health—avoiding sedentary behaviour might lengthen your telomeres: secondary outcomes from a physical activity RCT in older people." *British Journal of Sports Medicine* 48, no. 19(September 2014): 1407–9.

125   D. Ornish et al., "Effect of comprehensive lifestyle changes on telomerase activity and telomere length in men with biopsy-proven low-risk prostate cancer: 5-year follow-up of a descriptive pilot study." *Lancet Oncology* 14, no. 11(October 2013): 1112–20.

126   C. W. Leung et al., "Soda and cell aging: associations between sugar-sweetened beverage consumption and leukocyte telomere length in healthy adults from the National Health and Nutrition Examination Surveys." *American Journal of Public Health* 104, no. 12(December 2014): 2425–31.

127   H. Holstege et al., "Somatic mutations found in the healthy blood compartment of a 115-yr-old woman demonstrate oligoclonal hematopoiesis." *Genome Research* 24, no. 5(April 2014): 733–42.

128   G. Bjelakovic et al., "Mortality in randomized trials of antioxidant supplements for primary and secondary prevention: systematic review and meta-analysis." *JAMA* 297, no. 8 (February 2007): 842-57.

129   H. Macpherson et al., "Multivitamin-multimineral supplementation and mortality: a meta-analysis of randomized controlled trials." *American Journal of Clinical Nutrition* 97, no. 2(March 2013): 437–44.

130   H. D. Sesso et al., "Multivitamins in the prevention of cardiovascular disease in men: the Physicians' Health Study II randomized controlled trial." *JAMA* 308, no. 17(November 2012): 1751–60.

131   D. H. Baker, "Cupric oxide should not be used as a copper supplement for either animals or humans." *Journal of Nutrition* 129, no. 12(December 1999): 2278–79.

132　G. S. Omenn, "Chemoprevention of lung cancer: the rise and demise of betacarotene." *Annual Review of Public Health* 19(January 1998): 73–99.

133　B. K. Dunn et al., "A nutrient approach to prostate cancer prevention: The Selenium and Vitamin E Cancer Prevention Trial(SELECT)." *Nutrition and Cancer* 62, no. 7(January 2010): 896–918.

134　L. C. Clark et al., "Effects of selenium supplementation for cancer prevention in patients with carcinoma of the skin. A randomized controlled trial. Nutritional Prevention of Cancer Study Group." *JAMA* 276, no. 24(December 1996): 1957–63.

135　A. Vogiatzoglou et al., "Vitamin B12 status and rate of brain volume loss in community-dwelling elderly." *Neurology* 71, no. 11(September 2008): 826–32.

136　G. Douaud et al., "Preventing Alzheimer's disease-related gray matter atrophy by B-vitamin treatment." *Proceedings of the National Academy of Sciences of the United States of America* 110, no. 23(June 2013): 9523–28.

137　N. L. van der Zwaluw et al., "Results of 2-year vitamin B treatment on cognitive performance: secondary data from an RCT." *Neurology* 83, no. 23(December 2014): 2158–66.

138　J. G. Walker et al., "Oral folic acid and vitamin B-12 supplementation to prevent cognitive decline in community-dwelling older adults with depressive symptoms—the Beyond Ageing Project: a randomized controlled trial." *American Journal of Clinical Nutrition* 95, no. 1(January 2012): 194–203.

139　A. D. Smith et al., "Homocysteine-lowering by B vitamins slows the rate of accelerated brain atrophy in mild cognitive impairment: a randomized controlled trial." *PloS One* 5, no. 9(January 2010): e12244.

140　"Three of the B vitamins: folate, vitamin B6 and vitamin B12." Harvard School of Public Health, The Nutrition Source, 2012.

141　W. C. Willett, *Eat, Drink, and Be Healthy*(New York: Free Press, 2005).

142　Y. Song et al., "Effects of oral magnesium supplementation on glycaemic control in type 2 diabetes: a meta-analysis of randomized double-blind controlled trials." *Diabetic Medicine: A Journal of the British Diabetic Association* 23, no. 10(October 2006): 1050–56.

143　F. Guerrero-Romero et al., "Oral magnesium supplementation improves insulin sensitivity in non-diabetic subjects with insulin resistance. A double-blind placebo-controlled randomized trial." *Diabetes and Metabolism* 30, no. 3(June 2004): 253–58.

144　F. C. Mooren et al., "Oral magnesium supplementation reduces insulin resistance in non-diabetic subjects—a double-blind, placebo-controlled, randomized trial." *Diabetes, Obesity and Metabolism* 13, no. 3(March 2011): 281–84.

145　L. Kass et al., "Effect of magnesium supplementation on blood pressure: a meta-analysis." *European Journal of Clinical Nutrition* 66, no. 4(April 2012): 411–18.

146   O. Onalan et al., "Meta-analysis of magnesium therapy for the acute management of rapid atrial fibrillation." *American Journal of Cardiology* 99, no. 12(June 2007): 1726–32.

147   Y. Bashir et al., "Effects of long-term oral magnesium chloride replacement in congestive heart failure secondary to coronary artery disease." *American Journal of Cardiology* 72, no. 15(November 1993): 1156–62.

148   W. Zhang et al., "Associations of dietary magnesium intake with mortality from cardiovascular disease: the JACC study." *Atherosclerosis* 221, no. 2(April 2012): 587–95.

149   E. Giovannucci et al., "25-hydroxyvitamin D and risk of myocardial infarction in men: a prospective study." *Archives of Internal Medicine* 168, no. 11(June 2008): 1174–80.

150   H. Dobnig et al., "Independent association of low serum 25-hydroxyvitamin D and 1, 25-dihydroxyvitamin D levels with all-cause and cardiovascular mortality." *Archives of Internal Medicine* 168, no. 12(June 2008): 1340–49.

151   J. A. Ford et al., "Cardiovascular disease and vitamin D supplementation: trial analysis, systematic review, and meta-analysis." *American Journal of Clinical Nutrition* 100, no. 3(September 2014): 746–55.

152   G. Bjelakovic et al., "Vitamin D supplementation for prevention of mortality in adults." *Cochrane Database of Systematic Reviews* 1(January 2014): CD007470.

153   Y. Zheng et al., "Meta-analysis of long-term vitamin D supplementation on overall mortality." *PloS One* 8, no. 12(January 2013): e82109.

154   P. Autier et al., "Vitamin D status and ill health: a systematic review." *Lancet Diabetes and Endocrinology* 2, no. 1(January 2014): 76–89.

155   K. M. Sanders et al., "Annual high-dose oral vitamin D and falls and fractures in older women: a randomized controlled trial." *JAMA* 303, no. 18(May 2010): 1815–22.

156   C. Annweiler et al., "Higher vitamin D dietary intake is associated with lower risk of Alzheimer's disease: a 7-year follow-up." *Journals of Gerontology. Series A, Biological Sciences and Medical Sciences* 67, no. 11(November 2012): 1205–11.

157   S. Cockayne et al., "Vitamin K and the prevention of fractures: systematic review and meta-analysis of randomized controlled trials." *Archives of Internal Medicine* 166, no. 12(June 2006): 1256–61.

158   K. M. McCabe et al., "Dietary vitamin K and therapeutic warfarin alter the susceptibility to vascular calcification in experimental chronic kidney disease." *Kidney International* 83, no. 5(May 2013): 835–44.

159   J. W. J. Beulens et al., "High dietary menaquinone intake is associated with reduced coronary calcification." *Atherosclerosis* 203, no. 2(April 2009): 489–93.

160   L. J. Schurgers et al., "Oral anticoagulant treatment: friend or foe in cardiovascular disease?" *Blood* 104, no. 10(November 2004): 3231–32.

161   L. J. Schurgers et al., "Regression of warfarin-induced medial elastocalcinosis by high intake of vitamin K in rats." *Blood* 109, no. 7(April 2007): 2823–31.

162   J. Uitto et al., "Pseudoxanthoma elasticum: progress in research toward treatment: summary of the 2012 PXE international research meeting." *Journal of Investigative Dermatology* 133, no. 6(June 2013): 1444–49.

163   M. Vos et al., "Vitamin K2 is a mitochondrial electron carrier that rescues pink1 deficiency." *Science* 336, no. 6086(June 2012): 1306–10.

164   J. W. J. Beulens et al., "Dietary phylloquinone and menaquinones intakes and risk of type 2 diabetes." *Diabetes Care* 33, no. 8(August 2010): 1699–705.

165   G. Ferland, "Vitamin K, an emerging nutrient in brain function." *BioFactors* 38, no. 2(January): 151–57.

166   G. C. M. Gast et al., "A high menaquinone intake reduces the incidence of coronary heart disease." *Nutrition, Metabolism, and Cardiovascular Diseases* 19, no. 7(September 2009): 504–10.

167   J. M. Geleijnse et al., "Dietary intake of menaquinone is associated with a reduced risk of coronary heart disease: the Rotterdam Study." *Journal of Nutrition* 134, no. 11(November 2004): 3100–3105.

168   D. Feskanich et al., "Vitamin K intake and hip fractures in women: a prospective study." *American Journal of Clinical Nutrition* 69, no. 1(January 1999): 74–79.

169   Y. Ikeda et al., "Intake of fermented soybeans, natto, is associated with reduced bone loss in postmenopausal women: Japanese Population-Based Osteoporosis(JPOS) Study." *Journal of Nutrition* 136, no. 5(May 2006): 1323–28.

170   M. L. L. Chatrou et al., "Vascular calcification: the price to pay for anticoagulation therapy with vitamin K-antagonists." *Blood Reviews* 26, no. 4(July 2012): 155–66.

171   R. C. Morris et al., "Relationship and interaction between sodium and potassium." *Journal of the American College of Nutrition* 25, no. 3 Suppl(June 2006): 262S–70S.

172   N. J. Aburto et al., "Effect of increased potassium intake on cardiovascular risk factors and disease: systematic review and meta-analyses." *BMJ(Clinical Research Ed.)*346(January 2013): f1378.

173   S. C. Larsson et al., "Dietary potassium intake and risk of stroke: a dose-response meta-analysis of prospective studies." *Stroke: A Journal of Cerebral Circulation* 42, no. 10(October 2011): 2746–50.

174   Richard D. Moore et al., *The Salt Solution*(Avery, 2001).

175   F. Forouzandeh et al., "Metformin beyond diabetes: pleiotropic benefits of metformin in attenuation of atherosclerosis." *Journal of the American Heart Association* 3, no. 6(December 2014): e001202.

176   M. L. Wahlqvist et al., "Metformin-inclusive sulfonylurea therapy reduces the risk of Parkinson's disease occurring with type 2 diabetes in a Taiwanese population cohort." *Parkinsonism and Related Disorders* 18, no. 6(July 2012): 753–58.

177   C. A. Bannister et al., "Can people with type 2 diabetes live longer than those

without? A comparison of mortality in people initiated with metformin or sulphonylurea monotherapy and matched, non-diabetic controls." *Diabetes, Obesity and Metabolism* 16, no. 11(November 2014): 1165–73.

178   R. I. Misbin, "The phantom of lactic acidosis due to metformin in patients with diabetes." *Diabetes Care* 27, no. 7(July 2004): 1791–93.

179   S. R. Salpeter et al., "Risk of fatal and nonfatal lactic acidosis with metformin use in type 2 diabetes mellitus." *Cochrane Database of Systematic Reviews* 1(January 2010): CD002967.

180   M. S. HOOD et al., "Low-volume interval training improves muscle oxidative capacity in sedentary adults." *Medicine and Science in Sports and Exercise* 43, no. 10(October 2011): 1849–56.

181   J. P. Little et al., "A practical model of low-volume high-intensity interval training induces mitochondrial biogenesis in human skeletal muscle: potential mechanisms." *Journal of Physiology* 588, no. 6(March 2010): 1011–22.

182   S. Rovio et al., "Leisure-time physical activity at midlife and the risk of dementia and Alzheimer's disease." *Lancet Neurology* 4, no. 11(November 2005): 705–11.

183   K. I. Erickson et al., "Aerobic fitness is associated with hippocampal volume in elderly humans." *Hippocampus* 19, no. 10(October 2009): 1030–39.

184   P. Sarup et al., "The long-term effects of a life-prolonging heat treatment on the *Drosophila melanogaster* transcriptome suggest that heat shock proteins extend lifespan." *Experimental Gerontology* 50(March 2014): 34–39.

185   M. Mattson et al., "Best in small doses." *New Scientist* 199, no. 2668(August 2008): 36–39.

186   J. R. Cameron, "Moderate dose rate ionizing radiation increases longevity." *British Journal of Radiology* 78, no. 925(January 2005): 11–13.

187   D. B. Panagiotakos et al., "Sociodemographic and lifestyle statistics of oldest old people(>80 years)living in Ikaria Island: the Ikaria study." *Cardiology Research and Practice* 2011(January 2011): 679187.

188   C. Chrysohoou et al., "Exposure to low environmental radiation and longevity. Insights from the Ikaria Study." *International Journal of Cardiology* 169, no. 6(November 2013): e97–98.

189   M. Ristow et al., "Antioxidants prevent health-promoting effects of physical exercise in humans." *Proceedings of the National Academy of Sciences of the United States of America* 106, no. 21(May 2009): 8665–70.

190   V. I. Sayin et al., "Antioxidants accelerate lung cancer progression in mice." *Science Translational Medicine* 6, no. 221(January 2014): 221ra15.

191   W. Yang et al., "A mitochondrial superoxide signal triggers increased longevity in *Caenorhabditis elegans*." *PLoS Biology* 8, no. 12(January 2010): e1000556.

192   M. H. Eskelinen et al., "Midlife coffee and tea drinking and the risk of late-life dementia: a population-based CAIDE study." *Journal of Alzheimer's Disease* 16, no.

1(January 2009): 85–91.

193 G. W. Ross et al., "Association of coffee and caffeine intake with the risk of Parkinson disease." *JAMA* 283, no. 20(May 2000): 2674–79.

194 E. Salazar-Martinez et al., "Coffee consumption and risk for type 2 diabetes mellitus." *Annals of Internal Medicine* 140, no. 1(January 2004): 1–8.

195 M. S. Butt et al., "Coffee and its consumption: benefits and risks." *Critical Reviews in Food Science and Nutrition* 51, no. 4(April 2011): 363–73.

196 U. Boettler et al., "Coffee constituents as modulators of Nrf2 nuclear translocation and ARE(EpRE)-dependent gene expression." *Journal of Nutritional Biochemistry* 22, no. 5(May 2011): 426–40.

197 K. Trinh et al., "Induction of the phase II detoxification pathway suppresses neuron loss in *Drosophila* models of Parkinson's disease." *Journal of Neuroscience: The Official Journal of the Society for Neuroscience* 28, no. 2(January 2008): 465–72.

198 M. J. Steinbaugh et al., "Activation of genes involved in xenobiotic metabolism is a shared signature of mouse models with extended lifespan." *American Journal of Physiology Endocrinology and Metabolism* 303, no. 4(August 2012): E488–95.

199 S. Ayyadevara et al., "Lifespan and stress resistance of *Caenorhabditis elegans* are increased by expression of glutathione transferases capable of metabolizing the lipid peroxidation product 4-hydroxynonenal." *Aging Cell* 4, no. 5(October 2005): 257–71.

200 A. A. Powolny et al., "The garlic constituent diallyl trisulfide increases the lifespan of *C. elegans* via skn-1 activation." *Experimental Gerontology* 46, no. 6(June 2011): 441–52.

201 K. Canene-Adams et al., "Combinations of tomato and broccoli enhance antitumor activity in dunning r3327-h prostate adenocarcinomas." *Cancer Research* 67, no. 2(January 2007): 836–43.

202 L. Tang et al., "Intake of cruciferous vegetables modifies bladder cancer survival." *Cancer Epidemiology, Biomarkers and Prevention: A Publication of the American Association for Cancer Research* 19, no. 7(July 2010): 1806–11.

203 C. B. Ambrosone et al., "Breast cancer risk in premenopausal women is inversely associated with consumption of broccoli, a source of isothiocyanates, but is not modified by GST genotype." *Journal of Nutrition* 134, no. 5(May 2004): 1134–38.

204 P. Riso et al., "DNA damage and repair activity after broccoli intake in young healthy smokers." *Mutagenesis* 25, no. 6(November 2010): 595–602.

205 C. L. Saw et al., "Impact of Nrf2 on UVB-induced skin inflammation/ photoprotection and photoprotective effect of sulforaphane." *Molecular Carcinogenesis* 50, no. 6(June 2011): 479–86.

206 L. Arab et al., "Green and black tea consumption and risk of stroke: a metaanalysis." *Stroke: A Journal of Cerebral Circulation* 40, no. 5(May 2009): 1786–92.

207 S. Bettuzzi et al., "Chemoprevention of human prostate cancer by oral administration

of green tea catechins in volunteers with high-grade prostate intraepithelial neoplasia: a preliminary report from a one-year proof-of-principle study." *Cancer Research* 66, no. 2(January 2006): 1234–40.

208   A. Buitrago-Lopez et al., "Chocolate consumption and cardiometabolic disorders: systematic review and meta-analysis." *BMJ(Clinical Research Ed.)*343(January 2011): d4488.

209   G. Desideri et al., "Benefits in cognitive function, blood pressure, and insulin resistance through cocoa flavanol consumption in elderly subjects with mild cognitive impairment: the Cocoa, Cognition, and Aging(CoCoA)study." *Hypertension* 60, no. 3(September 2012): 794–801.

210   B. Buijsse et al., "Cocoa intake, blood pressure, and cardiovascular mortality: the Zutphen Elderly Study." *Archives of Internal Medicine* 166, no. 4(March 2006): 411–17.

211   I. Muraki et al., "Fruit consumption and risk of type 2 diabetes: results from three prospective longitudinal cohort studies." *BMJ(Clinical Research Ed.)*347(January 2013): f5001.

212   E. E. Devore et al., "Dietary intakes of berries and flavonoids in relation to cognitive decline." *Annals of Neurology* 72, no. 1(July 2012): 135–43.

213   L. Dauchet et al., "Fruit and vegetable consumption and risk of coronary heart disease: a meta-analysis of cohort studies." *Journal of Nutrition* 136, no. 10(October 2006): 2588–93.

214   O. Oyebode et al., "Fruit and vegetable consumption and all-cause, cancer and CVD mortality: analysis of Health Survey for England data." *Journal of Epidemiology and Community Health* 68, no. 9(September 2014): 856–62.

215   C. S. Fuchs et al., "Alcohol consumption and mortality among women." *New England Journal of Medicine* 332, no. 19(May 1995): 1245–50.

216   G. Taubes, *Why We Get Fat*(New York: Alfred A. Knopf, 2011).

217   A. Stunkard et al., "The results of treatment for obesity: a review of the literature and report of a series." *A.M.A. Archives of Internal Medicine* 103, no. 1(January 1959): 79–85.

218   M. L. Dansinger et al., "Meta-analysis: the effect of dietary counseling for weight loss." *Annals of Internal Medicine* 147, no. 1(July 2007): 41–50.

219   W. L. Haskell et al., "Physical activity and public health: updated recommendation for adults from the American College of Sports Medicine and the American Heart Association." *Circulation* 116, no. 9(August 2007): 1081–93.

220   M. Fogelholm et al., "Does physical activity prevent weight gain—a systematic review." *Obesity Reviews: An Official Journal of the International Association for the Study of Obesity* 1, no. 2(October 2000): 95–111.

221   I.-M. Lee et al., "Physical activity and weight gain prevention." *JAMA* 303, no. 12(March 2010): 1173–79.

222 P. T. Williams et al., "The effects of changing exercise levels on weight and age-related weight gain." *International Journal of Obesity* 30, no. 3(March 2006): 543–51.

223 R. Dunn, "Everything you know about calories is wrong." *Scientific American* 309, no. 3(September 2013): 56–59.

224 R. U. Almario et al., "Effects of walnut consumption on plasma fatty acids and lipoproteins in combined hyperlipidemia." *American Journal of Clinical Nutrition* 74, no. 1(July 2001): 72–79.

225 M. A. Martínez-González et al., "Nut consumption, weight gain and obesity: epidemiological evidence." *Nutrition, Metabolism, and Cardiovascular Diseases* 21 Suppl 1(June 2011): S40–45.

226 S. Natoli et al., "A review of the evidence: nuts and body weight." *Asia Pacific Journal of Clinical Nutrition* 16, no. 4(January 2007): 588–97.

227 K. K. Ryan et al., "Physiology. Food as a hormone." *Science* 339, no. 6122(March 2013): 918–19.

228 I. A. Munro et al., "Prior supplementation with long chain omega-3 polyunsaturated fatty acids promotes weight loss in obese adults: a double-blinded randomised controlled trial." *Food and Function* 4, no. 4(April 2013): 650–58.

229 F. Bäckhed et al., "The gut microbiota as an environmental factor that regulates fat storage." *Proceedings of the National Academy of Sciences of the United States of America* 101, no. 44(November 2004): 15718–23.

230 N. Alang et al., "Weight gain after fecal microbiota transplantation." *Open Forum Infectious Diseases* 2, no. 1(February 2015): ofv004.

231 D. S. Ludwig et al., "High glycemic index foods, overeating, and obesity." *Pediatrics* 103, no. 3(March 1999): E26.

232 D. B. Pawlak et al., "Effects of dietary glycaemic index on adiposity, glucose homoeostasis, and plasma lipids in animals." *Lancet* 364, no. 9436(January): 778–85.

233 D. S. Ludwig et al., "Increasing adiposity: consequence or cause of overeating?" *JAMA* 311, no. 21(June 2014): 2167–68.

234 A. N. Gearhardt et al., "Preliminary validation of the Yale Food Addiction Scale." *Appetite* 52, no. 2(April 2009): 430–36.

235 B. V Howard et al., "Low-fat dietary pattern and weight change over 7 years: the Women's Health Initiative Dietary Modification Trial." *JAMA* 295, no. 1(January 2006): 39–49.

236 D. E. Thomas et al., "Low glycaemic index or low glycaemic load diets for overweight and obesity." *Cochrane Database of Systematic Reviews* 3(January 2007): CD005105.

237 A. Kekwick et al., "Calorie intake in relation to body-weight changes in the obese." *Lancet* 271, no. 6935(July 1956): 155–61.

238 J. H. Jaap Seidell, *Tegenwicht*(Bert Bakker, 2011).

239　P. Curtis, "Researchers see bias in private-funded studies." *Guardian*, January 8, 2007.

240　W. Willett, "The case for banning trans fats. The FDA's new policy on these deadly artificial fatty acids is long overdue." *Scientific American* 310, no. 3(March 2014): 13.

241　M. de Lorgeril et al., "Mediterranean alpha-linolenic acid-rich diet in secondary prevention of coronary heart disease." *Lancet* 343, no. 8911(June 1994): 1454–59.

242　S. C. Johnson et al., "mTOR is a key modulator of ageing and age-related disease." *Nature* 493, no. 7432(January 2013): 338–45.

243　A. Bruning, "Inhibition of mTOR signaling by quercetin in cancer treatment and prevention." *Anti-Cancer Agents in Medicinal Chemistry* 13, no. 7(September 2013): 1025–31.

244　A. Reinke et al., "Caffeine targets TOR complex I and provides evidence for a regulatory link between the FRB and kinase domains of Tor1p." *Journal of Biological Chemistry* 281, no. 42(October 2006): 31616–26.

245　G. S. Van Aller et al., "Epigallocatechin gallate(EGCG), a major component of green tea, is a dual phosphoinositide-3-kinase/mTOR inhibitor." *Biochemical and Biophysical Research Communications* 406, no. 2(March 2011): 194–99.

246　Y. Kokubo et al., "The impact of green tea and coffee consumption on the reduced risk of stroke incidence in Japanese population: the Japan public health center-based study cohort." *Stroke: A Journal of Cerebral Circulation* 44, no. 5(May 2013): 1369–74.

247　C. Laurent et al., "Beneficial effects of caffeine in a transgenic model of Alzheimer's disease-like tau pathology." *Neurobiology of Aging* 35, no. 9(September 2014): 2079–90.

248　F. Yang et al., "Curcumin inhibits formation of amyloid beta oligomers and fibrils, binds plaques, and reduces amyloid in vivo." *Journal of Biological Chemistry* 280, no. 7(February 2005): 5892–901.

249　K. Ono et al., "Curcumin has potent anti-amyloidogenic effects for Alzheimer's beta-amyloid fibrils in vitro." *Journal of Neuroscience Research* 75, no. 6(March 2004): 742–50.

250　G. P. Lim et al., "The curry spice curcumin reduces oxidative damage and amyloid pathology in an Alzheimer transgenic mouse." *Journal of Neuroscience: The Official Journal of the Society for Neuroscience* 21, no. 21(November 2001): 8370–77.

251　M. C. Monti et al., "New insights on the interaction mechanism between tau protein and oleocanthal, an extra-virgin olive-oil bioactive component." *Food and Function* 2, no. 7(July 2011): 423–28.

252　A. H. Abuznait et al., "Olive-oil-derived oleocanthal enhances β-amyloid clearance as a potential neuroprotective mechanism against Alzheimer's disease: in vitro and in vivo studies." *ACS Chemical Neuroscience* 4, no. 6(June 2013): 973–82.

253   A. Frydman-Marom et al., "Orally administrated cinnamon extract reduces β-amyloid oligomerization and corrects cognitive impairment in Alzheimer's disease animal models." *PloS One* 6, no. 1(January 2011): e16564.

254   T. Lu et al., "Cinnamon extract improves fasting blood glucose and glycosylated hemoglobin level in Chinese patients with type 2 diabetes." *Nutrition Research* 32, no. 6(June 2012): 408–12.

255   F. Brighenti et al., "Effect of neutralized and native vinegar on blood glucose and acetate responses to a mixed meal in healthy subjects." *European Journal of Clinical Nutrition* 49, no. 4(April 1995): 242–47.

256   E. Ostman et al., "Vinegar supplementation lowers glucose and insulin responses and increases satiety after a bread meal in healthy subjects." *European Journal of Clinical Nutrition* 59, no. 9(September 2005): 983–88.

257   L. Fontana et al., "Long-term calorie restriction is highly effective in reducing the risk for atherosclerosis in humans." *Proceedings of the National Academy of Sciences of the United States of America* 101, no. 17(April 2004): 6659–63.

258   T. E. Meyer et al., "Long-term caloric restriction ameliorates the decline in diastolic function in humans." *Journal of the American College of Cardiology* 47, no. 2(January 2006): 398–402.

259   L. K. Heilbronn et al., "Effect of 6-month calorie restriction on biomarkers of longevity, metabolic adaptation, and oxidative stress in overweight individuals: a randomized controlled trial." *JAMA* 295, no. 13(April 2006): 1539–48.

260   K. A. Varady et al., "Short-term modified alternate-day fasting: a novel dietary strategy for weight loss and cardioprotection in obese adults." *American Journal of Clinical Nutrition* 90, no. 5(November 2009): 1138–43.

261   N. Halberg et al., "Effect of intermittent fasting and refeeding on insulin action in healthy men." *Journal of Applied Physiology* 99, no. 6(December 2005): 2128–36.

262   E. Patterson et al., "Association between dairy food consumption and risk of myocardial infarction in women differs by type of dairy food." *Journal of Nutrition* 143, no. 1(January 2013): 74–79.

263   G. Stix, "Got(skim)milk?: maybe a recipe for obesity and cancer." *Talking Back*(blog), *Scientific American*, July 3, 2013.

264   X. Song et al., "Advanced glycation in D-galactose induced mouse aging model." *Mechanisms of Ageing and Development* 108, no. 3(May 1999): 239–51.

265   X. Cui et al., "Chronic systemic D-galactose exposure induces memory loss, neurodegeneration, and oxidative damage in mice: protective effects of R-α-lipoic acid" *Journal of Neuroscience Research* 83, no. 8(June 2006): 1584–90.

266   X. Cui et al., "D-Galactose-caused life shortening in *Drosophila melanogaster* and *Musca domestica* is associated with oxidative stress." *Biogerontology* 5, no. 5(October 2004): 317–26.

267   K. Michaëlsson et al., "Milk intake and risk of mortality and fractures in women and

men: cohort studies." *BMJ*(*Clinical Research Ed.*)349(January 2014): g6015.

268   J. M. Chan et al., "Dairy products, calcium, and prostate cancer risk in the Physicians' Health Study." *American Journal of Clinical Nutrition* 74, no. 4(October 2001): 549–54.

269   L.-Q. Qin et al., "Milk consumption and circulating insulin-like growth factor-I level: a systematic literature review." *International Journal of Food Sciences and Nutrition* 60 Suppl 7(January 2009): 330–40.

270   M. Park et al., "Consumption of milk and calcium in midlife and the future risk of Parkinson disease." *Neurology* 64, no. 6(March 2005): 1047–51.

271   C. Rodriguez et al., "Calcium, dairy products, and risk of prostate cancer in a prospective cohort of United States men." *Cancer Epidemiology Biomarkers and Prevention* 12, no. 7(July 2003): 597–603.

272   H. A. Bischoff-Ferrari et al., "Milk intake and risk of hip fracture in men and women: a meta-analysis of prospective cohort studies." *Journal of Bone and Mineral Research* 26, no. 4(April 2011): 833–39.

273   J. J. B. Anderson et al., "Calcium intake from diet and supplements and the risk of coronary artery calcification and its progression among older adults: 10-year follow-up of the multi-ethnic study of atherosclerosis(MESA)." *Journal of the American Heart Association* 5, no. 10(October 2016): e003815.

274   K. Verburgh, "Nutrigerontology: why we need a new scientific discipline to develop diets and guidelines to reduce the risk of aging-related diseases." *Aging Cell* (December 2014).

275   B. Vellas et al., "Long-term follow-up of patients immunized with AN1792: reduced functional decline in antibody responders." *Current Alzheimer Research* 6, no. 2(April 2009): 144–51.

276   M. Asif et al., "An advanced glycation endproduct cross-link breaker can reverse age-related increases in myocardial stiffness." *Proceedings of the National Academy of Sciences of the United States of America* 97, no. 6(March 2000): 2809–13.

277   P. V Vaitkevicius et al., "A cross-link breaker has sustained effects on arterial and ventricular properties in older rhesus monkeys." *Proceedings of the National Academy of Sciences of the United States of America* 98, no. 3(January 2001): 1171–75.

278   D. A. Kass et al., "Improved arterial compliance by a novel advanced glycation end-product crosslink breaker." *Circulation* 104, no. 13(September 2001): 1464–70.

279   W. C. Little et al., "The effect of alagebrium chloride(ALT-711), a novel glucose cross-link breaker, in the treatment of elderly patients with diastolic heart failure." *Journal of Cardiac Failure* 11, no. 3(April 2005): 191–95.

280   P. M. Keeney et al., "Mitochondrial gene therapy augments mitochondrial physiology in a Parkinson's disease cell model." *Human Gene Therapy* 20, no. 8(August 2009): 897–907.

281　S. Ellouze et al., "Optimized allotopic expression of the human mitochondrial ND4 prevents blindness in a rat model of mitochondrial dysfunction." *American Journal of Human Genetics* 83, no. 3(September 2008): 373–87.

282　R. R. Thomas et al., "RhTFAM treatment stimulates mitochondrial oxidative metabolism and improves memory in aged mice." *Aging* 4, no. 9(September 2012): 620–35.

283　T.-Y. Lu et al., "Repopulation of decellularized mouse heart with human induced pluripotent stem cell-derived cardiovascular progenitor cells." *Nature Communications* 4(January 2013): 2307.

284　I. M. Conboy et al., "Rejuvenation of aged progenitor cells by exposure to a young systemic environment." *Nature* 433, no. 7027(February 2005): 760–64.

285　S. A. Villeda et al., "Young blood reverses age-related impairments in cognitive function and synaptic plasticity in mice." *Nature Medicine* 20, no. 6(June 2014): 659–63.

286　A. Ocampo et al., "In vivo amelioration of age-associated hallmarks by partial reprogramming." *Cell* 167, no. 7(December 2016): 1719–33.e12.

287　A. Akesson et al., "Low-risk diet and lifestyle habits in the primary prevention of myocardial infarction in men: a population-based prospective cohort study." *Journal of the American College of Cardiology* 64, no. 13(September 2014): 1299–306.

288　E. S. Ford et al., "Healthy living is the best revenge: findings from the European Prospective Investigation into Cancer and Nutrition-Potsdam study." *Archives of Internal Medicine* 169, no. 15(August 2009): 1355–62.

289　E. S. Ford et al., "Low-risk lifestyle behaviors and all-cause mortality: findings from the National Health and Nutrition Examination Survey III Mortality Study." *American Journal of Public Health* 101, no. 10(October 2011): 1922–29.

290　S. Yusuf et al., "Effect of potentially modifiable risk factors associated with myocardial infarction in 52 countries(the INTERHEART study): case-control study." *Lancet* 364, no. 9438(January): 937–52.

291　S. E. Chiuve et al., "Adherence to a low-risk, healthy lifestyle and risk of sudden cardiac death among women." *JAMA* 306, no. 1(July 2011): 62–69.

292　A. M. Herskind et al., "The heritability of human longevity: a population-based study of 2872 Danish twin pairs born 1870–1900." *Human Genetics* 97, no. 3(March 1996): 319–23.

293　S. Moalem, *Het nut van ziekte*(De Bezige Bij, 2007).

294　N. Barzilai et al., "The rationale for delaying aging and the prevention of age-related diseases." *Rambam Maimonides Medical Journal* 3, no. 4(October 2012): e0020.

295　L. A. Gavrilov et al., "Demographic consequences of defeating aging." *Rejuvenation Research* 13, no. 2–3(January): 329–34.

296　T. Parker-Pope, "For a healthy retirement, keep working." *The New York Times*, October 19, 2009.

297   "Health and retirement study." University of Michigan, hrsonline.isr.umich.edu.

298   C. Dufouil et al., "Older age at retirement is associated with decreased risk of dementia." *European Journal of Epidemiology* 29, no. 5(May 2014): 353–61.

299   M. C. Carlson et al., "Evidence for neurocognitive plasticity in at-risk older adults: the experience corps program." *Journals of Gerontology Series A, Biological Sciences and Medical Sciences* 64, no. 12(December 2009): 1275–82.

克里斯·韦伯（KRIS VERBURGH），医学博士，是布鲁塞尔自由大学里奥·阿波斯特尔跨学科研究中心（the Center Leo Apostel for Interdisciplinary Studies at the Free University of Brussels）的研究员，也是奇点大学（Singularity University）的教员。奇点大学是硅谷的一个智囊团，致力于用新兴技术应对世界上最大的挑战。韦伯博士通过营养科学和最先进的生物技术研究可以延长健康寿命和减少衰老相关疾病的干预措施。他建立了一门新的科学学科——营养生物学，主要研究减缓衰老和减少衰老相关疾病风险的饮食和指导方针。韦伯博士经常受邀在世界各地就医学、卫生保健、衰老科学等的新发展和模式转变发表演讲。